상식을 뛰어넘는 체질혁명

초판 1쇄 인쇄 2002년 10월 1일
초판 1쇄 발행 2002년 10월 5일

글쓴이 서병춘
펴낸이 조윤숙
펴낸곳 문자향
등록번호 제 1-2821호(2001. 3. 13)
주소 서울 종로구 인사동 153-3 금좌빌딩 303호
전화 02-723-0343
팩스 02-723-0344
이메일 munjahyang@korea.com

값 8,800원
ISBN 89-952122-5-X   03510

상식을 뛰어넘는 체질혁명

서병춘 지음

문자향

남에게 좋은 것은 남에게만 좋고

나에게 좋은 것은 따로 있다

'아침에 일찍 일어나는 새가 벌레를 많이 잡는다'는 말이 있다. 그러나 새도 새 나름이지 야행성인 부엉이나 박쥐에게는 아무런 소용이 없는 말이다. 이 새들은 한밤이라야 먹이를 잡을 수 있기 때문이다. 사람의 경우도 마찬가지이다. 사람들은 저마다 능력과 적성이 다르다. 그런데도 자신의 능력과 장점을 제대로 살리지 못하고, 부엉이가 낮에 먹이를 찾아 나서듯이, 전혀 엉뚱한 곳에서 길을 찾으려 한다면 과연 어떻게 될까? 굶어죽기 십상일 게다. 낮에 활동하는 새는 낮에 먹이를 잡으러 나가야 하고, 밤에 활동하는 새는 밤에 먹이를 잡으러 나가야 하듯이, 사람도 자신에게 맞는 길을 찾아서 그 길로 나가야 하는 것이다.

꿀을 먹는 벌새는 몸집이 작은데도 불구하고 바다를 건널 수 있다고 한다. 이런 이유로 꿀이 몸에 좋다고 설명하는 사람들이 있다. 그러나 벌새와 신체의 구조가 다른 신천옹이나 펠리칸 같은 새가 꿀만 먹고서 바다를 건널 수 있을까? 그런 일은 절대로 없을 것이다. 이 새들이 바다를 건너기 위해서는 꿀이 아니라 물고기를 먹어야 하기 때문이다. 아무리 좋은 것이라 해도 자기에게 맞지 않으면 아무 소용이 없는 법이다. 그런데도 우리나라 사람들 중에는 남들이 몸에 좋다고 하면 무조건 맹신하고 열심히 그것을 찾아다니는 사람들이 많다. 뱀이 몸에 좋다고 하니 우리나라 뱀의 씨를 말리다 못해 다른 나라까지 원정을 가서 뱀을 잡아먹고, 곰쓸개가 좋다고 하니 살아있는 곰쓸개에다 대롱을 박아 빨아 마시고, 녹용이 좋다고 하니 사슴뿔을 자를 때 나오는 피를 사발에 받아서 들이킨다.

어떤 약이나 음식이든 자신의 체질과 증상에 꼭 맞아떨어질 때라야 효과가 살아나는 법이다. 어떤 음식이 아무리 좋다고 해도 먹어야 할 사람이 있는가 하면, 반대로 먹어서는 안 되는 사람도 있게 마련이다. 벌새가 꿀에서 바다를 횡단할 수 있는 에너지를 얻을 수 있었던 것은 바로 자기에게 꼭 맞는 음식을 섭취했기 때문이다. 이제는 우리도 남한테 좋은 것은 남한테만 좋은 것이고, 나한테 좋은 것은 따로 있다는 인식을 가져야 한다. 음식을 골고루 먹지 말고 가려가면서 먹어야 한다. 그래야 자기의 건강도 지키고 강한 에너지도 얻을 수 있을 것이다. '체질의학'은 바로 이런 것을 체계화시킨 학문이다.

체질의학을 효과적으로 활용하기 위해서는 무엇보다도 먼저 자신의 정확한 체질부터 감별할 줄 알아야 한다. 그러나 체질을 감별하는 데 전문가라는 사람들 사이에서도 의견이 분분한 경우가 매우 많다. 왜 그럴까? 결론적으로 말해, 사람에게는 체질별로 그 체질의 특성이 잘 나타나는 체질과 상대적으로 덜 나타나는 체질 두 가지가 동시에 있는데, 이것을 간과하고 한 가지 체질로만 억지로 맞추려 했기 때문에 혼란스럽거나 잘못이 생기기도 하는 것이다.

이처럼 사장체질론으로는 충분히 설명하기 어려운 체질적 특성 때문에 심증은 가지만 확신이 서지 않고, 오히려 전혀 다른 체질로 오인하기 쉬운 체질적 성향을 가진 사람들이 있다. 나는 이들을 『동의수세보원』에 나오는 병증 그대로 표한병表寒病(체질별로 실한 장기가 寒을 받아 발병하는 것)과 이열병裏熱病(체질별로 허한 장기가 熱을 받아 발병하는 것)으로 구분하여 오랜 기간 관찰해보았다. 그 결과 각 체질마다 표한병의 증상을 가진 사람들과 이열병의 증상을 가진 사람들이 병뿐만 아니라 성격이나 체형 등에서도 분명한 차이를 보인다는 것을 알 수 있었다. 그것을 다시 태양인 열증다인(간허양인), 태양인 한증다인(폐실음인), 태음인 열증다인(간실양인), 태음인 한증다인(폐허음인), 소양인 열증다인(비실양인), 소양인 한증다인(신허음인), 소음인 열증다인(비허양인), 소음인 한증다인(신실음인)의 팔상체질로 구분함으로써, 좀더 쉽고 명쾌하게 체질을 감별할 수 있게 되었다.

물론 사상체질도 중요하다. 그러나 사상체질은 개념에 불과하고 그것을 다시 세분한 팔상체질이야말로 체질의학의 본질이요 실체라 할 수 있으며, 이 팔상체질로 자신의 체질을 구분해야만 자신의 체질을 정확하게 알 수 있다. 더 나아가 일반 증치의학症治醫學(한의학)과 차별되는 처방을 얻을 수도 있어서, 나에게 주어진 병마를 이겨내거나 앞으로 다가올지도 모르는 병을 예방할 수도 있는 것이다.

그동안 체질의학이 어렵게만 느껴졌고, 백여 년 전에 세워진 이론이 아직까지도 그때 수준에서 크게 발전하지 못했던 이유는, 바로 체질을 정확하게 판별하기가 무척 어려웠기 때문이다. 체질의학은 체질의 정확한 판별을 생명으로 하는 의학이다. 처음부터 체질을 말하지 않는다면 몰라도, 체질의학을 생활에 활용하기 위하여 체질을 판별하려 한다면 100% 정확해야 한다. 10명의 체질을 판별할 때 1명이라도 잘못 판단한다면, 체질의학은 그만큼 혼란스러워질 수밖에 없고, 그 존재 가치마저도 위협을 받게 될 것이다. 따라서 체질을 감별할 때 자기의 체질을 쉽게 단정하려 해서는 안 된다. 그렇다고 해서 이 사람 저 사람 좇아다니라는 게 아니다. 심사숙고하여 정확한 나의 체질을 찾아야 한다는 말이다.

체질의학의 원조는 동무東武 이제마李濟馬(1838~1900)

선생의 『격치고格致藁』와 『동의수세보원』이다. 이를 바탕으로 하여 요즘에는 오링 테스트, 맥진법 등의 방법으로 체질감별법을 좀더 객관화시키려는 시도가 끊임없이 진행되고 있다. 그러나 이런 방법들은 주의하지 않으면 잘못을 범하기 십상이다. 맥진법은 소양과 태음의 구별이 쉽지 않고, 오링 테스트는 그곳의 환경이나 시술자의 기분에 따라 변하기도 한다. 따라서 『격치고』와 『동의수세보원』의 설명을 근본으로 하고 나머지는 참고하는 수준에 그쳐야 할 것이다.

그리고 자신의 체질에 대한 스스로의 확신 없이, 다른 사람이 "당신은 무슨 체질이오" 한다고 해서, 그것을 그대로 믿어서는 안 된다. 스스로 자신의 성격, 병태病態, 체형 등 체질을 가릴 수 있는 모든 요소들을 고려하여 자신이 그 체질과 잘 맞아떨어지고, 사상의학에서 설명하는 양생법 중에서 한두 가지라도 시행해보아 틀림이 없다면, 그때는 "아아! 내가 이 체질이구나" 하고 믿어도 된다. 자신의 체질은 반드시 자기 스스로 노력해야만 찾아내고 확인할 수 있다는 점을 명심해야 한다. 이른바 전문가라는 사람들의 말조차도 그대로 맹신해서는 안 된다. 이것이 다른 의학과 차별되는 체질의학만의 특성이다.

체질의학은 동무 이제마 선생이 창안하고 체계를 잡은 의학이다. 그런데 『동의수세보원』이 완성되던 해(1894년)와 지금은 100여 년이란 시간차가 나고, 그 시간만큼 사회 문화적으로 큰 변화가 생기게 되었다. 교조화된 유교적 가치가 지배하던 폐쇄적인 사회에서 폭넓은 정보가 유통되고 다양성의 가치가 인정받는 개방된 사회로 변해가고 있으며, 서구화된 식생활이나 습관 등을 비롯하여 전반적인 생활방식에도 많은 변화가 생겼다. 그 결과 사람들의 체형과 성향에도 큰 변화가 생겨 『동의수세보원』에서 설명하는 원론만으로는 체질을 정확히 구분하는 데 큰 어려움이 따르게 되었다. 그런데도 원론만을 고집하는 현실이다 보니 체질에 대한 이해와 판별이 더욱 어렵게 되었다. "꾸준하게 연구한 뒤에 그 뿌리를 찾아내고 그 가지와 잎을 채취할 수 있을 것이다" 하는 『동의수세보원』의 말처럼, 근본을 더욱 깊이 파고들어야만 우리 몸의 특성인 체질(곧 맞춤의학, 맞춤건강)에 관해 정확히 알 수 있다. 이런 이유로 이제는 체질에 관한 논의를 다시 시작해야 할 것이다.

그리고 이런 논의를 통해 체질이 얼마나 유익하고, 얼마나 정확하며, 얼마나 확실한 건강법인가를 제대로 파악하여, 그 체질의 장점을 살리고 단점을 고치는 데 부단히 노력한다면 우리의 삶은 더욱 풍요로워질 것이다.

이 책은 내가 십수 년 동안 연구하고 실험하여 그 결과를 엮은 것이다. 나는 이 책을 통하여 사람에게 체질이 얼마나 중요한 것인지 알리고 싶었고, 그렇게 중요한 체질이라면 그것을 어떻게 하면 정확하게 가려내고 활용할 수 있는지 설명하고 싶었다. 그리하여 이 책을 읽는 독자들이 지금보다 더 건강하고 한층 더 질 높은 삶을 살아가는 데 조금이나마 보탬이 되었으면 하는 바람이다.

차례

체질의학이란 무엇인가

01 왜 체질의학이어야 하는가?

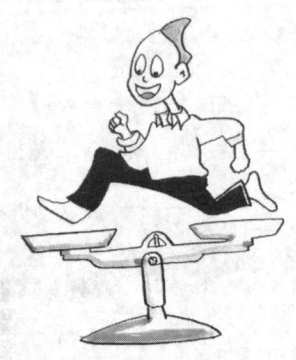

체질의학이란 한마디로 '사람의 모든 것들을 규명해놓은 인간학'이라 할 수 있다. 체질의학을 단순히 음식이나 가려먹자는 건강법으로만 본다면 이것은 지나친 단견이라 하겠다. 체질의학에는 우리가 세상을 살아가는 데 필요한 모든 지혜가 담겨져 있다. 평소의 양생법을 비롯하여 병을 예방하거나 치유할 수 있는 방법이 제시되어 있고, 더 나아가 정신건강이나 소질·적성의 개발에 이르기까지 사람이 사는 데 필요한 모든 대안이 제시되어 있다.

체질의학의 근본은 타고난 몸의 불균형을 바로잡아 균형을 맞추어주는 데 있다. 따라서 불균형한 상태로 태어난 신체의 균형을 잡아주어야 건강해지고, 그렇지 못하면 건강을 잃게 된다고 한다. 이와 달리 증치의학(한의학)에서는 신체는 원래 균형 있게 타고났으나 풍한서습風寒署濕, 음양陰陽, 한열寒熱, 허실虛實, 표리表裏 등의 외부적인 요인 때문에 몸의 균형이 깨져서 병이 생긴다고 본다. 이것은 체질의학과 증치의학의 가장 중요한 차이점이다. 더 나아가 체질의학은 신체적인 불균형뿐만 아니라, 정신적인 불균형을 바로잡는 데도 매우 유용하게 활용할 수 있다.

우리의 모든 병(정신적으로는 갈등)은 따지고 보면, 우리가 타고난 체질적 특성을 제대로 파악하지 못한 업보에서 비롯된 것이다. 자기의 체질을 정확히 파악하고 올바로 섭생하여 신체적 정신적 균형을 바로잡고자 하는 노력이 부족했기 때문에, 그 불균형이 병(갈등)이라는 증후로 나타난 것이다. 내가 체질의학을 모른다고 해서 이런 증후들이 발현되지 않는 게 아니다. 그것은 어떤 식으로든 틀림없이 드러나게 되어있다.

예를 들어 광화문 네거리에 내가 있지 않다고 해서 그곳에 있는 신호등이 돌아가지 않겠는가? 내가 그 자리에 있건 없건 그 신호등은 주기적으로 돌아가게 되어있고, 그 주기에 맞춰서 차들 또한 가고 서고를 반복할 것이다. 그렇듯 내가 알든 모르든 세상은 이치대로 돌아가게 되어있고, 그것이 잘못 되었을 때 그 결과 또한 반드시 나타나게 마련이다. 교통신호등이 고장 나면 교통 혼잡이나 사고로 결과가 나타나고, 우리가 잘못된 습관을 계속 이어간다면 그 결과가 병(갈등)이라는 것으로 나타나는 것이다. 나의 체질을 몰랐다고 해서 절대 피해갈 수 없는 노릇이다.

체질의학을 정확히 이해하고 올바로 실천해야 할 필요성이 바로 여기에 있다. 자신의 체질을 정확히 파악하여 올바른 섭생을 한다면 우리는 대부분의 병(갈등)으로부터 자유로워질 수 있을 것이다. 우리의 삶에도 혁명적이라 할 만큼의 커다란 변화가 생길 것이다. 지금보다 몇 배는 더 건강한 삶을 누릴 수 있을 것이고, 더 나아가서 직업이나 대인관계 등의 사회생활 전반에 걸쳐서 최상의 인생을 가꿀 수도 있을 것이다.

02 체질을 알면 건강이 보인다! 왜?

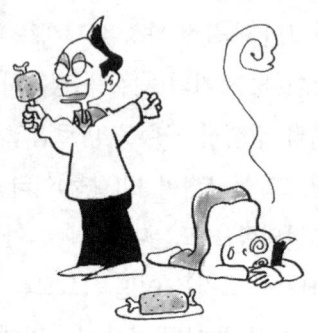

요 근래 사상의학에 관한 논의가 활발해지면서 건강에 신경 쓰는 사람이라면 누구나 한 번쯤은 관심을 갖고 지켜보았을 터이다. 자기 체질에 맞는 음식만 먹어도 무병장수할 수 있다 고도 하고, 건강을 위한 운동은 물론이고 직업까지도 체질에 맞게 선택해야 발전할 수 있다고도 한다. 그런데 이런 논의들 에는 그 이유가 무엇인지에 대해서는 분명한 설명이 없다. 그 러다 보니 체질의학의 근본이야 어찌되었건, 그저 체질판별이 나 하고 해로운 음식과 이로운 음식, 또는 성격이나 적성들을 외워서 거기에 맞추어 생활하는 정도가 고작이다. 물론 이런 것도 중요하기는 하지만, 그 근본을 알고 나면 그 활용의 폭은 더욱 더 넓어질 것이다.

그러면 왜 체질을 알면 건강이 보인다는 것인지, 구체적인 사례를 들어가며 얘기해보자.

예쁘장하게 생긴 처녀였는데 나이가 만 29세로 결혼이 좀 늦은 여성의 이야기이다. 이 여성은 고등학교를 졸업할 때까 지만 해도 괜찮던 생리가 그 뒤로 2~3달을 건너뛰곤 했단다.

생리가 있는 달에도 있는 듯 없는 듯하지만, 생리통은 여전하고 가슴이 늘 아팠단다. 생리도 생리지만 가슴이 늘 아파서 암 검사까지 받아보았다고 한다. 그 결과 이상이 없자 생리가 제대로 이루어지지 않아서 그런가 싶어 병원에 가서 생리촉진제도 맞아보았으나 그때뿐이지 별 효과가 없었단다.

내 얘기를 메모해가면서 진지하게 듣는 폼이 치료하는 데 돈푼 깨나 버린 듯했다. 이처럼 체질의학에 관심을 가지는 사람들은 대부분 큰 병원이나 다른 여러 방법들을 웬만큼 거쳐 본 사람들이 많다. 이 말은 곧 아직까지 일반인들에게 체질의학이 생소하다는 뜻인지라 안타깝기 그지없는 노릇이다.

대화를 나누어보니 이 여성이 태양인 열증다인으로 추정되어 거기에 맞는 섭생법을 일러주면서 일 주일만 철저히 지켜달라고 당부했다. 약을 쓰는 것도 아니고 그저 음식만 조절해서 먹는 것이니까 크게 손해볼 것도 없고 잘못될 일도 없으니, 일 주일만 해보고 그때 가서 다시 얘기하자면서 돌려보냈다. 지켜달라고 한 섭생법이란 것도 간단하다. 화내는 것을 자제하고, 고기나 맵고 자극성 있는 음식은 아예 쳐다보지도 말고, 조개나 해물류 그리고 푸른 야채를 많이 먹는 것이었다. 밥은 될 수 있으면 보리밥을 먹으라 했다.

그리고는 열흘이 지나 연락이 왔는데, 몸이 개운해지고 자꾸 누구와 얘기를 하고 싶어지고 피부가 가려워지더라는 것이었다. 몸에 맞는다는 증거이다. 직장 때문에 체질식을 다 지키지는 못했으나 고기는 한 점도 먹지 않았다고 했다. 그런데 문제는 먹고 싶은 것을 먹지 못해 답답하다는 것이었다. 그래도 보름만 더 견뎌보라고 했는데, 약속한 보름이 되기도 전에 꽃바구니를 들고 나를 찾아왔다. 생리가 터졌단다. 생리촉진제를 맞아도 시원찮던 생리가 정말로 시원하게 터졌고, 아프던 가슴도 어느새 없어졌다고 한다.

　그런데 좋아하는 모습 중간중간 우울해하는 빛을 띠었다. 그 이유를 물으니 자기가 좋아하는 것들을 하지 못하고 살게 되어 슬프다는 것이다. 태양인은 생존의 조건이 열악하기 때문에 그것은 어쩔 수 없는 노릇이다. 태양인은 섭생법들이 대부분 특이한 것들이라, 자신의 노력 없이는 건강을 유지하기가 무척 어려운 체질이다. 그래도 명석한 두뇌와 독창성으로 세상을 밝게 살아가다 보면 누구보다도 더 멋진 삶을 살 수 있을 것이라고 위로해주는 한편, 예전처럼 고기나 맵고 자극성 있는 음식을 계속 섭취하다가는 간 질환, 아토피성 피부염, 그리고 심하게는 불임에 이를 수도 있다고 엄포를 놓아 돌려보냈다.

　이 아가씨는 생리가 문제인 줄 알고 그것에만 대처했지, 그것이 생긴 근본적인 원인은 생각하지 못했던 것이다. 생리불순은 몸의 불균형을 조절하지 못한 데서 생기는 부수적인 고통일 뿐이었고, 근본적으로는 간이 약하고 폐가 강한 체질적 불균형에서 비롯된 것이다. 그 근본은 그대로 두고 생리촉진제를 맞은들 그 순간뿐일 수밖에…. 근본을 치료하자면 약한 간을 보해주어야 한다. 그래서 고기와 맵고 자극성 있는 음식을 피하고 조개나 해물류 그리고 푸른 야채를 먹으라 했던 것이다. 그 결과 생리불순은 물론이고 가슴의 통증과 늘 피곤하고 무겁던 몸까지 개선되었던 것이다. 약 한 첩 쓰지 않고 식사 조절만 해도 이런 것이 가능하다. 이것이 바로 체질의학의 힘이다.

　다른 사례를 몇 가지 더 들어보자. 35세 된 남자의 이야기다. 5년쯤 전에 뱀을 고아서 한 달 가량 복용했더니, 잘 안 되던 소화도 잘 되었다고 한다. 그래서 하루에도 대여섯 차례는 식사를 해야 했단다. 그런데 문제가 생겼다. 80Kg 정도이던 체중이 불과 두어 달 사이에 100Kg을 훌쩍 넘어섰던 것이다. 몸이 불자 소화도 잘 안 되고 컨디션도 그다지 좋지 않더란다. 아차 싶어 그 뒤로 다시 살을 빼야겠다는 생각에 식사량도 줄이고 운동을 시작했다고 한다. 그러나 일단 불어난 식욕과 습관을 고치기가 그리 수월치 않아 식이요법이나 운동 대신 매일 두세 번씩 사우나에 가서 땀을 뺐다고 한다. 결국 땀을 내서 몸무게를 90Kg 정도로 줄이기는 했으나, 그때부터는 살이 쪘을 때보다 더 심각한 증상들이 생겨났단다. 나른하고 피곤하며 눈이 자주 충혈되고 허리가 아프기 시작하고 매사에 의욕이 떨어지더란다. 소화기능까지 나빠져서 지금은 다시 원래의 체중으로 돌아왔단다. 그러나 허리병과 피곤함 등으로 괴로운 나날을 보낸다고 한다. 특히 허리병 때문에 병원치료나 민간요법을 이것저것 다 해보았으나 효과가 그다지 신통치 않고, 효과가 있다 해도 잠시뿐이라 참 막막한 심정이란다.

이 남자의 체질은 비·위가 약하고 신이 강한 소음인이다. 그 중에서도 신腎이 열을 받는 신수열 표열병의 증상을 나타내는 한증다인(신실음인)이다. 병의 증상이나 체질적인 것은 뒤에 자세히 얘기하기로 하고, 여기서는 이 남자의 잘못된 점을 간단히 살펴보자. 뱀은 소음인의 음식이다. 그렇다면 이 남자는 체질에 맞는 일종의 보약을 먹은 셈이고, 그 효과가 나타나 몸의 상태가 좋아져서 비·위가 허약한 소음인임에도 식욕이 항진되어 식사량이 늘어나게 되었고, 그 결과 살이 찐 것이다. 그런데 살이 찜으로써 건강한 상태가 된 것이 아니라, 몸의 습한 기운만 왕성하게 해놓은 꼴이 되었다. 게다가 습한 기운인 체중을 줄이려고 무리하게 땀을 뺐던 것이 결정적으로 몸에 무리를 주었다. 신수열 표열병을 쉽게 표현하면 속은 찬데 겉이 더워 병이 발생하는 것이다. 그래서 그 불균형을 맞추기 위해 속을 덥히고 겉은 차게 해야 하는데, 거꾸로 겉을 덥게 함으로써 몸의 진액을 뽑아낸 것이나 다름없는 결과를 초래하였다.

그렇다면 다른 체질 사람의 경우에는 어떠한가? 특히 태음인의 경우 이 남자처럼 먹고 마시고 땀을 내고 했다면, 그것이 지나쳐 몸이 불어 순환기 계통의 질환이 생길 수는 있어도 이 남자처럼 되지는 않았을 것이다. 태음인은 땀으로 신진대사를 하는 체질이라 땀을 내면 오히려 상쾌하고 건강해지기 때문이다.

만일 이 남자가 자신의 체질을 알고 거기에 올바르게 대처했더라면 이런 엉뚱한 결과를 초래하지는 않았을 터이다. 이 남자뿐만 아니다. 여성들 중에는 다이어트를 한답시고 사우나에 가서 땀을 내다가 오히려 건강을 해치는 사람들이 많다. 내 몸의 근본인 체질을 모르고 남이 하는 대로 멋모르고 따라하다가 건강을 해친 대표적인 사례이다.

다른 예를 하나 더 들어보자. 조그만 닭똥집 구이집을 운영하는 37세 된 여성의 이야기이다. 만성피로에다가 늘 위가 팽만한 느낌이 들어 고생을 한다고 했다. 게다가 현기증과 두통이 있고 가슴이 답답하여 항상 기분이 좋지 않다는 것이다. 과로 때문이겠거니 하고 그대로 지나치다가, 한 달 전 옆집 부인의 권고로 건강식품(이 여성은 그것을 약으로 알고 먹었다 함)을 먹게 되었는데, 며칠이 지난 뒤로는 현기증이 더욱 심해져서 몸이 허공에 붕붕 떠있는 느낌마저 들었다고 한다. 소화도 처음에는 좀 되는가 싶더니 예전보다 나아진 게 별로 없었단다. 그래서 그 약을 먹고 나았다면서 자기에게 소개해준 옆집 부인에게 물었더니 명현현상이라 하더란다. 자기도 똑같은 증상이었는데 그 약을 먹고 나았으니 괜찮을 거라며 계속 먹으라 했단다. 그러나 허공에 붕붕 떠다니는 증세가 더욱 더 심해지고부터는 더 이상 먹지 않았다고 한다. 그랬더니 오히려 괜찮아지더라는 것이다.

이 부인의 체질은 소양인 열증다인(비실양인)이다. 닭고기란 것은 소양인에게 양독발반을 일으키는 열이 많은 음식인데, 직업이 그렇다 보니 조리과정을 비롯한 일상생활에서 많이 섭취할 수밖에 없었다. 그 결과 소화도 당연히 안 되고, 가슴에 열이 쌓이니 답답했을 것이며, 또한 열이 머리로 올라가 두통증상이 나타났던 것이다. 게다가 그 건강식품을 보니 소화와 몸을 덥게 해주는 것들이 주성분이었다. 아마도 그 건강식품을 소개해준 옆집 부인은 소음인이었던 모양이다. 소음인은 위가 무력하여 소화불량이 생기거나, 몸이 찬 체질적 특성으로 어지러움증이나 만성피로에 시달릴 수 있다. 따라서 그 건강식품은 위가 무력하고 냉한 그 부인의 체질에는 적절한 약이 되었던 것이다. 그러나 위의 기능이 강하고 몸에 열이 많은 사람에게는 오히려 해가 되는 식품이다.

소화가 잘 되지 않아 위장에 문제가 있다고 해도 체질에 따라 그 원인은 각기 다르다. 위의 기능이 약해서 나타나는 수도 있고, 반대로 위의 기능이 항진되어 나타나는 수도 있다. 따라서 그 치료법 또한 전혀 다를 수밖에 없다. 만일 정확한 체질을 알고 적절하게 대처했더라면 그런 고생은 하지 않아도 되었을 터이다. 무턱대고 남의 말만 듣다가 몸을 해친 꼴이다. 결과적으로 약이 아닌 독약을 쓴 셈이다.

좀 희귀한 경우로 중학교 2학년에 재학중인 아이의 이야기이다. 공부를 잘하고 열심히 하려고도 하는 아이였는데, 체력이 뒷받침되지 않는다고 부모가 걱정이 되어 찾아왔다. 아이가 아직 성숙하지 않았기 때문에 체질적 소인이 확연하게 나타날 것 같지 않아, 부모(엄마)의 체질부터 살펴보니 태양인 한증다인(폐실음인)이었다. 아이 역시 얘기하는 것이나 몸에 나타나는 증상이 태양인으로 추정되었다. 그리고 나서 얘기를 들어보니 아이가 소화 안 된다는 얘기를 자주하고 때로는 토하는 증세까지 보인다고 했다. 배가 아프거나 변비나 설사증상은 없는데, 그저 소화가 안 된다며 음식을 잘 먹지 않으려 한다는 것이다. 부모의 심정이야 누구나 같은 법, 그런 자식이 염려되어 보약에 기름진 음식을 자꾸 먹이려 했단다. 그러나 염려하고 노력한 대가는 전혀 나타나지 않았다. 병원뿐만 아니라 한의원에도 몇 군데 다녀보고 한약도 여러 제 먹여보았으나 아이를 괴롭히기만 했을 뿐 효과는 없었다는 것이다.

　　원래 태양인 한증다인은 간(담)이 작고 폐(대장)가 커서 기름진 음식이나 약제를 멀리하고, 푸른 야채나 메밀, 메조 같은 좀 거친 음식을 먹어야 한다. 그런데 소화가 안 되고 몸이 약하다고 하여, 이 체질의 아이에게 약을 먹이고 기름진 음식을 먹였으니 개선될 기미가 없을 수밖에…. 그런 건 오히려 증상만 더 심하게 할 뿐이다.

　　이 아이에게 좀더 일찍 체질에 맞는 섭생을 시켰더라면, 그런 고생은 하지 않아도 되었을 터이다. 물론 아직은 나이가 어리니 앞으로 체질적인 양생법을 잘 활용한다면, 이 체질 특유의 명석함과 창의성으로 건강하고 훌륭한 인물이 될 수 있을 것이다.

마지막으로 하나만 더 얘기해 보자. 한때 장안의 화제가 되었던 녹즙에 관한 이야기이다. 쇳가루 논쟁으로 지금이야 녹즙의 인기가 시들해졌지만 한때는 녹즙이 만병통치약으로 인식되던 시대가 있었다. 그때의 얘기인데, 한 며느리가 녹즙이 좋다고 하면서 아침저녁으로 시아버지와 시어머니를 비롯한 가족 모두에게 열심히 만들어 먹인 집이 있었다. 그런데 문제가 생겼다. 다른 가족들은 다 좋다고 하는데 유독 시아버지만은 괴롭다며 하소연하는 것이었다. 며느리의 정성을 뿌리치고서 싫으니 안 먹겠다고 할 수도 없고, 먹자니 속이 부글거리면서 소화도 안 되고 심하면 설사까지 나오더란다. 참으로 괴로운 노릇이다. 결국에는 다른 아들의 집으로 피신함으로써 그 위기를 모면했다고 한다.

다른 식구들은 모두 소양인이었고, 그 시아버지는 속이 차고 위의 기능이 안 좋은 소음인 열증다인(비허양인)이었다. 소화력이 좋고 몸에 열이 있으며 신진대사가 빠른 소양인에게는 녹즙이 좋을 수 있다. 그러나 소화기능이 약하고 몸이 차며 신진대사가 느린 소음인에게 녹즙은 독약과도 같다. 만약 어쩔수 없이 먹어야 하는 상황이라면, 생강즙이나 마늘즙 같은 더운 성질의 것을 첨가시켜야 그나마 해를 줄일 수 있다.

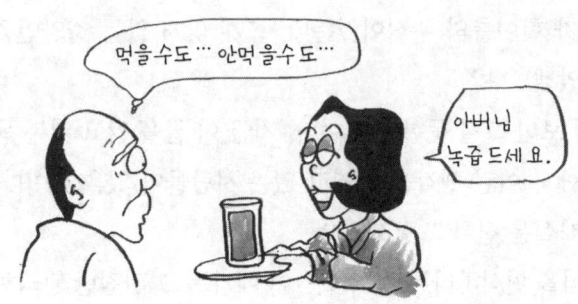

03 체질별로 음식을
가려먹어야 하는 이유

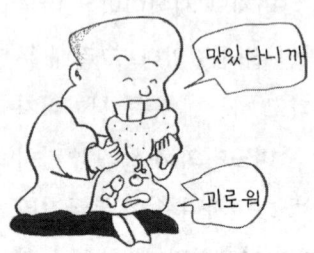

체질을 감별해주고 나서 이 체질에 이런 음식은 이롭고 저런 음식은 해롭다고 얘기하면, "그럼 뭘 먹고살아요?" 또는 "내가 좋아하는 건 하나도 없네" 하는 불평을 늘어놓는다. 그럼에도 TV의 영향 탓인지 대개들 받아들이는 편인데, 간혹 아주 강하게 반론을 제기하는 사람들도 있다. 그들의 주장은 이렇다.

"그러면 음식을 편식하라는 것이냐? 몸에 필요한 것은 몸이 스스로 찾아서 먹는다지 않느냐? 목이 마르면 물을 찾고, 몸이 허하면 보할 것을 찾지 않느냐? 옛날에는 보리밥만 먹고도 살았는데, 보리가 맞지 않는 소음인은 어찌 살았겠느냐? 또 감자가 한여름의 주식이었는데, 그게 맞지 않는 소양인은 어찌 살았겠느냐?"

어찌 보면 그럴 듯한 반론이다. 지금 이 글을 읽고 있는 독자들 중에도 이런 생각을 가지고 있는 사람들이 있을 터이다. 그러나 사실은 전혀 그렇지 않다.

"음식을 편식하라는 것이냐?" 이 얘기는 그 관점만 달리하여 생각해보면, 금방 그것이 아니라는 것을 알 수 있다. 단백질과 지방질이 주성분인 고기 종류, 탄수화물이 주성분인 곡류, 비타민 등이 주성분인 야채 등에서 몸이 필요로 하는 여러 성분을 골고루 섭취하지 않고 한쪽만 먹어서 몸의 불균형을 초래하는 것이 편식이다. 단백질을 섭취할 때, 즉 고기를 먹을 때는 체질별로 다른 고기, 야채나 곡류도 체질별로 다른 종류를 섭취하면 몸이 필요로 하는 것은 모두 받아들이는 것이다. 그러니 이것을 어떻게 편식이라 할 수 있겠는가?

"몸에 필요한 것은 몸이 스스로 찾아서 먹는다지 않느냐?" 결코 그런 것만도 아니다. 체질에 따른 식사법을 준수해야 하는 가장 큰 이유가 여기에 있다. 예를 들어 설명해보자. 소양인은 소화기능이 좋고 신장기능이 약하다. 이러한 소양인의 약한 신을 보하려면 '고한골苦寒骨'이라 하여 맛이 쓰고 성질이 찬 음식을 먹어야 한다. 그런데 입맛으로 그 쓴맛은 알아낼 수 있으나, 뜨겁다거나 차다는 음식의 성질은 알아낼 수 없다. 실제로 소양인들이 쓴맛의 음식을 좋아하는데 머위, 멍게, 해삼 등을 먹으면 그 쌉쌀한 맛에도 불구하고 입안이 개운하다고 한다. 그런 음식들은 맛이 쓰고 성질이 차서 이 체질 사람들의 신허증상을 치료해주게 되어 있다. 그런데 그 쌉쌀한 맛에 길들여진 입맛 때문에 쌉쌀한 모든 것이 입에 당기게 되면 문제가 발생한다. 익모초, 쑥 등은 그 맛이 쓰지만 성질이 차지 않고 더운 것이다. 몸에 열이 있는 소양인들이 입맛 때문에 그런 음식들을 먹는다면 어떻게 되겠는가? 두말할 필요 없이 두통에 소화불량증상이 나타날 것이다. 그런데 그 근본을 깨닫지 못하고 일시적인 현상이겠거니 하면서 그냥 넘어가고, 계속해서 그런 것들을 찾다가는 당연히 건강을 잃을 수밖에 없을 터이다.

그렇다면 체질의학에서 얘기하는 체질별 약藥·식食을 가르는 기준은 무엇인가? 각 체질의 실한 장기와 허한 장기의 보補·사瀉, 음양 편중의 중화, 그 모든 것을 종합한 것이다. 우리의 평소 식생활을 살펴보면 같은 밥상에 앉은 가족끼리도 서로 식성이 달라 주부의 애를 태우는 경우가 많다. 그리고 흔히 '어떤 음식을 먹고 체한 적이 있었다'고 표현하는 특정 음식에 대한 거부반응을 한두 가지쯤은 가지고 있다. 그런 경우까지는 아니더라도 어떤 특정 음식만 먹으면 소화가 안 된다든지, 심하면 몸에 설사나 알레르기 같은 이상증상이 온다든지, 또는 어떤 음식이 먹고 싶어 맛있게 먹었는데 처음과 달리 소화도 안 되고 기운이 떨어져 늘어지는 듯한 기분이 들었던 기억들이 한두 가지는 있을 터이다. 물론 그때의 몸 상태나 음식이 잘못되어 그럴 수도 있겠으나, 그것은 엄밀히 따져보면 체질에 따른 음식의 부작용이다.

그러면 왜 음식을 가려먹어야 하는가? 내 몸에 맞아서 부담이 없고, 그러다 보니 건강해진다. 이 이유만으로도 우리는 내 몸에 맞는 음식을 가려먹을 필요성을 인정할 수밖에 없다. 이것을 구체적으로 설명해보자.

한방에서는 암을 가리켜 적積이라 한다. 암癌이란 글자도 풀어보면 병(疒)든 물품(品)이 산(山)처럼 쌓였다는 얘기라 하는데, 이 '적'이라는 글자도 무엇인가 쌓여있다는 뜻이다. 그렇다면 무엇이 쌓인 것인가? 소양인이 오이 한 개를 먹었다고 하자. 소양인의 신체는 다열 다양多熱多陽한 체질이다. 오이는 찬 성질과 신장을 보하는 효능을 가진 식품이다. 사람이 음식을 먹으면 오장육부가 모두 움직여서 그 음식의 기와 에너지를 흡수한다. 다열 다양한 소양인의 몸에 찬 성질의 오이가 들어가니 몸에 좋은 것은 두 말할 나위 없다. 그리하여 오장육부가 무리 없이 돌아가게 된다. 반대로 고추를 먹었다고 하자. 고추는 열이 있는 음식이다. 몸에 맞지 않는 것은 물론이고 그것을 몸에 맞추자니 오장육부가 삐걱거릴 수밖에…. 바로 체질에 맞지 않은 음식을 먹었을 때 그 무리한 오장육부의 운동이 바로 적(암)의 주범인 것이다. 그러니 당연히 음식을 가려 먹어야 하지 않겠는가?

음식을 가려먹는다는 게 그리 쉬운 일은 아닐 터이다. 그러나 그렇다고 해서 음식을 가려먹지 않는다면, 그 해는 반드시 쌓이고 쌓여 결국 병으로 나타날 것이다. 약을 증상에 따라 구별해서 먹듯이, 이제는 식품도 체질에 따라 가려먹어야 한다. 무조건 음식을 골고루 먹어야 한다고 하지 말자. 체질을 가리고 그 체질에 맞는 음식을 골고루 먹어야 한다고 얘기하자.

04 질병과 체질의학

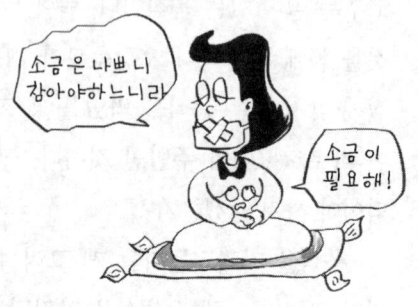

소금은 나쁘니 참아야하느니라

소금이 필요해!

간장병에 굼벵이가 좋다고 한다. 특효약이라고 신성시하는 사람까지 있을 정도다. 어떤 사람은 간장병뿐 아니라 밤일에도 그만이라는 주장을 한다. 굼벵이를 먹어서 간을 고치고 밤을 즐겁게 보냈다는 사람들의 수기가 발표된 뒤로, 갑자기 산간 벽지의 초가지붕들이 수난을 당하고, 굼벵이 한 달 복용하는 값이 서민들의 한 달치 월급을 훨씬 상회하는 '금金' 벵이가 되어 버렸다. 굼벵이가 그렇게 간에 좋고 밤일에 좋은 물건이라면, 간이 나쁘고 밤이 무서운 사람들은 모두 그것을 먹고 나아야 할 터이다. 그런데 사실은 그렇지 않다. 실제로 수기 발표자의 나중 이야기를 들어보면 그 방법(굼벵이와 식이요법 등)으로 효과를 본 사람은 불과 5~6%에 지나지 않는다고 한다.

　그렇다면 이런 의문이 들 것이다. 사람은 똑같은 사람인데 왜 같은 약을 먹고 낫는 사람이 있는가 하면 전혀 차도가 없는 사람이 있는 것일까? 낫는 사람이 있는 걸 보면(물론 다른 약으로 치료하지 못하던 것을) 틀림없이 약효가 있다는 뜻인데, 왜 이런 차이가 생기는 것일까? 무언가 원인이 있을 터이다.

이런 의문들에 대한 명확하고 체계적인 해답을 제시해놓은 것이 바로 체질의학이다.

요즈음 사람들은 예전에 비해 생활고에 시달리는 경우가 훨씬 적어졌다. 그 때문에 점차 여유가 생겨서 더 높은 삶의 질을 추구하기 시작하였고, 건강에도 당연히 큰 관심을 갖게 되어 이런저런 건강법이 수도 없이 나돌아다닌다. 그러나 그것은 오히려 혼란스러울 지경이다. 이 말을 들으면 이 말이 맞는 듯도 하고, 저 말을 들으면 저 말이 맞는 듯도 하다. 한 예로 어떤 전문가는 "육식을 하면 안 된다. 채식과 자연식을 해라. 그것만이 건강을 지켜준다" 하고, 반대로 다른 전문가는 "육식을 해라. 그래야 기가 솟고 건강해진다"고 주장한다. 어쩌란 말인가?

이때 체질의학적 사고가 필요하다. 체질의학의 관점에서 볼 때, 이처럼 상반되는 주장은 각기 나름대로 일리가 있다. 이들의 오류는 자신의 주장을 모든 사람들에게 똑같이 적용시키는 데서 비롯되었다. 다시 말해 이들은 사람에 따라 받아들이는 것이 다르다는 체질적인 고려를 전혀 하지 않았던 것이다. 고기를 먹어서 체력을 유지해야 할 사람이 있는가 하면, 채식과 자연식으로 기를 소통시켜야 할 사람들이 있다. 그런데도 그런 것은 전혀 고려하지 않고, 영양학적으로만 따지니 그런 혼란이 생겨날 수밖에…. 이러한 차이를 밝혀주는 것, 곧 고기를 많이 먹어야 할지, 아니면 자연식과 채식을 주로 해야 할지, 고기를 먹으면 어떤 사람이 어떤 고기를 먹어야 하는지, 채식을 해야 한다면 어떤 사람이 어떤 야채를 어떻게 먹어야 하는지, 이런 것들을 체질별로 구분하여 그 해답을 제시해놓은 것이 체질의학이다.

다른 예로 고혈압 심장질환에 소금 섭취는 절대 금물이라는 게 과학적으로 증명되었다고 해서, 심장병을 앓는 사람에게 무염식無鹽食을 강조해왔다. 그런데 얼마 전에는 도리어 무염식이 해롭고 충분한 염분을 섭취해야 한다는 주장이 발표되기도 하였다. 도대체 어쩌란 말인가?

역시 체질의학적인 사고를 하지 못했기 때문에 생긴 혼란이다. 체질의학에서는 두 가지 주장 모두 수용한다. 어느 한쪽으로 치우치는 것은 체질의학적 사고가 아니기 때문이다. 당연히 심장병에도 소금을 섭취해야 하는 체질이 있고, 섭취해서는 안 되는 체질이 있다.

체질의학은 이처럼 각 개인의 차이를 인정하고, 그것을 토대로 하여 체질에 따라 적절한 처방을 내린다. 영양학적으로 아무리 우수한 성분(약효)이 들어있다 해도, 현대의학에 아무리 좋은 치료법이 있다 해도, 체질이 맞지 않으면 효과는커녕 오히려 해만 입게 되는 수가 많다. 이것이 바로 체질의학적인 사고이다.

05 일상생활에서 만나는 체질의학

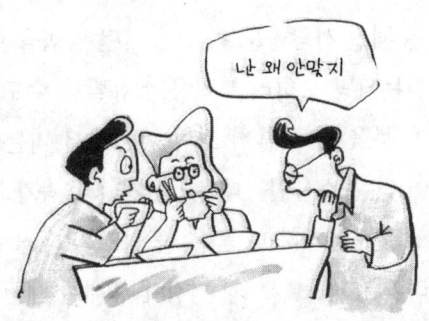

난 왜 안맞지

체질학은 우리가 일상에서 흔히 겪는 경험들을 취합하여 체계화시킨 것이므로, 우리의 생활에 관련이 없는 게 없을 만큼 밀접한 관계를 맺고 있다. 따라서 체질학을 공부하여 잘 활용한다면 우리는 지금보다 한 단계 업그레이드된 삶을 누릴 수 있을 것이다. 그러면 체질과 일상생활의 관계를 몇 가지 사례를 들어가며 살펴보기로 하자.

여자들에게 출산은 대단히 중요하고 위대한 일이 아닐 수 없다. 그런데 그만큼 그에 따르는 후유증도 만만치 않다. 지금이야 그런 사례가 적어졌지만 예전에는 적절하지 못한 산후조리로 인해 여자들의 중년·말년 건강이 항상 위협을 받았다. 이러한 산후조리는 대체로 전통적으로 전해오던 민간요법이었는데, 그 방법 몇 가지를 살펴보자. 산후 엄마의 젖이 신통치 않을 때 으레 돼지족발을 삶아먹거나, 좀 과용하면 약재 몇 가지를 섞어서 달여먹거나 한다. 또 산모에게는 가물치가 좋다고 하여 달여먹이곤 한다. 대개 산후가 시원치 않은 사람은 신이 약하고 음의 기운이 적은 소양인 체질을 가진 사람들이다. 그래서 이런 방법들이 효과를 발휘할 수 있었던 것이다. 그런데 소양인이 써서 효과를 보았다고 하여 체질적인 고려 없이 무조건 산후조리에 좋다고 믿는 사람들이 많다. 만일 다른 체질 사람들도 똑같이 이런 방법을 이용한다면, 효과를 보기는커녕 오히려 부작용만 유발할 수도 있다. 또한 산후에 몸이 부을 경우 흔히 호박을 달여서 먹는데, 이것 또한 몸에 습이 많은 소음인·태음인에게나 효과가 있는 요법이다. 그런데도 누구에게나 다 좋은 줄 알고 너나 없이 복용하다가는, 오히려 역효과를 일으켜 건강에 중대한 해를 입을 수도 있다.

황기는 한방의 약재인데, 황기삼계탕이나 황기오리처럼 음식에 넣어 먹기도 한다. 여름철 땀을 많이 흘릴 때 곧잘 쓰는 것이고, 예로부터 땀이 날 때 먹는 여름철의 대표적 생약으로 인식되어 왔다. 이러한 황기는 땀만 내면 기를 못 펴는 소음인의 찬 속을 덥혀주어 땀을 방지하는 역할을 한다. 그런데 소음인이 아닌 다른 체질 사람들은 복용해서는 안 된다. 특히 땀을 내야 상쾌하고 신진대사가 잘 이루어져서 건강을 유지할 수 있는 태음인한테는 해로울 수 있으므로 조심해야 한다. 맛이 씁쓸한 익모초도 더위먹은 데 쓰는 여름철의 대표적인 약재이다. 이것 또한 땀만 내면 기운을 차리지 못하는 소음인에게나 효과가 있다. 다른 체질 사람들도 효과를 보겠다고 너나 없이 먹는 것을 많이 보는데, 모두 헛일이다.

정력제 하면 거의 대부분 소양인의 신허를 보하는 약이고, 혈압(중풍, 고혈압 등)에 관계된 약은 대부분 태음인을 위한 약이며, 땀이 나서 피곤하거나 소화가 안 되는 데 쓰는 약은 대부분 소음인의 약이다. 그런데도 체질구별 없이 이 약이 곧 그 병의 대표적인 약이라고 잘못 알고서 그것을 복용하는데,

잘못된 처방이다. 겉으로 드러나는 병은 같을 수 있겠으나, 체질에 따라 그 원인과 치료법이 다를 수밖에 없는데도, 무조건 '그 병에는 그 약' 하는 식이니 병이 나을 턱이 없다. 오히려 건강이 더 나빠질 수도 있다. '어떤 것이 어떤 병에 좋다'고 할 때 그것은 체질적으로 맞는 사람의 효과를 얘기한 것이지, 체질이 다른 사람과는 전혀 관계가 없다.

옛날에는 아이 낳는 것을 중요시하여 며느리를 고를 때 엉덩이가 듬직한 여자를 최우선으로 뽑았다. 이것은 체질적으로 신이 강한 여자를 찾았다는 말이다. 반대로 엉덩이가 가냘프고 부실한 여자를 기피했던 것은 체질적으로 신이 약한 여자를 경계했다는 말이다. 이처럼 체질의학은 오래 전부터 우리의 생활에 알게 모르게 활용되고 있었던 것이다.

재미있는 예로 '사과를 손 힘만으로 두 쪽으로 잘 쪼개면 연애를 잘한다'는 말이 있다. 체질적으로 양인(태양인, 소양인)은 상체가 충실하여 손이 크고 힘도 세므로 사과를 잘 자를 수 있다. 그리고 양인은 성격이 남성다운 면이 강하고 활달하다. 그래서 남녀 교제에도 적극적으로 나설 수 있는 것이다.

우리 주변에서 이런 사례들은 얼마든지 찾아볼 수 있다. 그만큼 우리는 이미 체질학과 친숙해져 있다. 그것을 찾아서 일상생활에 잘 활용한다면 당연히 우리 삶의 질은 높아질 수밖에 없을 것이다.

역설로 보는 체질상식

01 역설로 보는 태양인

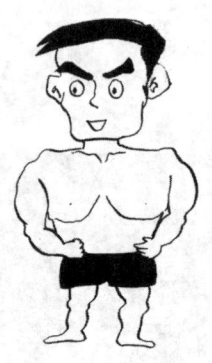

태양인은 매우 적다

이제마 선생은 만 사람 중 태음인이 5천 명이요, 소양인이 3천 명이요, 소음인이 2천 명이요, 태양인은 극히 드물어 3~4명에서 10여 명에 불과하다고 하였다. 그런 이유로 흔히들 실제 임상에서는 극히 드문 정도가 아니라 아예 없다고 생각하여, 체질을 구별할 때 태양인은 배제하고 보는 경향이 있다.

그러나 태양인은 사실 많은 편이다. 다른 체질과 비교하여 많은지 적은지 단정하기는 힘들지만, 우리 주변에서 흔히 볼 수 있는 체질인 것만은 분명하다. 그것도 머리가 비상하다든가, 여자는 건강해도 아기를 못 낳는다든가, 요절하는 경우가 많다든가, 독불장군이라든가, 약이나 고기를 먹으면 금방 잘못된다든가 하는 특이한 체질이 아니라, 아이도 잘 낳고, 술이나 약, 고기도 잘 먹고, 사회생활도 그런대로 잘하면서 건강하고 평범한 사람으로 잘 살고 있다.

이런 태양인들이 몸이 좀 뚱뚱하다는 이유로 태음인으로 둔갑되거나, 좀 가벼운 행동을 한다고 하여 소양인으로 둔갑되거나, 생각이 많고 복잡하다고 해서 소음인으로 둔갑된 채로 살아가는 것이다. 태양인 체질은 이른바 공인, 곧 정치인, 기업가, 예술인, 스포츠맨, 탤런트, 영화배우 같은 사람들에게서 얼마든지 볼 수 있다.

그런데도 태양인이 없다고 생각하다 보니, 태양인들을 억지로 태음인·소양인·소음인 등의 다른 체질의 사람으로 만들어야 했고, 그 결과 다른 체질들까지 혼란스럽고 이상하게 느껴졌던 것이다. 그래서 자신이 이 체질인지 아닌지 확신이 안 서는 경우가 많아지게 된 것이다.

태양인 여성은 아이를 잘 못 낳는다

『동의수세보원』에 "태양인 여성은 몸체는 건강하고 충실하나 간이 작고 옆구리가 좁아서 자궁이 허약하므로 임신을 못하는 경우가 있다. 짐승들의 이치를 놓고 생각해보아도 들소나 야생마가 집에서 기르는 소나 말보다 크고 튼튼해도 새끼를 낳지 못하는 것과 같다" 하는 구절이 있다. 그래서 태양인 여자는 석녀石女 아닌 석녀 대접을 받아야 했는데, 실제로는 그렇지 않다. 오히려 다른 체질의 여자들보다도 아이를 쑥쑥 잘 낳는다. 그것도 쌍둥이, 세쌍둥이를.

그렇다면 왜 그런 얘기가 나왔을까? 체질의학은 이론적으로든 실제 임상에서든 틀린 게 거의 없는 학문인데 왜 그랬을까? 결론적으로 말해 태양인 여성은 아이를 못 낳는 경우 그 해결방법이 쉽지 않아서이다. 다른 체질의 여성이 아이를 못 낳을 때는 보하거나 사하거나 하여 치료할 수 있는 방법이 있으나, 태양인 여성은 그런 방법이 거의 없다. 또한 다른 체질의 여성은 생리불순이 와도 몸이 좋아지면 자연스레 다시 좋아지지만, 태양인 여성은 한번 생리불순이 오면 그것이 그대로 굳어져서 웬만한 방법으로는 개선이 안 된다.

태양인 여성은 '태양太陽'이란 말 그대로 강한 양의 기운 때문에 생리현상이 조화롭지 못하다. 세상에 수컷(양의 기운)이 임신하는 경우란 없는 법이다. 아이를 잘 낳는 태양인 여성은 생리현상의 조화를 잘 이룰 수 있는 사람인 것이다. 따라서 아이를 낳지 못하는 경우 자궁을 아무리 들여다보아야 소용이 없다. 양의 기운과 싸워야 한다.

요약하자면 태양인 여성은 아이를 잘 낳는 경우는 전혀 문제가 없지만, 아이를 낳지 못하는 경우는 그 해결방법이 쉽지 않은 체질적 구조를 가지고 있기 때문에, 아이를 낳지 못한다는 잘못된 인식을 가지게 된 것이다. 그러므로 '태양인 여성은 아이를 낳으면 잘낳고 못 낳으면 아주 못 낳는다'고 하는 것이 옳은 말이라 하겠다. 실제로 대다수의 태양인들은 별 탈 없이 아기를 낳고 기르면서 잘 살고 있다.

태양인은 게으르다

태양인의 항심恒心, 곧 늘 가지고 있는 마음은 급박지심急迫之心이라 한다. 뒤도 안 돌아보고 무조건 앞으로만 돌진하려 하는 마음이다. 그래서 사람들은 태양인들이 늘 과격하고 급하고 저돌적이라고 생각하고 있으나, 실제로는 그렇지만도 않다. 때로 태양인은 게으른 모습을 보이기도 한다.

태양인은 지나친 급박지심으로 하는 일에 실패하는 경우가 많은데, 그럴 때면 될 대로 되라며 자포자기하는 심정으로 제멋대로 생활하려는 방종지심放縱之心이 생기기도 한다.

또 태양인을 실제로 관찰해보면 혼자 놀기 좋아하는 고독한 사람이라고 느껴질 때가 많다. 이 경우는 호랑이가 맹렬한 기상으로 사냥을 해서 배를 채운 뒤, 다시 배가 고파질 때까지 마냥 게으름을 피우는 것과 같다고 보아도 좋을 것이다. 다른 체질 같으면 노는 것이 지겨워 뭐라도 해보려 할 텐데, 이 체질을 가진 사람들한테는 그런 것이 없다. 한마디로 게으름을 피울 때는 지겹다는 것을 전혀 느끼지 못하고 그 게으름에 푹 빠져버리는 것이다.

이처럼 태양인은 나태하고 게을러 보일 때가 많지만, 일을 추진할 때가 되면 물러설 줄 모르고 오직 앞으로 나아가려는 급박지심이 다시 발동하게 된다. 사실 태양인은 급박지심急迫之心을 늘 마음속에 가지고 있음에도 불구하고, 다른 사람들 눈에 급한 게 전혀 없는 게으른 사람처럼 보이는 것일 뿐이다.

태양인은 대범하고 용감하다

태양인은 대범하고 용감하고 남성적이라고 흔히들 알고 있다. 그런데 태양인은 조그만 일에도 잘 놀란다. 특히 신체에 직접적으로 노출되는 위험에 대해서는 거의 반사적으로 놀란다. 아마 이 세상에서 쥐를 제일 싫어하고, 송충이나 지렁이 같은 조그만 벌레를 제일 무서워하는 사람이 태양인일 것이다.

이와 달리 태양인은 사람들과의 관계에서는 놀라는 일이 거의 없다. 도적이 칼을 들고 무섭게 위협하는 다급한 상황에서도 놀라거나 두려워하지 않고, 차분하고 침착하게 대처할 수 있는 사람이 또한 태양인이다.

작은 벌레를 보고도 놀라는 겁쟁이가 어떻게 칼을 들고 위협해도 겁먹지 않고 용감할 수 있는 것일까? 우리는 겁 없이 행동하는 사람을 보고 '간이 부었다'는 말을 한다. 그것은 간이 배포와 연관되어 있기 때문인데, 태양인은 태어날 때부터 간이 작고 약하다. 곧 태어날 때부터 겁쟁이로 태어난 것이다. 그래서 벌레 같은 것들에도 쉽게 잘 놀라는 것이다.

그렇다면 사람들과의 관계에서 용감한 모습을 보이는 것은 무엇 때문인가? 그것은 '태양太陽', 곧 강한 양의 기운 때문이다. 양의 기운이 강한 사람은 사람들과의 관계에서 조금도 주눅 드는 법이 없다. 그래서 위험한 상황에 처해서도 침착하고 용감하게 대처할 수 있는 것이다.

02 역설로 보는 태음인

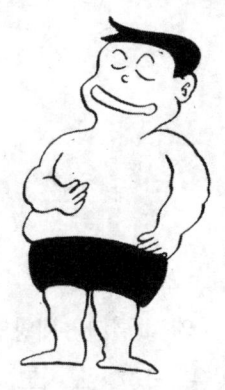

태음인은 성격이 급하다

태음인의 성격은 침착하고 느긋하다고 한다. 그러나 그것은 어디까지나 내면적인 본래의 성격일 뿐, 겉으로 드러나는 성격은 다른 어떤 체질보다도 급한 체질이 아닐까 한다.

예를 들어 길을 가는데 느닷없이 개가 달려들 경우를 생각해보자. 이때 대부분은 놀라서 혼비백산하며 허둥댈 것이다. 그러나 태음인은 이런 다급한 상황에서도 어떻게 하면 위험에서 벗어날 수 있을지, 그 돌파구를 찾아내려 할 만큼 느긋한 성격을 가지고 있다.

반면에 어디를 가야 한다든지 무슨 일을 해야 한다든지 하면, 누구보다도 조급해지는 성격이 또한 태음인이다. 우스갯소리를 하나 해보자. 태음인 남편과 같이 외출한 여자의 눈에 마스카라가 한쪽에만 있고 한쪽에는 없더란다. 외출 준비를 할 때 남편이 '빨리빨리'를 하도 외치는 통에 그만 덩달아서 정신이 나가버렸던 것이다. 그만큼 태음인은 조급한 성격도 가지고 있다.

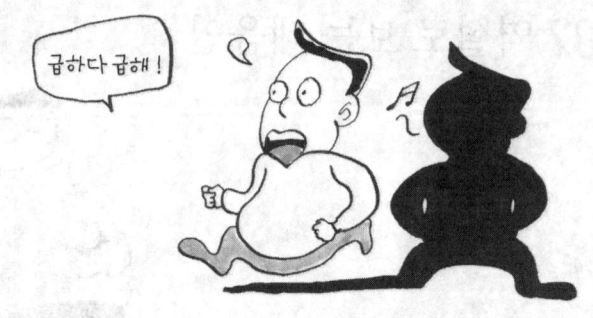

왜 그럴까? 태양인한테 급박지심이 있다고 하는데, 태양인은 느긋해 보이고 태음인이 오히려 조급해 보이는 이유는 무엇일까? 태음인은 폐가 약하다. 곧 산소를 흡수하는 능력이 떨어진다는 말이다. 그래서 좀더 나은 공기를 찾아야만 생존할 수 있다. 태양인은 폐 속에 남아있는 공기에서도 산소를 흡수할 수 있지만, 태음인은 얼른 새로운 공기를 받아들여야만 한다. 빨리 내보내고 빨리 받아들여야 하는 것이다. 숨을 조금만 참아보라. 그때의 갑갑함, 그것으로부터 벗어나려는 급박한 마음, 이것이 태음인의 성격에 작용한 것이다.

태음인은 겁이 많다

태음인은 간의 기능이 발달해 있어서 겁도 없고 배포가 큰 사람이 많다. 그런데 문제는 태음인은 주사가 무섭고 침 맞는 게 무서워 아무리 아파도 병원에 못 가고, 침이란 건 생각만 해도 전신이 굳어질 정도로 겁이 많다는 점이다.

태음인이 늘 가지고 있는 마음은 겁심怯心이다. 그런데 태음인의 겁은 두려움에 대한 겁이 아니다. 완벽하고자 하는 성격 탓에 생기는 조심성 때문에 생겨난 것이다. 완벽하고자 한다 함은 잘못될 모든 가능성에 대비해야 한다는 말이고, 그 때문에 모든 일에 조심스러워지는 것이다. 만일 내가 누구를 한 대 때렸다고 하자. 그리고는 그놈이 나한테 복수하면 어쩌나, 내 식구가 내 재산이 잘못되면 어쩌나 하는 식이다. 심지어 내가 고생해서 이만큼 재산도 모으고 사회적 지위도 쌓고 가정도 잘 꾸리고 있는데, 갑자기 전쟁이 나면 어쩌나 그러면 처자식들은 어쩌나 하기도 한다. 그야말로 하늘이 무너지면 어쩌나 하는 기우杞憂인 것이다. 근본은 뒷전으로 밀려나고 겁이 그대로 성격으로 굳어졌기 때문이다. 그렇게 되면 가슴이 쿵덕거리고, 더 나아가 태음인에게는 중병인 정충증怔忡症까지 생기게 된다. 그러지 않을래야 안 그럴 수가 없는 것이다.

원래는 의젓하고 남을 배려할 줄도 알고 침착한 사람들인데, 수양을 잘못하면 그렇게 겁이 많은 성격으로 바뀌게 된다. 그래서 태음인은 수양에 힘써야 하는 것이다.

태음인은 야채만 먹어야 한다

언제부터인가 우리 사회에서 콜레스테롤, 비만, 중성지방 등이 건강에 큰 문제로 인식되기 시작했다. 그리고 그 원인은 모두 기름진 고기에 있다고들 한다. 그 전에는 없어서 못 먹던 고기가 모든 병의 원인이 된 것이다. 심지어 조금이라도 뚱뚱하다 싶으면, 혈압이 조금이라도 높다 싶으면, 그래서 조금이라도 성인병이라는 의심만 가도, 그때부터는 고기는 절대 금물이다. 야채만 먹어야 한단다. 그렇게 하지 않으면 금방이라도 죽을 듯이 신문에서 방송에서 병원에서 떠들어댄다. 모든 죄를 고기가 다 뒤집어쓴 것이다. 고기로써는 억울하지 않을 수 없다.

자기가 먹는 음식이 잘못됐다고 생각하지는 않고, 다시 말해 체질에 맞지 않는 음식(물론 고기뿐만 아니라 야채도 포함됨)을 먹지 않아서 생긴 문제라는 것은 모른 채, 무조건 고기에게 잘못을 돌리려 한다.

태음인은 신체적으로 타고나기를 머리가 크고 목이 크고 배가 크고 몸이 뚱뚱하다. 그러다 보니 심혈관계 질환은 태음인에게 가장 취약한 질환이다. 혈압과 콜레스테롤은 검사할 때마다 늘 '고高' 자가 붙을 지경이다. 그뿐 아니다. 간이 강해서 지방간은 기본이다. 이쯤 되면 다른 어떤 체질보다도 태음인에게 고기는 절대 금물이어야 할 것이다. 고기는 쳐다보지도 말고 오로지 야채만 먹어야 하는 것이다. 신문에서 방송에서 떠들어대니 건강하게 오래 살려면 야채를 안 먹을 수 있겠는가. 실제로 그런 상태의 태음인 중에는 생식에 야채만 먹는 사람들이 매우 많다.

그런데 태음인이 앓는 성인병(심혈관계 질환 및 지방간 등)은 고기와 아무런 관련이 없다. 오히려 태음인은 고기를 먹어야 그런 것들이 안정된다. 야채만 먹다 보면 다른 질병까지 보태져서 치명적일 수도 있다. 간의 기능이 강하고 폐의 기능이 약한 태음인이 야채만 먹다 보면, 강한 간의 기운은 더 강해지고 약한 폐의 기운은 더 약해져서 신체적 균형이 깨져버릴 수도 있다.

신체의 특성을 고려하여 그에 맞는 섭생법을 행하려는 것이 체질의학의 근본목표이다. 그런데도 태음인이 야채만 먹는 것은 근본은 헤아리지 못하고 겉으로 드러나는 증상만 보기 때문이다. 야채를 많이 먹어야 한다는 것은 뚱뚱한 소양인, 소음인, 태양인들한테나 해당하는 말이다. 태음인들에게는 오히려 독이 되는 방법들이다. 체질의학으로 볼 때 자살행위인 셈이다.

태양인도 마찬가지이다. 체질의학으로 볼 때 태양인이 고기를 먹으면 금방 잘못되어야 하지만, 실제로는 그렇지 않다. 오히려 고기를 먹지 않으면 빈혈이 생기고 어지러움증이 생긴다며 고기를 찾는다. 그것도 돼지고기는 지방이 많아서 싫다하고 담백한 소고기를 선호한다. 고기를 먹을 때는 그 고기가 지방이 많으냐 적으냐를 따져서는 안 된다. 그 고기가 가진 성질이 차냐 따뜻하냐, 그래서 내 몸의 특성에 맞느냐 안 맞느냐를 따져서 먹어야 한다.

그렇다면 고기를 먹지 못해야 할 태양인이 어째서 고기를 잘 먹는 것일까? 정말 고기를 먹지 않아서 빈혈이나 어지러움증이 생기는 것일까? 그렇지 않다. 고기를 선호하는 것은 그저 건강한 상태의 태양인에게나 해당한다. 몸이 나쁠 때는 체질적 성향 때문에 메스껍고 구역질이 나서 고기를 먹지 못하게 되어 있다. 게다가 육류를 선호하는 태양인은 대부분 지방간이 있다. 그리고 그런 사람들은 고기 때문에 영양결핍이 생기는 게 아니고 간의 기능 이상, 구체적으로는 포도당을 저장할 수 있는 능력이 떨어져서 빈혈이나 어지러움증이 나타나는 것이다. 그게 간의 기능 이상에서 생겼다는 걸 모르고 고기를 먹지 않아서 그렇다고 잘못 알고, 계속 기름진 고기를 먹다가는 빈혈뿐만 아니라 온몸이 병에 걸릴 수도 있다. 태음인과 반대로 태양인에게 고기섭취는 자살행위라 하겠다.

03 역설로 보는 소양인

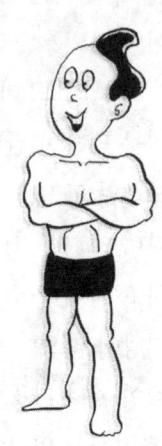

소양인은 내성적이다

소양인 중에는 자기의 성격이 내성적이라고 생각하는 사람들이 의외로 많다. 실제 이런 사람들은 하루종일 말도 안 하고, 어떤 자리에 가도 꿔다 놓은 보릿자루처럼 가만히 앉아있는 경우가 많다. 그런 사람들에게 매사에 활동적이고 열성적이며 바깥에서 뛰어나고자 하는 성격이 소양인의 본래 성격이라 말해준다면, 과연 자기가 소양인이라 믿겠는가?

다른 성격적 특성이 다 맞아떨어진다 하더라도 이 한 가지 내성적이고 외향적이라는 서로 모순된 개념 때문에, 소양인이라는 사실을 도저히 받아들일 수가 없을 것이다. 그러면 왜 이런 성향이 나타나는 것일까?

소양인의 성격적 특성인 편사지심偏私之心이 원인이다. 바로 이 편사지심이 다른 형태인 자기몰입으로 변형되어 나타났기 때문에 나타난 성격이다. 자기세계에 도취됨으로써 주변의 다른 것에 신경 쓸 여유가 없어서 조용해 보이는 것일 뿐, 이 사람들의 원래 성격이 조용하고 차분한 것은 아니다.

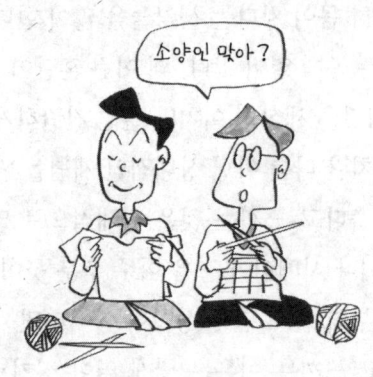

소양인 손재주가
소음인보다 좋다

또한 소양인은 무엇을 하고자 하면 전광석화처럼 생각하고 행동한다. 더울 때 차 문을 열고자 하면 스위치에 손이 먼저 가면서 이미 "아! 시원하다" 하고, 음식은 입에 넣는 순간 씹어보지 않고도 "진짜 맛있다" 한다. 그러다 보니 시작은 잘 하지만 마무리가 부족하고 싫증을 잘 느끼며 쉽게 체념하기도 한다. 그러나 이런 성격조차도 편사지심이라는 소양인 특유의 성격적 특성과 연결되면, 손재주와 끈기가 필요하여 도무지 어울리지 않을 듯한, 이발소나 목공예 등에 소음인보다 더한 재주를 보이기도 한다.

이런 것들은 모두 편사지심에서 비롯된 현상들일 뿐, 근본조차 그런 것은 아니다.

소양인은 몸이 차다

일반적으로 사람들은 추위를 타면 몸이 차다고 생각하고, 더위를 타면 몸에 열이 있다고 생각하는 경향이 있다. 소양인들을 보면 대부분 추위를 잘 타고 따뜻한 것을 좋아한다. 한여름이 지옥 같은 게 아니라 천국처럼 느껴진다. 그래서 소양인들은 흔히 몸이 차다는 생각들을 많이 한다. 그런데 실제로는 소양인은 몸에 열이 많다. 왜 이런 혼란이 생기는 것일까?

이것은 세상의 이치만 알면 간단하게 풀릴 문제이다. 세상의 이치란 다름 아닌 상대적인 개념을 말한다. 그 이치에 따른다면 춥다고 느끼는 것은 상대적으로 열이 있다는 얘기이다. 북극이나 시베리아 같은 아주 추운 곳이 아니고, 옷을 입지 않아 일부러 춥게 만든 상황이 아니라면, 보통의 조건에서 내가 춥다고 느끼는 이유는 내게 열이 있기 때문이다. 곧 그 열을 지키지 못해서 춥다고 느끼는 것이다. 몸이 차서 추운 게 아니다. 반대로 몸이 찬 사람은 상대적으로 빼앗길 열이 적기 때문에 추위를 덜 타게 되어 있다.

예컨대 체온이 36도인 사람과 38도인 사람이 37도인 환경에서 누가 추위를 더 타고 누가 더위를 더 느낄까? 당연히 37도인 사람이 추위를 더 타고, 36도인 사람이 더위를 더 느낀다. 그래서 소양인은 추위를 타고, 그 때문에 자신의 몸이 차다고 착각을 하는 것이지 실제로 몸이 찬 것은 아니다.

이와 같은 상대적인 개념을 잘 이해하고 있어야만 자신의 체질적 특성을 파악하는 데 실수가 없을 것이다.

인삼은 소양인의 보약이다

인삼이 소양인의 보약이라고 알고 있는 사람이 의외로 많다. 그러나 사실은 전혀 그렇지 않다. 원래 체질에 맞는 음식을 먹었을 때는 몸이 편안하여 표가 잘 나지 않는 법이다. 소양인은 몸에 열이 있다. 그래서 그와 반대인 차가운 것을 먹으면 중화되어 편안하고, 그 때문에 반응이 잘 나타나지 않는다. 이와 달리 인삼같이 성질이 뜨거운 것을 먹으면 그 반응을 느낄 수 있게 된다. 그래서 효과가 나타난다고 생각하는 것이다.

소화가 잘 안 되고 몸이 차고 기력이 떨어져 있는 상태에서, 인삼을 먹어보니 확 달아오르는 느낌이 드는 것이다. 바로 그런 기분 때문에 인삼의 열기가 강하게 느껴져서 마치 보약처럼 여겨지는 것이다. 그러나 결코 그렇지 않다.

작용과 반작용, 음과 양의 이치를 굳이 따지지 않더라도, 뜨거운 것은 식혀야 하고 차가운 것은 데워야 하는 것이 이치이다. 그런데 이런 이치를 따르지 않았을 때, 그에 따른 결과는 반드시 나타나게 되어있다. 인삼은 열이 많은 음식으로 몸에 열이 많고 양의 기운이 강한 소양인은 절대로 먹어서는 안 되는 음식이다.

유명한 디자이너 앙드레 김이 태양인의 특성을 가지고 있다고 추정되는데, 그 사람의 의상은 늘 흰색뿐이다. 같은 색의 옷을 여러 벌 만들어놓고 갈아입는다는 뜻이다. 그런데 문제는 그 흰색이 태양인에게 그다지 좋지 않은 영향을 준다는 것이다. 그럼에도 앙드레 김의 활동을 보면 워낙 활발하고 뛰어나니까 나쁜 영향을 끼치는 것 같지 않아 보인다. 그러나 그렇지 않다. 반드시 나쁜 영향을 미치고 있다.

앙드레 김은 그 흰색으로부터 끊임없이 자극받기를 원하고 있는 것이다. 작품활동과 사회생활에 필요한 긴장을 그 흰색 옷에서 찾고 있는 것이다. 소양인이 노란색 옷을, 소음인과 태음인이 검은색 옷을 선호하는 것도 같은 이치이다. 소양인의 인삼도 바로 이런 맥락에서 이해할 수 있을 것이다. 그래서 체질학이 사람들에게 꼭 필요한 것이다.

소양인은 위의 기능이 나쁘다

소양인은 원래 비·위의 기능이 강하다고 한다. 그런데 실제 임상에서 관찰해보면 위가 나빠 고생하는 사람들 중에는 소양인의 특성을 가진 사람들이 매우 많다. 비·위의 기능이 강하다는 것은 소화분비효소 같은 것들이 많다는 뜻도 되는데, 왜 그럴까?

한마디로 비·위기능의 항진 때문이다. 위가 약한 소음인들은 소화가 안 되는 느낌이 오면 음식을 잘 먹지 못하는 반면, 소양인들은 전혀 그렇지 않다. 소화가 되지 않아도 얼마든지 먹을 수 있다. 식체食滯 증상도 소음인들은 며칠씩 가는 경우가 많지만, 소양인들은 순식간에 사라진다. 트림 한 번만 해도 언제 그랬냐는 듯이 편안해지고, 얼마 지나지 않아 속이 쓰려오면서 공복감이 밀려온다. 호스로 물을 뽑아낼 때 호스 중간에 공기가 차면 물이 흐르지 않듯이, 위열 때문에 가스가 차서 위의 운동이 원활하지 못하다가 그 가스가 제거되자마자 바로 좋아지는 것이다.

또한 세상에 유통되는 소화제라는 것들은 대개가 선천적으로 비·위가 약하고 몸이 찬 소음인들을 위한 약이라, 몸에 열이 많은 소양인들의 위장장애에는 약효가 잘 듣지 않는다. 그래서 소양인이 자신의 위장장애를 고치려고 약을 쓰면 쓸수록 더 심해질 뿐인 것이다. 소음인에게는 약이라도 있지, 소양인에게는 치료할 약조차 없는 게 현실이다. 이것이 소양인 중에 위장장애를 안고 살아가는 사람들이 많은 까닭이다. 겉으로 나타나는 증상이 이렇다 보니, 소양인은 위가 나쁜 체질이라고 잘못 생각하는 것이다. 그래서 소양인에게 위가 강하다는 말을 해주면 이해하지 못하는 경우가 많다.

소양인은 정력이 강하다

소양인은 신장이 약하고, 그래서 그 신장이 주관하는 정력도 약하다고들 한다. 그러나 사실은 그렇지 않아 보인다. 소양인으로서 정력이 넘쳐나다 못해 밖으로까지 진출하는 정력가들이 우리 주변에 얼마든지 있다. 그것은 성선호르몬이 발달해 있다는 뜻인데, 어찌 되었건 신이 약해 정력이 약하다는 말에 해당하지 않는 사람들이 많이 있다.

여성의 경우도 신이 약해 신체적으로 여성적 매력이 부족하거나 생리, 임신, 출산 등에 문제가 많다고 생각하지만, 그렇지 않은 경우가 훨씬 많다. 또 소양인은 흔히 상체가 발달하여 역삼각형의 체형을 가졌다고 하나, 상하의 균형이 잘 잡혀 각선미가 예쁜 사람들이 대부분이다.

그렇다면 소양인은 정말 정력이 강할까? 또 그 근본인 신장이 강할까? 그렇지는 않다. 신장은 물, 곧 사람의 몸에 있는 진액을 주관하는 장기인데, 신이 약하면 그 진액이 부족하다는 뜻이다. 그래서 무리하면 신장에 해가 가서 몸이 망가지게 되어 있다.

진액이 부족한 사람은 소양인의 원래 특성처럼 정력이 약하고, 대체로 폐의 기능까지 좋지 않다. 정신적으로도 한쪽으로 치우쳐있는 경우가 많다. 기분대로 과용하면 반드시 화로 되돌아오는 것이 소양인이 가지고 있는 신장의 기운이다.

04 역설로 보는 소음인

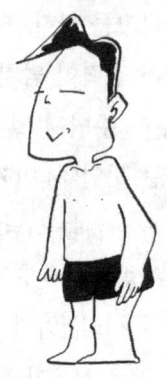

소음인은 성격이 급하고 과격하다

소음인은 성격이 차분하고 온순하고 내성적이며 수줍음이 많다고 한다. 그래서 당연히 소음인이라면 성격이 그래야만 되는 줄 알고 있다. 그런데 실제 소음인들은 그렇지 않다. 평소 그런 면이 전혀 없는 것은 아니지만, 일단 흥분하면 온순하고 차분한 성격은 간 데 없고 눈에 보이는 게 없을 정도로 과격해진다. 게다가 우유부단하고 심사숙고하는 것 같지만, 순식간에 결정을 내려 다음에 무엇을 해야 하는지도 모르고, 허둥대는 경우를 많이 볼 수 있다.

이처럼 차분하고 온순하고 내성적이라는 소음인의 본래 성격과, 과격하고 허둥대는 성격이 함께 있다는 모순 때문에, 소음인 중에는 과연 자기가 소음인인지 확신하지 못하고 혼란스러워하는 사람이 많다.

왜 그런가? 신장기운의 열 때문이다. 열이라는 건 원래 무엇이든 활발하게 하는 특성이 있다. 소음인 중에는 신장의 열이 몸과 성격을 지배하는 체질이 있어서, 소음인의 특성을 그대로 가지고 있으면서도 그 열 때문에 다른 특성도 함께 가지게 되는 것이다. 그리고 이런 사람들은 그런 상황이 오기 전부터 열이 밑에서부터 위로 치솟아오르는 느낌과 함께 눈이 충혈되는 경향을 보인다. 그런 사람들은 대개 허리가 아프고 소변이 자주 마려우며 잔뇨감이 있게 마련이다. 그렇다고 해서 이런 사람들에게 찬 성질의 음식을 먹게 하면 큰 탈이 날 것이다. 아무리 겉으로 드러나는 성격이 그러하다고 해도 속은 냉한 체질이므로, 뜨거운 음식을 먹어야만 그 열과 조급함을 줄일 수 있을 것이다.

소음인은 위의 기능이 좋다

원래 소음인은 위의 기능이 좋지 않다. 그런데 무슨 음식이든 잘 먹고 잘 소화시키는 사람들이 또한 소음인이다. 먹어도 엄청나게 먹는 대식가들이 많다. 그러니 위의 기능이 안 좋은 게 소음인이라는 걸 믿겠는가.

그러면 소음인은 왜 폭식을 하게 되는 것일까? 그것은 위의 기능이 강해서가 아니다. 오히려 위의 기능이 무력한 까닭에 조절하는 능력이 떨어져서 그런 것이다. 먹어가면서 배부른 느낌이 들면 그때는 이미 엄청난 과식을 한 것이다. 먹는 양에 비해 크게 살이 찌는 것도 아니고, 게다가 끊임없이 군것질을 하려 하니 전문가들도 착각할 정도이다. 그런데도 별 탈 없이 넘어가는 경우가 많다. 물론 한번 나빠지면 며칠을 고생한다.

이런 사람들에게 체질약이나 체질음식을 복용시키면, 다른 사람들은 음식맛이 좋아진다고 하는데 이들은 오히려 식사량이 줄어든다. 그것도 현저하게 느껴지도록 줄어든다. 그럼에도 신체에는 전혀 변화가 없고, 오히려 건강해지는 것이다.

소음인은 입맛이 발달해 있다. 그것은 위의 기능이 약해서 위에 부담을 주지 않고 내게 맞는 음식을 가려먹으라고 신이 내려준 선물이라 하겠다. 그런 능력을 십분 활용하여, 내 몸에 맞는 음식을 섭취하고 소식으로 건강을 지켜야 할 것이다.

돼지고기는 소음인의 보양식이다

돼지고기는 잘 먹어야 본전이라는 말이 있다. 돼지고기를 먹으면 설사가 날 수도 있고, 설사를 하지 않는다 해도 그다지 몸보신이 안 된다는 말이다. 이 말은 다른 어떤 체질보다 소음인에게 중요한 말이다. 돼지는 성질이 차서 소음인이 먹으면 설사를 일으킬 수도 있기 때문이다.

그런데 많은 소음인들이 그와 반대의 인식을 갖고 있으니 그게 문제이다. 소고기나 닭고기는 퍽퍽해서 못 먹겠는데, 돼지고기 그 중에서도 삼겹살이나 비계처럼 기름기 많은 것을 맛있다고 한다. 게다가 그런 것을 먹어야 든든하다고 여긴다.

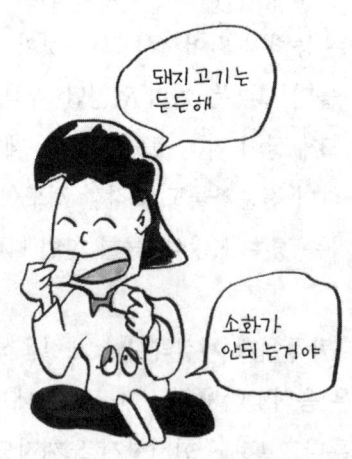

다른 얘기를 하나 해보자. 예전에 소양인 한 사람이 간식으로 찹쌀떡을 자주 먹기에 체질식을 설명해주었더니, 그 사람 하는 말이 다른 걸 먹으면 금새 배가 고픈데 찹쌀떡을 먹으면 든든해서 좋다는 것이다. 이것은 잘못된 생각이다. 체질에 맞는 음식은 쉽게 소화되어 흡수가 빠른 반면, 맞지 않는 음식은 그렇지가 못하다. 소화가 되지 않아 그들먹한 것을 든든하다고 착각하고 있는 것이다.

소음인의 돼지고기도 이와 마찬가지이다. 곧 돼지고기를 먹은 뒤 설사를 한다거나 소화불량증이 오면 억지로 먹으라 해도 먹지 않을 것이고 소음인에게 돼지고기가 해롭다는 말도 믿을 터인데, 그렇게 먹고도 설사는커녕 오히려 속이 든든하게 느껴져 마치 큰 보양식이라도 한 듯한 착각을 일으키는 것이다. 그래서 돼지고기를 먹으면 잘못된다는 소음인이 돼지고기를 즐겨 찾는 경우가 많은 것이다. 그러나 이런 일들도 그나마 젊고 건강할 때의 이야기이다. 몸이 쇠약해지거나 나이가 들면 당장 해로 나타날 것이다.

우리 주변에는 정말 잘못 알고 행하는 식습관이 많다. 이것이 체질을 알아야 하는 가장 중요한 이유이기도 하다.

소음인은 몸이 뜨겁다

소양인과 반대의 경우이다. 실제로 많은 소음인들은 더위를 못 참고 추운 것을 잘 견디는 경향이 있다. 물을 마셔도 냉수만 찾는다. 특히 이 체질 사람들 중에 뜨거운 탕 속에 들어가면 오싹한 느낌, 곧 추위를 느끼는 경우가 많은데 그 원리와 같다고 보면 된다.

그러면 왜 뜨거운 탕 속에서 추위를 느끼는 것일까? 그것은 속은 찬데(그래서 배는 꼭 덮고 잔다), 겉은 열이 넘쳐나기 (그래서 발은 절대 덮고 자지 못한다) 때문이다. 겉을 뜨겁게 한다는 말은, 곧 땀구멍을 열어놓는다는 뜻이다. 그리고 그 땀구멍은 안 그래도 차가운 속의 열을 그나마 더 뺏어내기 때문에, 뜨거운 탕 속에 들어가도 오히려 추위를 느끼는 것이다. 그래서 이 체질 사람들은 뜨거운 햇볕 아래 오래 있으면 반드시 심한 감기에 걸리거나 일사병에 걸리게 되어있다.

따라서 소음인은 반드시 성질이 뜨거운 것을 먹어 속을 덮여주어야 하고, 겉은 늘 시원한 상태를 유지시켜서 땀구멍으로 열이 빼앗기지 않도록 해야 할 것이다. 소음인이 땀을 흘리면 병이라는 이유는 바로 여기에 있다.

건강하지 못한 사람들이 느끼는 일시적인 현상에 불과한 것들을 체질적 특성으로 오인해서 생기는 오해에서 벗어나야 거기에 올바른 나의 체질이 있는 것이다.

체질별 특성과 감별법

01 체질분류

현대의학에서는 사람 개개인의 특이성이나 차별성을 크게 중
요시하지 않는다. 특정 성분의 약물에 대한 과민반응 여부를
가려내거나 평소 개개인이 가지고 있던 알레르기 여부를 파악
하는 정도가 고작이다. 같은 병이라 하더라도 사람마다 병의
원인이 다르므로, 그에 따라 치료 또한 당연히 달라야 한다는
것을 간과한 채, 오로지 병이 같으면 모든 사람에게 똑같은 약
과 방법만을 고집한다. 그러다 보니 수많은 시행착오가 발생
하기도 하고, 그것을 불가항력적 요소로 치부해버리고 마는
경우가 많은 것이다.

이런 잘못을 극복할 수 있는 이론이 바로 사상의학이다.
물론 예로부터 내려오던 증치의학(한의학)도 병의 입장보다
사람의 입장에 근본을 두고 치료법을 세운 것이기는 하지만,
체질학은 이보다 한 발 더 나아가 사람 개개인의 차이뿐 아니
라 그 근본을 제시하고 그 해법을 찾아낸 의학이라 하겠다. 그
런데 문제는 체질학이 일반인들이 보기에 현대의학처럼 분명
하지 못하고, 체질감별에 다소 모호한 경향이 있다는 데 있다.

그러나 이런 문제는 체질에 대한 정확한 이해를 바탕으로 하여 그 근본을 파고들면 어렵지 않게 해결할 수 있다. 나는 체질을 오랫동안 연구하면서 사상의학만으로 해결될 수 없는 것들이 있다는 걸 알았고, 모호해 보이는 체질감별도 좀더 쉽고 분명하게 할 수 있는 방법을 찾을 수 있었는데, 그것이 바로 팔상체질이다.

흔히들 체질이라 하면 4가지(태양, 태음, 소양, 소음)로만 알고 있으나, 그것만으로는 부족하다. 각 체질마다 실實한 장기가 열熱을 받아 병이 발병하는 열증다인과, 허虛한 장기가 한寒을 받아 병이 발병하는 한증다인으로 더 세분할 수 있다. 『동의수세보원』을 보면 체질마다 이열병과 표한병으로 구분하여 병의 치료법을 제시해놓았다. 그리고 그것을 실제로 관찰해본 결과, 한 체질의 사람에게 이열병도 오고 표한병도 오는 게 아니라, 이열병이 오는 사람은 이열병만 오고 표한병이 오는 사람은 표한병만 온다는 것을 알 수 있었다. 그뿐만이 아니다. 체형이나 성격까지도 전혀 다르게 나타난다. 그런데도 그것을 한 가지 특성에만 맞추려다 보니 체질판별에 무리가 생겼던 것이다.

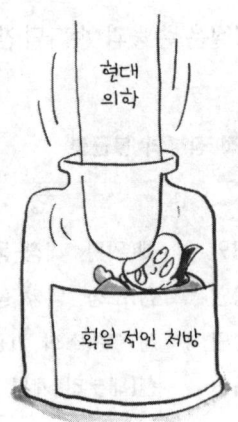

현대의학의 체질 무시 처방

그렇다면 왜 체질의 이름을 처음부터 다르게 하지 않고, 'ㅇㅇ인 ㅇㅇ다인'이라 하는가? 그 근본이 같다는 말이다. 밖으로 표출되는 병태나 성격, 체형 등이 달라서 다르게 느껴질 뿐, 외인(풍, 한, 서, 습, 한, 열 등)으로 인해 병이 발생하는 것이 아니라 타고난 불균형으로 인해 병이 발생한다는 체질의학의 견지에서 볼 때, 그 사람을 괴롭히는 신체적 장부의 불균형은 같다는 말이다. 태양인은 폐(위완, 대장 등)가 강하고 간(소장, 담낭 등)이 약한 불균형이, 태음인은 간이 강하고 폐가 약한 불균형이, 소양인은 비·위(소화 기관 등)가 강하고 신(내분비 계통, 방광 등)이 약한 불균형이, 소음인은 비·위가 약하고 신이 강한 불균형이 같기 때문에, 근본적으로는 같다는 것이다. 다시 말해 팔상체질이 체질마다 병태, 체형, 성격 등이 다르기는 하지만, 신체적 장부의 불균형(강약 구조)은 사상체질의 범주에서 벗어날 수 없다는 말이다. '손'을 비유로 들수 있겠다. 손은 손등과 손바닥을 통틀어 일컫는 말이지만, 손등과 손바닥은 다르다. 그렇다고 손등과 손바닥이 따로 움직이는 것은 아니다. 손등이 움직이면 손바닥도 움직이고, 손바닥이 움직이면 손등도 움직인다. 곧 사상체질이 손이라면, 팔상체질은 손등과 손바닥인 것이다.

신체적 장부의 불균형

	강	약
태양인	폐(위완, 대장 등)	간(소장, 담낭 등)
태음인	간(소장, 담낭 등)	폐(위완, 대장 등)
소양인	비·위(소화 기관 등)	신(내분비 계통, 방광 등)
소음인	신(내분비 계통, 방광 등)	비·위(소화 기관 등)

구체적인 사례를 하나 들어보겠다. 체질공부를 처음 시작했을 때의 이야기이다. 내가 공부한 바에 의하면 틀림없는 소음인인 친구가 있었다. 그런데 이 친구는 자기의 체질이 소음인이라는 나의 판단에 회의적인 반응을 보였다. 차분하고 섬세하고 물론 숫기도 없어 함부로 나서지도 않고, 그러면서도 손재주가 있어서 잘 뜯어고치고, 다른 사람들이 보기엔 답답하게 여길 일도 느긋하게 앉아서 해내고, 거기에다 소음인 특유의 아전인수식 사고방식, 큰 병은 아닌 듯한데도 늘 목이 안 좋아 고생하고, 여름이 되어 땀만 나면 힘을 못 쓰고, 음식은 잘 먹다가도 소화가 안 되면 건너뛰기를 예사로 하고, 어느 것 하나 소음인이라는 판단을 내리기에 부족한 것이 없었는데도 자기는 소음인이 아니라는 것이다.

이쯤 되니 자존심이 상할 수밖에 없었다. 그럼 좋다. 약을 써서 그 약이 네 몸에 맞는다면 그때는 인정하겠느냐? 겁도 없었고 사상의학에 관한 충분한 이해도 없이 그저 열의만 있었던 때인지라 그렇게 제의했고, 그 친구 또한 특유의 고집으로 그걸 받아들여 결국 몸을 담보로 하는 위험천만한 내기를 하게 되었다.

그리하여 내 딴에는 그 친구가 기가 약하고 소화가 잘 안 되고 땀이 나면 몸이 안 좋다는 것을 염려하여, 보증익기탕이라는 처방을 찾아 지어서 먹였다. 그런데 결과는 나의 참패. 몸에 열이 나서 눈이 충혈되고 변이 묽어지고 장이 안 좋은 것 같은 느낌이 들고 컨디션이 안 좋다는 것이다. 낙담할 수밖에 없었다. 그런데 그 친구가 자기는 허리가 아프고 소변이 자주 마렵고 잔뇨감이 있어서 소양인 같으니, 그 약을 한번 써보자고 했다. 당시 내 친구들은 내 영향을 많이 받아서 체질에 관한 웬만한 지식은 갖추고 있었다. 그래서 소양인의 약인 육미지황탕을 10첩 지어주었더니, 그걸 먹고는 좋아졌다는 것이다.

그때부터 내가 공부한 체질에 회의가 일기 시작했다. 도대체 소양인이 저렇게 참을성 있게 식사까지 굶어가며 느긋하게 일을 할 수 있을까? 소양인이 저렇게 우유부단하고 이것저것 앞뒤 재가며 자신의 손익을 따질 수 있단 말인가? 분명 아니라고 되어있다. 그렇지 않다면 비·위의 기능이 약한 소음인은 성질이 차고 소화장애가 있는 소양인의 약을 먹으면 해를 입는다고 했는데 어떻게 더 좋아졌을까? 소음인의 대표적 처방인 보중익기탕이 왜 그 친구에겐 열을 발산시켰을까? 도무지 감을 잡을 수 없었다. 내가 공부한 바로는 틀림없이 소음인이었고, 그 친구에게 지어준 보중익기탕이나 육미지황탕의 처방과 투약도 틀림없는 것들이었는데, 뭐가 잘못된 것일까? 다시 공부해야 했다.

그렇게 한동안 고민을 하다가 박석언 선생의 『동의사상대전』에서 '태음인 중에 얼굴빛이 황색·적색·흑색인 사람은 몸에 조증이 많고 열이 많은 열증다인이라 열다한소탕과 공신흑원단이 맞고, 얼굴빛이 청색·백색인 사람은 몸이 찬 한증다인이라 태음조위탕과 녹용대보탕이 잘 맞는다' 하는 대목을 찾을 수 있었다.

그때는 열증과 한증을 구분하는 게 태음인에 한하여 그것도 병을 치료할 때 처방을 찾기 위해서만 있는 것인 줄 알았는데, 이렇게 달랐던 것이다. 이런 차이를 태음인뿐만 아니라 소양인, 소음인, 태양인도 모두 그럴 것이라는 가정 아래, 여러 해 동안 공부하고 관찰하고 연구해본 결과 같은 체질이라도 열증다인과 한증다인은 병태, 성격, 체형 등이 상당 부분 다르다는 것을 찾아낼 수 있었다. 사상체질(태양, 태음, 소양, 소음)은 그것을 다시 열증다인과 한증다인으로 구분한 8체질일 때나 의미가 있고, 바로 이 8체질을 알아야만 우리 삶의 질을 높이고자 하는 사상의학 본래의 의미를 살릴 수 있다는 것을 깨닫게 된 것이다.

처음 얘기했던 그 친구는 소음인이 틀림없었다. 그런데 열증다인과 한증다인을 구별하지 않고 보편적인 소음인의 특성에 맞추려다가 잘못이 생겼던 것이다. 그 친구는 정확히 소음인 한증다인이었다. 곧 신이 열을 받아 병이 발생하는 체질로 신의 기능이 항진되면 소양인 비슷한 신허증상이 생기고, 속은 찬 데 겉은 더우며, 성격 또한 스스로 급하다고 느끼게 된다. 실제로 이 체질을 가진 사람들은 성질이 나면 눈에 아무것도 뵈는 게 없을 만큼 과격해진다. 그래서 온순한 소음인이라는 걸 믿지 못하는 것이다. 또한 신열로 인해 열이 있다고 느끼는데, 실제로도 중상초(비·위의 무리)는 찬 데 얼굴은 눈이 충혈될 만큼 열이 있어서 인삼 같은 열성의 약을 먹으면 맞지 않는다고 느끼는 것이다. 그렇다면 인삼이 소음인의 약인데 그게 맞지 않는다면 열증다인, 한증다인 구별 이전에 소음인이 아니지 않느냐 할 수도 있겠다. 그러나 그렇지 않다. 인삼이 맞지 않는다고 느끼는 것은 신의 기능이 항진되어 겉에 열이 있었기 때문이지, 실제로 속은 차게 되어있어 땀을 흘리면 두통에 소화불량까지 겹치므로, 인삼은 그런 증상을 치료하고자 할 때 반드시 필요한 약재가 된다. 반대로 열증다인의 경우는 몸에 열이 있어서 열증다인이라 하는 게 아니다. 찬 몸에 찬 기운이 들어와 병이 생겼기 때문에 극과 극은 통한다는 이

치에 따라 열증다인이라 표현하는 것이다. 어쨌건 이 체질은 차분하기 이를 데 없어 성질이 나면 오히려 웃는다. 그러나 얼굴은 백짓장처럼 하얗게 변하며 그 분노를 속으로 감춘다. 평소의 성격 또한 완전무결해야 직성이 풀리는지라 굳이 4체질로 분류하자면 소음인이 아닌 태음인에 가깝다고 해야 할 정도이다.

그렇다면 이 체질이 사상의학에서 얘기하는 소음인과는 별 관계가 없지 않은가? 그렇지 않다. 그 근본이 같기 때문에…. 그 근본이란 조직에 능하고 투일지심이 있고 불안정한 마음이 있다는 것이다. 신身에 얽매어 현실에 안주하려 하고, 불안정한 마음으로 돌다리도 두드려보고 건너려 하고, 남들에게는 예사로운 일도 밤새 잠을 못 이룰 정도로 신경이 쓰이는 등, 그 근본은 같다. 곧 4체질이 총론이라면, 8체질은 각론이라 할 수 있겠다. 그러므로 8체질은 4체질에서 다루지 못하는 세세한 부분까지 다루고 있어서, 삶의 질을 높이려는 체질의학 본래의 목적에 더욱 쉽고 정확하게 다가설 수 있는 것이다.

나는 그것을 더욱 알기 쉽게 각 체질을 열증다인과 한증다인으로 구분하고, 그것을 다시 간허양인, 폐실음인, 간실양인, 폐허음인, 비실양인, 신허음인, 비허양인, 신실음인이라 구분하여 나름대로 체질을 정리하고 구별할 수 있도록 하였다. 간허양인과 폐실음인은 사상체질의 태양인이고, 간실양인과 폐허음인은 사상체질의 태음인이고, 비실양인과 신허음인은 사상체질의 소양인이고, 비허양인과 신실음인은 사상체질의 소음인이다. 그러면 이런 이름을 붙힌 이유는 무엇인가?

모든 병이 간허(간이 허하다), 폐실(폐가 실하다), 간실(간

이 실하다), 폐허(폐가 허하다), 비실(비가 실하다), 신허(신이
허하다), 비허(비가 허하다), 신실(신이 실하다)에서 생기고 성
격이나 체형 또한 그로부터 생겨나기 때문이다. 또한 양인과
음인의 경우, 사상체질론에서 얘기하는 일반적인 의미보다 체
질적 특성이 더 활발하고 더 적극적으로 나타나는 사람들은
양인으로 분류하였고, 소극적이고 침체된 쪽으로 나타나는 사
람들은 음인으로 분류하였다.

열증과 한증의 공통점과 차이점

	병의 원인	장기의 특성
태양인	열증다인 한증다인	간허양인 肝虛陽人 폐실음인 肺實陰人
태음인	열증다인 한증다인	간실양인 肝實陽人 폐허음인 肺虛陰人
소양인	열증다인 한증다인	비실양인 脾實陽人 신허음인 腎虛陰人
소음인	열증다인 한증다인	비허양인 脾虛陽人 신실음인 腎實陰人

*열증다인은 실實한 장기가 열熱을 받아 발병
한증다인은 허虛한 장기가 한寒을 받아 발병

02 체질구별 요령

옛날 이야기를 하나 해보자. 서 화담 선생이 서당에 다닐 때의 일이다. 화창한 어느 봄날, 훈장 선생이 영양보충도 좀 하고 한잠 주무실 요량으로 종달새 알을 주워 오라며 아이들을 들로 내보내고는, 자기는 한잠 늘어지게 잤다. 한참 뒤 아이들 떠드는 소리에 일어난 훈장 선생은 아이들에게 과제물이자 전리품인 종달새 알을 꺼내보라고 했다. 태반이 빈손이요, 그나마 몇 놈은 서너 알뿐이었다. 그런데 유독 화담 선생은 두어 됫박은 될 듯이 많은 알을 꺼내놓았다. 이유를 물었더니 화담 선생 하는 말이, "종달새란 놈은 원래 조심성이 많아서 알을 품으러 갈 땐 둥지에서 멀리 떨어진 곳에 내렸다가 둥지로 기어가지만, 알을 품고 있다가 다시 먹이를 찾으러 갈 땐 바쁜 마음으로 그 자리에서 곧바로 날아오르는 습성이 있습니다. 그 습성을 알기에 종달새가 내리는 곳을 좇아다니지 않고 날아가는 곳을 좇아가서 알을 꺼내왔습니다" 하더란다.

똑같이 넓은 들판을 뛰어다녔건만 습성을 정확히 알고 모른다는 차이가 이렇게 큰 것이다. 왜 이런 얘기를 하는가 하면, 체질을 구별할 때도 근본을 따져서 그 이치를 알아내려는 마음가짐이 있어야만 실수가 없기 때문이다.

체질의학에서는 사람들을 4가지(더 세분하면 8가지) 유형으로 나누어 성격, 체형, 병증 등을 설명한다. 그리고 거기에는 '예외불허例外不許'라 하여 그 유형에 속하지 않는 사람이 있을 수 없고, 이 체질 저 체질이 혼합되어 있는 경우도 있을 수 없다고 한다. 그렇다면 몇천만 명의 사람들이 이미 밝혀진 체질의학의 구별표대로 일률적으로 적용되어야 하는데 그게 가능하겠는가 하는 의문이 들 것이다. 실제로 이렇게 적용하는 건 불가능하다. 사람들마다 체질이 다르기 때문이다. 다만 여기서 말하는 것은 그 근본을 따져서 들어가면 수천 만의 사람들도 몇 개의 같은 유형(체질)으로 묶을 수 있다는 말이다.

근본이 같다는 것이 체질학에서 얘기하는 체질이다. 겉으로 드러나는 현상들만 가지고 이 체질이 어떻고 저 체질이 어떻고 하는 말은 아무런 의미가 없다. 오히려 그것에 현혹되다 보면 체질을 구별하는 데 잘못이 따를 수도 있다. 따라서 체질을 구별하려면 우선 근본이 되는 것을 찾아내야 하고, 그것을 바탕으로 해야만 정확하게 체질을 구별할 수 있는 것이다.

구체적인 사례를 들면서 얘기해보자. 나에게 중고등학교를 같이 다닌 친구가 하나 있는데, 이 친구는 학교 다닐 때부터 수줍음도 잘 타고 말도 없고 성격도 느긋하고 잠만 자는 전형적인 내성적인 성격의 소유자였다. 체질의 특성에 따르면 그런 경우 대개 음인이라 할 수 있다. 그런데 내가 체질을 공부하면서 그 친구를 여러 가지로 관찰해본 결과, 소양인 한증다인(신허음인)의 특성을 보이고 있었다. 이 얘기를 해주었더니 그때는 별 관심을 보이지 않다가 한참이 지난 뒤에야 그 친구 하는 말이, "내가 차를 사서 끌고 다녀보니 내 성질이 그렇게 급하고 조급한 줄 몰랐네. 내 체질이 소양인이 맞는가봐" 하는 것이다. 평소 잘 나타나지 않던 성격이 운전이라는 특수한 상황에서 그대로 드러난 것이다.

이런 사례는 얼마든지 있다. 성격뿐만 아니라 몸의 상태에 대한 사례도 얼마든지 있다. 소음인은 열중다인과 한중다인 공통으로 비·위의 기능이 약하고 소양인은 비·위의 기능이 강한 체질인데, 실제 소화제를 끼고 살다시피 하는 사람들을 보면 오히려 소양인 쪽이 더 많다. 만일 이런 소양인들에게 소양인은 비·위의 기능이 좋다고 말해준다면 그 사람은 틀림없이 자기는 소양인이 아니라고 생각할 것이다. 자기는 소화기능이 안 좋다고 생각하기 때문이다.

그러나 근본을 따져보면 답은 쉽게 나온다. 소화기능이 안 좋아 보이는 단순한 현상만 생각하지 말고, 소화기능이 왜 안 좋아졌는가를 따져보면 답이 나오게 되어있다. 간단히 설명해서 소화불량이 지속되는 시간을 보면 답을 찾을 수 있다. 한번 소화불량증세가 생기면 보통 하루나 이틀, 심하게는 늘 지속된다면 소음인이다. 이와 달리 소화불량증세가 있어도 한두 끼 정도의 시간이 지나면 공복감이 생겨서 식사를 할 수 있다면 소양인이다. 같은 소화불량증이라 해도 그 기능이 강해서(항진되어) 나타나는 것과 약해서(저하되어) 나타나는 것이 다르기 때문이다. 이처럼 같은 증상을 보이더라도 그 근본을 올바로 이해해야 정확한 체질을 감별할 수 있다.

성격 같은 것은 교육되지 않은 본래의 성격, 이른바 원초적 본능으로 인해 나타나는 성격을 보아야 하고, 그 본래의 성격 또한 근본을 잘 관찰하고 유추해낼 줄 알아야 한다. 객관적으로 보기 위해 주위 사람들의 도움을 받아보는 것도 필요하다. 소음인을 예로 들면, 소음인은 언쟁에서 지려 하지 않는데, 스스로는 그렇게 생각하지 않는 경우가 많다. 내 주장이 옳기 때문에 옳다고 하는 것뿐인데, 그것이 어떻게 언쟁이 될 것이며, 어떻게 거기에 지고 이기고가 있을 수 있느냐고 한다. 자신을 객관화시키지 못해서 자신을 제대로 보지 못하는 것이다. 그래서 주위의 도움이 필요하다. 태양인, 태음인, 소양인 모두 마찬가지이다.

체질을 구별할 때 무턱대고 체질의 특성만 보고 구별하려 해서는 안 된다. 이것도 내 얘기 같고 저것도 내 얘기 같아 혼란에 빠질 수도 있기 때문이다. 우선 자신의 상태에 대한 기본을 대강이라도 이해하고, 그에 맞는 것을 찾아서 비교하여 분석하면 한층 더 수월할 것이다. 그리고 그 순서는 먼저 음인과 양인을 구별한다. 그 다음 태인과 소인을 구별하고, 마지막으로 열증다인과 한증다인을 구별한다. 여기서는 몇 가지 사례만 들어본다. 자신의 구체적인 체질은 체질별 특성을 참조하면 어렵지 않게 찾을 것이다.

체질판단단계

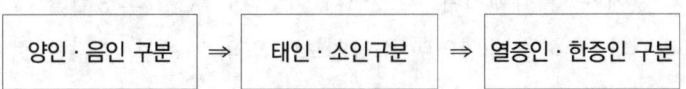

양인 · 음인 구분　⇒　태인 · 소인구분　⇒　열증인 · 한증인 구분

먼저 음인과 양인의 구별이다. 대체로 양은 남성을 상징하고, 음은 여성을 상징한다. 양은 바깥이고 음은 안이다. 양은 밝고 활동적이고 사교적이며, 음은 어둡고 침착하고 내성적이

다. 양은 움직이는 것이요, 음은 움직이지 않는 것이다.

이 중에서 양의 요소가 많으면 양인이요, 음의 요소가 많으면 음인이다. 물론 현상만 보지 말고 근본을 잘 따져서 보아야 할 것이다. 말이 없고 활동적으로 보이지 않는다고 해서 다음인인 것은 아니고, 반대로 톡톡 튀고 분주하고 활동적으로 보인다고 해서 다 양인인 것은 아니다. 말해야 할 때 제대로 나서서 말하거나 그것을 참을 때 상당한 고통이 따른다면 이 사람은 양인이고, 말해야 할 때인데도 하지 않거나 참을 만하면 이 사람은 음인이라 할 수 있다. 쉽게 잊거나 가볍게 처신하면 양인이요, 가슴속에 묻어두고 신중하게 처신하면 음인이다. 이처럼 음과 양의 구별은 그 개념만 폭넓게 이해하고 있으면 그리 어렵지는 않을 것이다.

음양의 구별

양	하늘, 태양, 낮, 남, 남편, 불, 산, 봄, 여름, 홀수, 크다, 길다, 밝다, 덥다(열증), 희다, 강하다, 급하다, 넓다, 높다…
음	땅, 달, 밤, 여, 아내, 물, 바다, 가을, 겨울, 짝수, 작다, 짧다, 어둡다, 춥다(한증), 검다, 약하다, 느리다, 좁다, 낮다…

이렇게 해서 음과 양이 가려지면, 다음은 태인과 소인을 구별해야 할 차례이다. 양인이라 하면 태양인과 소양인을 가리킨다. 흔히들 태양인이 소양인보다 양의 기운이 더 많은 것으로 알고 있다. 그러나 실제로는 그 반대이다. 그래서 소양인을 가리켜 다열 다양한 체질이라 하는 것이다. 급한 것이 양의 기운이고 차분한 것이 음의 기운이며, 빠른 것이 양의 기운이고 느린 것이 음의 기운이라면, 태양인보다 소양인이 훨씬 급

하고 빠른 것이다. 물론 근본적인 것은 다르다. 그러나 겉으로 드러나는 특성은 그러하므로, 혼동해서는 안 된다. 태양인과 소양인을 같이 놓고 비교한다면 소양인은 양인 같고 태양인은 음인 같은 면이 있다. 음인(태음인과 소음인)들도 마찬가지이다. 태음인이 음의 기운이 많은 줄로 알고 있으나, 실제로는 소음인이 음의 기운을 더 많이 가지고 있다. 반드시 염두에 두어야 할 사항이다.

여기에다 장부의 특성을 이해한다면 의외로 쉽게 태인과 소인을 구별할 수 있을 것이다. 먼저 양인의 경우이다. 폐의 기운이 강해서 나타나는 현상(성량은 풍부한가, 화를 자주 내는가), 간의 기운이 약해서 나타나는 현상(고기와 약 등에 취약한가, 빈혈증상을 자주 느끼는가)을 살펴보고, 이런 현상이 나타나면 태양인이고 나타나지 않으면 소양인이다. 또한 비·위의 기능이 강해서 나타나는 현상(가슴에 열이 쌓이는가, 슬픈 생각이 자주 드는가), 신장기능이 약해서 나타나는 현상(허리가 아프고 멍이 잘 드는가)을 살펴보고, 나타나면 소양인이고 나타나지 않으면 태양인이다.

다음으로 음인의 경우이다. 간의 기운이 강해서 나타나는 현상(헛구역질을 잘하는가, 도락에 잘 빠지는가), 폐의 기운이 약해서 나타나는 현상(기관지가 늘 안 좋은가, 가슴이 두근거리는가)을 살펴서, 나타나면 태음인이고 나타나지 않으면 소음인이다. 또한 신장기운이 강해서 나타나는 현상(소변이 자주 마렵고 허리가 아프며 잔뇨감이 있는가, 혼자서 깔깔거리기를 잘하는가), 비·위기능이 약해서 나타나는 현상(소화가 안 될 때 속에 납덩이가 달린 것처럼 답답한가)을 살펴서, 나타나면 소음인이고 나타나지 않으면 태음인이다. 그 밖에도 술만 먹으면 온통 세상이 내 것인 양 기분이 좋거나 술에 욕심을 부리면 태음인, 술을 못 먹는 것은 아니나 먹어도 큰 차이가 없거나 괴롭다면 소음인이다. 시도 때도 없이 한숨을 잘 내쉬면 소음인, 그렇지 않으면 태음인이다. 여자의 경우 손이 커서 두 식구가 먹을 김치를 함지박으로 하나 가득 담는다든지, 찌개를 끓여도 이것저것 집어넣다 보니 자신도 모르게 큰 냄비에 가득 넘친다든지, 냉장고는 항상 묵은 음식으로 가득 차게 할 정도로 손이 크다면 태음인, 음식 하나를 해도 깔끔하고 맛깔스럽게 하려고 좀 지나치다 싶을 정도로 안달하고 신경을 쓴다면 소음인이다. 남편이 귀가했을 때 있던 찬밥에 김치 한 사발과 고추장 한 숟갈을 퍼넣고 후라이팬 하나 가득 밥을 볶아낸다면 태음인, 밥통에 밥이 가득 있건 말건 새로 찌개를 끓이고 밥을 하여 내놓는다면 소음인이다.

이렇게 태인과 소인을 구별한 다음에는 열증다인과 한증다인을 구별해야 한다. 감기에 걸렸을 때, 한전(추위를 견디지 못하는 증상)이 있으면 한증다인이요, 몸살증상(몸에 열이 나거나 사지가 노곤한 증상)이 있으면 열증다인이다. 성격적인 면에서도 원칙론을 주장하는 사람들은 열증다인이요, 그 체질의 기본적인 특성보다 침착하고 내성적인 사람은 한증다인이다. 체형이 견실하거나 야윈 편이라면 열증다인이요, 두부살처럼 견실하지 못하면 한증다인이라 보아야 한다.

이런 방식으로 체질별 특성과 자신을 비교하고 분석하여 판단해보면, 자신의 체질을 쉽고 정확하게 알 수 있을 것이다.

03 8상의 체질별 특성

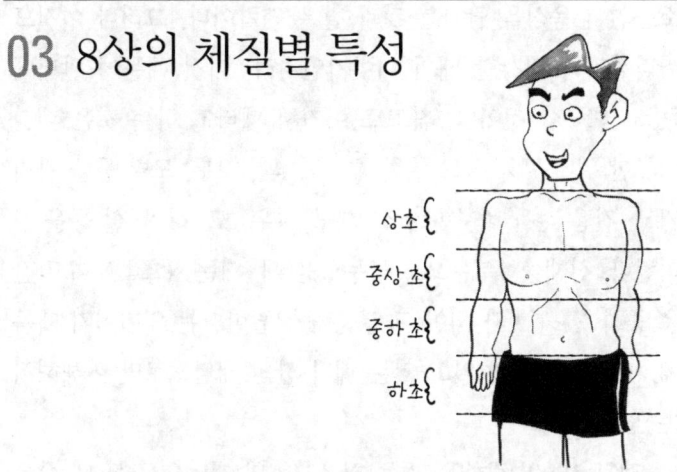

상초 {
중상초 {
중하초 {
하초 {

1) 태양인 열증다인(간허양인肝虛陽人)

동의수세보원 외감요척병外感腰脊病의 증상을 갖는 사람들

신체적 특성

간의 기능이 가장 약하고 그로 인한 질병이 많다. 사상의학에서 태양인의 특성을 폐대간소肺大肝小라 하는데, 이 체질은 간소 곧 간의 기능의 허약이 몸의 불균형을 초래한다. 그래서 육식을 하거나 자극성 있는 음식을 섭취하거나 약물을 복용하면, 쉽게 피곤해지고 코가 막히고 알레르기 증상들이 나타난다. 또한 앞으로 나아가려고만 하고 물러설 줄 모르는 급박한 마음으로, 간혈이 소진되어 소화불량증상이 생기고 구역질이 자꾸 난다. 그런데 실제로 이 체질 사람들을 관찰해보면 간이 나쁘다는 얘기와 전혀 상관이 없어 보일 때도 있다. 대표적인 게 술이다. 간이 나빠 술을 못 먹을 듯하나, 그런 생각을 비웃기라도 하듯 술꾼들이 많다. 폐가 약한 태음인이 줄담배를 피우고, 신장이 약한 소양인이 색을 밝히고, 비·위의 기능이 약한

소음인이 음식을 탐하는 것과 같은 맥락이다. 그러나 이것도 어디까지나 건강할 때의 이야기인지라, 이것 때문에 말년에 큰 고생을 할 것이다. 참고로 여기서 폐라고 하는 것은 폐를 비롯한 위완胃腕, 식도 부위, 혀, 귀, 뇌, 피부, 모발 등을 가리키고, 간은 간을 비롯한 소장, 배꼽 부위, 코, 허리, 살 등을 가리킨다. 신체를 4부분으로 나누었을 때, 폐는 상초上焦이고 간은 중하초中下焦가 되어 그 부분을 총괄한다는 의미이기 때문에, 단순히 우리가 알고 있는 폐나 간의 개념으로만 이해해서는 안 된다.

폐의 기능이 강하다. 폐는 사초四焦의 개념으로 볼 때 상초에 해당하여, 이 체질 사람들은 상체가 발달한 역삼각형 신체 구조를 가지고 있다. 남자들은 양복을 입으면 어깨가 넓어 좋은 체구를 가진 듯이 보이나 사실은 상체만 실할 뿐 하체는 부실한 편이다. 심하게는 키가 크고 얼굴과 머리 또한 비정상적으로 큰 사람도 있다. 그러나 대부분 일반인들과 큰 차이를 보이지 않는 평범한 체형을 가지고 있다는 점에 주의해야 한다. 특히 여성들의 경우 키가 크고 이목구비가 시원시원하며 몸매가 아름다운 경우가 많아, 상체가 크고 하체가 부실하다는 선입관만 가지고 생각하면 안 된다.

강한 양陽의 기운을 가지고 있다. 여성의 경우 생리불순이나 출산 등에 문제가 많은데, 그 원인은 바로 태양 기질 곧 강한 양의 기운 때문이다. 이 체질의 여성들은 특히 생리부조화가 심한 편인데, 여성호르몬제를 맞으면 몇 달씩 없던 생리도 일시적이나마 해결되기도 한다. 양의 기운을 다소나마 약화시키기 때문이다. 생리통도 이 체질은 아랫배가 아픈 게 아니라 가슴이 아프다는 특징이 있다.

해역증이 있다. 상체는 온전하나 하체가 풀린 관계로 다리에 힘이 없어 걷지를 못하는 것이다. 그렇다고 다리가 마비되거나 붓거나 아프거나 다리의 힘이 약한 것도 아니다. 실제로 이 체질 사람들을 보면 이유 없이 하체(무릎과 종아리)가 아프다고 한다. 한마디로 다리가 풀린다고 한다. 또한 권태감이 심해져 온몸이 노곤하고 움직이기 싫어하는 특징이 있다.

청력聽力이 발달하였다. 소리를 분별하는 능력이 뛰어나고 민감하여, 똑같은 조건에서 남들보다 더 잘 들으며, 어수선한 분위기나 시끄러운 곳에서도 특정한 소리를 잘 골라 듣는다. 귀가 아주 크거나 바르게 잘 생겼다.

피부가 좋지 않다. 피부가 흰 편인데 각질화되어 있는 사람이 있을 정도로 피부가 좋지 않은 편이다.

잘생긴 사람들이 많다. 눈빛은 광채가 나고, 광대뼈가 발달하였고, 코가 크고 바르게 잘생긴 사람들이 많다.

머리에 열이 있다. 발제 부분(얼굴과 머리의 경계선으로 머리카락이 나기 시작하는 곳)을 기준으로 머리 쪽에는 열이 있고, 얼굴에는 열이 없다. 감기기운이 있어서 몸 전체에 열이 날 때를 제외하고는 반드시 그 차이가 난다. 그래서 이 체질은 모자 쓰는 걸 좋아한다. 여름에는 머리에 열이 있는데다가 태양열이 내리쬐면 열이 더해지기 때문에 쓰고, 겨울에는 머리의 열이 찬바람 때문에 흩어져서 머리가 시리기 때문에 쓴다. 땀이 나도 머리부터 나기 시작하고 대개는 그 땀이 온몸으로 퍼지지 못하고 머리에만 난다.

열격증이 있긴 하나 정도가 덜하다. 이 체질도 태양인 한증다인(폐실음인)과 같이 열격증 噎膈症(음식물을 토하는 증상)이 있긴 있는데 그 정도가 덜하다.

성격적 특성

강한 양(수컷)의 기운을 가지고 있다. 그래서 앞으로 나아가려고만 하고 후퇴할 줄 모른다. 독점욕이 강하고 무모할 정도로 저돌적이다. 용맹하고 적극적이고 독선적이다. 남성적 성향만 고집하고 여성적 성향은 거부하는 특징이 있다.

교우관계에 능하고 소통에 장점이 있다. 다른 사람을 사귈 때 아무런 제약이 없어서 나이가 적건 많건 따지지 않고, 자신이 참견해야 할 얘기이건 아니건 가리지 않고 아무나 붙들고 떠들기도 하고, 또 사람들이 별로 좋지 않은 기색으로 대해도 개의치 않는다. 여자들도 예외는 아니어서 남자들을 사귀는데 전혀 부끄럽거나 쑥스러워하는 기색이 없다. 곧 남자가 아니라 사람이라는 관점에서 사귀는 것이다.

자존심이 대단하다. 옛날 사대부집에서는 양식이 없어 음식 해먹을 일이 없어도 아궁이에 불을 지폈다고 한다. 남들한테 자신의 약점을 보이지 않으려고 하는 자존심의 발로이다. 무엇에 관한 자존심이냐는 개개인에 따라 다르므로 구체적으로 열거할 수는 없지만, 지기 싫어하고 무시당하기 싫어하는 자존심이 이 체질의 성격적 특성이다.

슬픔은 마음속 깊이 간직하고 분노는 빨리 터뜨린다. 이 체질의 분노는 노도와 같다고 한다. 성내는 것이 성난 파도같이 크고 벼락치듯 빠르다는 것이다. 그런데 그렇게 한바탕 성을 내다가도 쉽게 가라앉아 언제 그랬냐는 듯이 잊어버린다. 이 체질 사람들이 성을 낼 때 남들이 보면 큰일나겠구나 할 수 있겠으나, 그 자리만 피하고 나면 끝나는 일과성 태풍이라 보면 된다. 슬픔은 마음속 깊이 간직한다고 했는데 그게 우울증으로 표출된다. 건강이 안 좋은 사람일수록 심한데, 그런 사람은 얼굴표정이 우거지상이 될정도로 세상이 슬픈 것이다.

남의 탓이라 여기기를 좋아한다. 무슨 일이 잘못되면 그건 순전히 네 탓이지 내 탓이 아니라고 생각한다. 자신의 잘못은 정말이지 조금도 없고 네가 잘못해서 일이 이 지경에 이르렀다고 상대방에게 화를 낸다.

대범하고 남성적이고 용감하다. 그러나 조그만 일에도 잘 놀란다. 특히 신체에 직접적으로 노출되는 위험에 거의 반사적으로 놀란다.

독창성이 뛰어나다. 이 체질의 사람들은 '1+1=2'를 공식대로만 보지 않는다. 아닐 수도 있고 다르게 만들 수도 있다고 생각한다. 머리가 뛰어나고 독창성이 뛰어난 사람들이다. 그래서 이 체질 사람들은 우주의 신비가 그저 신비가 아니라 현실인 양 생각하며 우주선에 관해 남다른 관심을 보이기도 한다.

급박지심이 있다. 앞으로 나아가려고만 하고 계획성 없이 무조건 일을 추진하다 보니 실패하기도 하는데, 그것은 자기가 제일이라 생각하여 세밀하게 하지 못하고 자기 멋대로 하기 때문이다.

방종지심이 있다. 일을 추진할 때는 물러설 줄 모르고 오직 앞으로 나아가려고만 하는 급박지심이 발동하지만, 그렇지 않을 때는 반대로 나태해지려는 마음 곧 방종지심이 생긴다. 이처럼 전혀 다른 두 가지의 마음이 공존하기도 하므로, 그 근본을 정확히 이해해야 체질을 구별하거나 섭생하는 데 도움을 얻을 수 있다.

남자는 얼굴 한구석에 우울한 표정이 배어있다. 남자들의 경우, 재치도 있고 활달하며 가벼운 구석도 있어서 소양인처럼 보일 수도 있으나, 얼굴표정 어느 한 구석에 우울함이 배어있다는 점이 다르다.

여자는 가장 여성스러워 보이기도 한다. 여자들의 경우, 애교 만점으로 다 좋은데 장미에 가시가 있듯이, 자존심을 건드리면 갑자기 발톱을 세우기도 한다. 극과 극은 서로 통하듯이 가장 남성적인 체질임에도, 이 체질의 여자들이 가장 여성스러워 보이기도 하다.

미래를 보는 직관력이 있다. 신기가 있어 큰무당이 이 체질이라 한다. 실제 이 체질 사람들은 대부분 주위 사람들에 대한 나름대로의 예견력을 가지고 있고, 또한 자기가 원하는 정보를 정신집중하여 얻어내는 경우도 있다. 이 체질인 여자를 부인으로 둔 남자들은 비자금을 만들 생각은 아예 하지 않는 게 좋다.

병과 치료법

강한 햇빛을 쬐고 나면 반드시 피부에 변고가 생긴다. 물집 같기도 하고 열꽃 같기도 한 것들이 피부에 나타나고, 그것들이 가려움증을 유발시켜 애를 먹는다. 잘못 대응하면 피부암으로 발전할 수도 있으므로 주의해야 한다.

간장병에 많이 노출되는 체질인데 우울증까지 같이 가지고 있는 경우가 많다. 그런 경우 소화기능까지 안 좋아져서 고생하게 된다. 이때는 철저한 체질식과 포도당주사로 간의 기능을 정상화시켜야 한다. 특히 솔잎은 간혹 소화기능 때문에 못 먹는 경우가 있는데 소화기능이 허락하는 한 최대한 많이 먹어야 한다.

이 체질의 유일한 처방인 오가피장척탕은 일반 건재상에

서 약재를 쉽게 구할 수 없는 것이 많아 약을 짓기 어렵긴 하지만, 한두 가지가 빠지더라도 구할 수 있는 데까지 구해서 먹으면, 소변이 시원해지면서 해역증(다리 아픈 것)이나 여성들의 웬만한 부인병이 나을 것이다.

철저한 자연식과 체질식이 이 체질의 가장 확실한 건강법이다.

2) 태양인 한증다인(폐실음인肺實陰人)

동의수세보원 내촉소장병內觸小腸病의 증상을 갖는 사람들

신체적 특성

폐(대장)의 기능이 강하고 그로 인해 병이 발생한다. 사상의학에서 태양인의 특성을 폐대간소라 하는데, 이 체질은 폐대 곧 폐기능의 항진이 몸의 불균형을 초래한다. 그래서 대장에 관련된 질환이 많다.

간(담)의 기능이 약하다. 그래서 육식을 많이 하면 파킨슨병, 치매 등을 앓게 된다고 한다. 그런데 실제 이 체질 사람들을 관찰한 바에 따르면, 고기도 잘 먹고 술도 잘 먹고 약도 잘 먹는 사람들이 많다. 이런 사람들의 공통점이 있다면 술안주로 먹은 음식들을 그 다음날 그대로 토해낸다는 점이다. 다른 체질 사람들에게는 없는 특이한 증상이다. 어찌 보면 고기, 술, 약을 비롯한 자극성 있는 음식을 먹으면 잘못된다는 태양인의 일반적인 기질과 달라 보인다. 그래서 이 체질 사람들을 구분하기가 굉장히 어렵다. 그렇다 하더라도 이 체질 사람들은 술, 고기, 약 등을 복용하면 대장암, 치매, 파킨슨병 등 고

치기 어려운 치명적인 병에 걸릴 수도 있으므로, 체질을 정확히 찾아서 건강을 지킬 수 있도록 해야 한다.

신장기능이 좋다. 대장기능이 강한 체질적인 요인 때문에 생기는 2차적 증상으로 신장기능이 좋다. 그래서 색을 밝히는 사람이 많다. 여성의 경우 태양인 열증다인(간허양인)보다 다소 낫기는 하지만, 강한 양의 기운으로 출산이나 생리문제가 발생할 수도 있다.

열격 또는 반위 증상이 있다. 『동의수세보원』에 음식물을 넘기지 못하거나 조금 넘기는 것을 열, 음식물을 토하는 것을 격이라 하였다. 쉽게 얘기해서 음식물을 넘기기도 어렵고, 또 먹은 음식을 토해내는 것을 열격 噎膈이라 한다. 반위反胃는 음식을 먹으면 명치 아래가 그득하고 일정한 시간이 지나서야 토하는 증상을 말한다. 여기서 일정한 시간이라 함은 열격증상이 음식 먹은 시간과 토하는 시간의 간격이 짧은 대신, 반위증상은 아침에 먹은 것을 저녁에, 저녁에 먹은 것을 이튿날 아침에 토한다는 말이다. 중요한 것은 토하는 음식물이 전혀 소화가 안 된 상태라는 것이다. 그리고 반위에 비해 상태가 좀 가벼운 열격증은 대체로 끄르륵거리거나 가슴속이 그득한 만성소화불량 정도로 나타난다. 반위는 현대의학의 관점에서 위암이라 보기도 하는 심한 증상이다.

역삼각형의 체형구조가 뚜렷하지 않다. 태양인 열증다인(간허양인)과 달리, 체형에서 역삼각형 구조가 뚜렷하지 않고 체구도 아담하고 목이 굵고 짧은 편인 사람이 대부분이다.

얼굴의 피부가 좋지 않다. 신체 내부의 피부는 정확히 몰라도 얼굴은 대개 분화구처럼 울퉁불퉁해서 피부가 안 좋은 경우가 많다.

광대뼈가 발달해 있고 잘생긴 편이다. 청력이 발달해 있고 하체가 무력하고 눈빛엔 광채가 나고 광대뼈가 발달해 있고 코가 발달해 있거나 잘생긴 편인데, 이것은 태양인 열증다인(간허양인)보다는 뚜렷하지 않지만 다른 체질에 비해서는 뚜렷하다.

심장이 튼튼하다. 심장이 튼튼해서 수영이나 마라톤 같은 지구력과 폐활량이 필요한 운동을 잘한다.

모자 쓰는 걸 좋아한다. 다만 머리의 열이 태양인 열증다인(간허양인)보다 덜하여 그렇지 않은 경우도 있다.

인중이 길고 발달하였고, 목소리가 특이하다. 내가 이 체질 사람들을 관찰하는 과정에서 거의 모든 사람들에게 발견한 두 가지가 있다. 첫째, 인중이 길고 발달하였다. 입을 다물고 있을 때는 그렇지 않은 듯이 보일 경우도 있으나, 말을 할 때나 음식을 먹을 때 살펴보면 여지없다. 둘째, 목소리가 특이하다. 쇳소리가 나거나 말을 할 때 말이 굴러가는 듯한 느낌을 준다.

성격적 특성

소음인으로 혼동할 경우가 많다. 태양인 열증다인(간허양인)보다 침착하고 소극적인 경우가 많기 때문이다.

창의력이 뛰어나다. 뭔가 만들어내는 능력이 탁월하다. 계모임을 할 때 그 계원 가운데 이 체질을 가진 사람이 끼어있으면 만사형통이다. 계의 이름부터 시작해서 새롭게 해야 할 일에 이르기까지 그 자리에서 해결방안을 찾아낸다.

세상을 보는 안목이 넓고 야심이 크다. 거기에 뛰어난 통치력까지 있어서 위대한 정치가를 꿈꾸는 사람들이 많다. 나머지는 태양인 열증다인(간허양인)보다 침착하고 소극적인 이 체질의 성향 탓으로 그 강도가 좀 약하다고 보면 된다.

병과 치료법

이 체질은 육식을 많이 하면 소뇌가 점점 줄어들어 치매나 파킨슨병 등에 걸리기 쉽다. 따라서 고기나 술, 약물 등을 조심해야 한다. 그런데 문제는 평소 그 문제가 곧바로 나타나지 않는다는 데 있다. 만약 고기 한 점 먹을 때 치매가 곧바로 오고, 약 한번 잘못 먹었을 때 곧장 파킨슨병이 나타나면, 억지로 먹으라 해도 먹지 않을 것이다. 반응이 바로 나타나지 않는다고 해서 괜찮은 게 아니다. 고기, 술, 약 등은 먹을 때마다 조금씩 쌓이고 쌓여서 결국 큰 병으로 발전하고 말 것이다.

그러나 대부분의 이 체질 사람들은 대체로 건강한 편인지라, 내가 만나본 사람들도 그저 좀 피곤하다거나 가끔씩 소화불량이나 토하는 증상 외에 별다른 증상을 보이지 않았다. 감기에 걸려도 하루나 이틀 머리가 조금 아프거나 코가 맹맹한 정도의 가벼운 증상을 보일 뿐이었다.

이 체질의 유일한 처방인 미후등식장탕도 약재를 구하기 쉽지 않은 편이지만, 구하는 데까지 구해서 복용한다면 일반 증상들은 물론 이 체질 사람들에게 간혹 나타나는 통풍까지 치료된다.

이 체질 역시 철저한 자연식과 체질식이 가장 중요한 건강법이자 치료법임을 항상 명심해야 한다.

태양인의 특성

	열증다인(간허양인)	한증다인(폐실음인)
신체적 특성	• 간기능이 약해 발병 • 폐기능 강함 • 양陽의 기운 강함 • 해역증 / 열격증 • 청력聽力 발달 • 피부가 안 좋음 • 잘 생긴 편 • 머리에 열 • 발달한 광대뼈 • 심장이 튼튼함	• 폐기능이 강해 발병 • 간기능 약함 • 신장기능 좋음 • 열격증 / 반위증상 • 역삼각형 체형 뚜렷하지 않음 • 피부가 안 좋음 • 잘 생긴 편 • 머리에 열 • 심장이 튼튼함 • 인중 발달 • 목소리에 쇳소리
성격적 특성	• 남성적 성향 • 교우와 소통에 능함 • 자존심 • 슬픔 간직, 분노 즉발 • 남의 탓을 함 • 대범하고 용감함 • 독창성 • 급박지심/방종지심 • 우울한 표정(남자) • 여성스러움(여자) • 미래를 보는 직관력	• 열증다인보다 침착 · 소극 • 소음인으로 착각할 수도 • 창의력이 뛰어남 • 안목이 넓고 야심이 큼 • 나머지는 열증다인과 같으나 그 강도가 약함

3) 태음인 열증다인(간실양인肝實陽人)

동의수세보원 간수열 이열병肝受熱裏熱病의 증상을 갖는 사람들

신체적 특성

간의 기능이 가장 강하다. 그래서 간기능의 항진으로 병이 발생한다. 사상의학에서 태음인의 신체적 특성을 간대폐소라 하는데, 이 체질은 간대 곧 간기능의 항진이 몸의 불균형을 초래한다. 그래서 이 체질 사람들 중에는 애주가들이 많다. 또한 대식가(음식을 즐기는 사람)들도 많은데, 그것은 담즙분비를 촉진시켜 간기능의 항진을 막아주기 때문이다.

폐의 기능이 약하다. 뜨거운 음식, 특히 라면을 먹을 때 뜨거운 김이 입안으로 들어오면 재채기를 할 정도로 기관지나 폐의 기능이 약하다. 감기증상도 기관지염부터 시작하고 감기를 앓는 동안 내내 심한 천식으로 고생한다. 그때 기침을 하거나 재채기를 하면 입안에서 탄내가 난다. 아주 찬 음료수를 마시면 때때로 식도가 경련을 일으키듯 아프고, 평소 식사 때도 목이 메이는 증상을 보인다. 그 밖에도 폐질환에 많이 걸리는데, 공기가 탁하거나 습도가 낮은 환경이 되면 심해지므로 주의해야 한다.

코와 관계된 질환이 많다. 이 체질 사람들은 정도의 차이는 있지만 대부분 코와 관련된 질환(비염, 축농증 등)을 앓아보았거나 가지고 있는 경우가 많다. 또한 코피가 자주 나오기도 하는데, 보폐원탕으로 가볍게 처치할 수 있는 질환이다.

냄새를 잘 맡는다. 이것은 이 체질의 특성에서 가장 특이한 것이다. 심하게는 운동장 한쪽 구석에 있는 난의 향기를 교실

에서도 감지할 수 있을 정도이다. 음식을 감별할 때 소양인은 눈으로, 소음인은 입으로 가져가는데, 이 체질은 코로 가져가 냄새로 감정한다.

기관지와 호흡기가 약해 유해가스나 오염된 공기에 약하다.

얼굴색이 황·적·흑색을 띤다.

피부가 좋지 않은 사람들이 대부분이다. 특히 얼굴에 여드름 같은 피하지방의 돌기현상이 많다.

손발이 작고 예쁜 사람이 많다. 다만 이 체질 사람 중에 술을 안 마시는 사람은 손발이 크고 우악스러운 편이다.

심장이 약하다. 고혈압 환자가 많고 혈관관계 질환도 많다.

게으르고 둔해 보이나 순발력이 뛰어나다.

머리가 크고, 눈이 크고, 몸이 뚱뚱하고, 배가 발달되어 있다. 그래서 짱구가 많고, 목 아래 다리 윗부분 곧 몸통이 거의 직사각형이다. 머리카락은 거의 곱슬이다. 목이 거의 없는 거나 마찬가지이고, 목젖이 없는 사람이 많다. 잔병 없이 자란 사람들의 경우, 간혹 목이 좀 길고 목젖이 있는 사람도 있으나 흔치 않다.

소장이 질색여무窒塞如霧하는 증상이 있다. 질색여무, 곧 안개가 낀 것처럼 답답하다는 말이다. 아픈 것도 아니고 화장실에 가도 풀리지 않는 아주 고약한 증상이다. 그래서 배꼽 주위가 뭐라 형용할 수 없을 정도로 불쾌하다.

폭음한 다음날 음식을 전혀 먹지 못한다. 심하면 물만 먹어도 토한다. 그러다가 숙취현상이 순식간에 풀어진다. 그러면 언제 그랬냐는 듯이 술과 음식 욕심이 생긴다.

정충증이 있다(성격적 특성 참조).

변비가 있다. 『동의수세보원』을 보면 소장중추가 열을 받아 대변이 말라붙는다고 하였다. 그래서 간수열 이열병에 걸렸을 때는 변을 내보는 것을 치료방법으로 삼는다고 하였다. 그러나 실제 관찰해보면 병이 생길 경우 변비는 아니더라도 소장중추의 질색여무가 심하고, 변을 보아도 시원하지 않아 화장실 출입을 자주 하는 사람들이 많다.

여성의 경우 생리불순이 심한편이다. 여성문제가 그리 매끄럽지 않은 편인데, 비록 비싼 약재이긴 하나 녹용이라는 탁월한 치료제가 있어서 그리 큰 문제는 아니다.

땀이 많다. 발제 부분부터 땀이 나기 시작하여 얼굴을 거쳐 가슴 부분까지 땀이 두루 나야 건강하다. 발제 부분이란 얼굴과 머리의 경계선으로 머리카락이 나기 시작하는 부분이다. 땀을 흘리고자 했을 때 땀이 나지 않으면 병이 깊은 것이고, 땀을 흘리는 것을 자신도 모르는 경우 매우 건강하다는 증표이다. 또한 땀이 날 때 피부를 타고 그냥 흘러내린다면 건강하지 않은 상태이고, 땀이 솟아올라 방울방울 맺히며 쉽게 가라앉지 않으면 건강한 상태이다.

애주가가 많다. 술에 관해 남다른 묘미를 느끼는 체질이다.

엉덩이가 크고 듬직하다. 8체질 중 엉덩이가 가장 크다.

눈빛이 강렬하고 무서운 인상을 준다. 특히 술을 먹었을 때 더욱 심하다.

성격적 특성

겉으로 드러나는 성격이 급하다. 태음인은 성격이 원래 침착하고 느긋하다고 한다. 그러나 그것은 내면적인 본래의 성격일 뿐이고, 겉으로 표현되는 성격은 매우 급하다.

활달하고 사교적이고 적극적이다. 태음인을 반양 반음半陽半

陰이라 하는데, 이 체질은 그 중에서도 양의 기운이 더 많아서 활달하고 사교적이고 적극적인 성격을 가지고 있다.

완벽을 추구한다. 소음인이 돌다리도 두드려보고 건너는 체질이라면, 이 체질은 돌다리를 두드려보고 그 두드린 것 때문에 돌다리에 금이라도 가지 않았는지 염려하는 체질이라 보면 된다. 태음인에게는 겁심이라는 조심성이 많기 때문이다.

원칙론을 옹호한다. 달리 표현하면 단순하다는 말이다. 콩 심으면 콩 나고, 팥 심으면 팥 나는 줄로만 아는 것이다. 이 체질 사람들은 몸이 안 좋아 약이라도 먹게 되면 옆 사람까지 귀찮게 한다. 약 먹는 시간은 시계초침을 들여다보면서 카운트다운에 들어가고, 의사나 약사가 주의하라고 하는 얘기를 지키지 않으면 죽기라도 하는 양 주위 사람들까지 괴롭힌다.

겁이 많다. 원래 태음인은 겁심이 많다고 한다. 그러나 그것은 완벽하고자 하는 성격 탓에 생기는 반대심리, 곧 조심성 때문에 생겨난 것이다. 이 체질이 태음인 한증다인(폐허음인)에 비해 활달하고 적극적이라고는 하지만 이 문제만큼은 더하면 더했지 결코 덜하지 않을 것이다.

즐거워 깔깔거리기를 잘 한다. 『동의수세보원』에 '태음인은 희喜(기쁨)는 가슴 깊숙이 간직하고 낙樂(즐거움)은 쉽게 표출하고 금방 거둔다. 그래서 절제 없이 즐거워 깔깔거리다가는 폐를 상하고 희(기쁨)를 주관하는 간마저 버린다' 고 하였다. 그만큼 태음인은 웃음을 보면 참지 못한다. 이것은 '태음인과 소양인의 α파 출현빈도 차이' 를 조사한 보고서에서도 과학적으로 입증되었다. α파는 사람이 기분 좋고 편안할수록 많이 나타난다. 태음인과 소양인이 동시에 웃기는 장면을 보았을 경우, 태음인이 더 기분 좋아져 α파가 더 많이 나타난다고 한다. 태음인은 30%, 소양인은 23%로 학술적으로는 꽤 뚜렷한 차이가 난다. 이것을 충남대의 한 연구팀이 뇌전도 실험을 통해 밝혀냈다고 한다. 이것은 체질의학에서 너무나 당연한 것이다.

감동을 잘해 울보가 많다. TV나 영화를 보다가도 가슴 뭉클하고 슬픈 장면이 나오면 코가 막히며, 눈물을 줄줄 흘릴 정도로 감동을 잘 받는다. 그래서 다른 사람이 눈물을 흘리면서 애원하면 그게 무엇이든지 들어줄 준비가 늘 되어있다. 평소에는 상당히 이해타산적이고 쉽게 남을 인정하지 않는데도, 남의 슬프고 나약한 모습만 보면 자기 마음이 더 나약해진다.

거처에 능하다. 한곳에 정착하여 주위와 화합하며 그곳에 뿌리내리는 걸 잘한다는 말이다. 그러나 타인과의 폭넓은 사귐이 부족하고 진취성이 없어 우물 안 개구리같이 자기만 고집하는 경향이 있다.

새로운 일 벌이기를 싫어한다. 그래서 변화를 싫어하고 보수적인 성향을 갖는다. 이러한 특성은 일상생활에서도 잘 나타나 음식점에 가거나 슈퍼에 갈 때도 늘 가던 곳만 간다. 그것이 심해지면 화장실도 단골 화장실이 아니면 일보기가 쉽지 않은 사람도 있다.

물욕이 있다. 이 체질은 바깥에서 뛰어나기보다는 안에서 뛰어나고자 한다. 그래서 내부(안)를 지키려다 보니 자기 것에 집착이 지나쳐 탐욕이 된다. 이 체질 사람들 중 담배를 피우는 사람의 집에 가면 일회용 라이터가 수북히 쌓여있는 경우가 많다. 일부러 가져오려 하는 것은 아닌데도 집에 와보면 주머니에 두세 개씩 들어있다. 가져오려고 하지 않는데도 자꾸 가져오는 것, 자기도 모르는 사이에 항심恒心(평소 가지고 있는 마음)인 물욕이 작용한 것이다.

결말을 짓지 못하면 못 견딘다. 굼뜨고 게으른 단점이 있지
만 심지가 굳고 한번 시작한 일은 반드시 결말을 보아야 직성
이 풀린다.

잘못된 일인 줄 알면서도 밀고 나간다. 뻔히 잘못된 일인 줄
알면서도 밀고 나가려는 우둔함이 있어 마치 소에 비유된다.
마음이 넓을 때는 바다와도 같지만, 고집스럽고 편협할 때는
바늘구멍같이 좁다.

남을 가르치는 능력이 뛰어나다. 남을 가르치는 능력이 사상
인 중에서 제일 뛰어나고, 가사에 충실하고, 정숙한 것을 좋아
하며, 사업경영에 지구력을 가지고 성취하는 힘이 있다. 그러
나 이 체질 사람들이 사업경영을 잘하는 이유는 융통성이 많
은 체질적 성향 탓도 있는지라, 융통성을 발휘할 수 없는 단순
하거나 규모가 작은 데서는 전혀 능력을 발휘하지 못할 수도
있다.

말을 직설적으로 하지 않고 돌려서 한다. 이 체질 사람들은
말을 직설적으로 하지 않고 빙빙 돌려서 하는 경향이 있으므
로, 이들이 하는 얘기는 끝까지 들어봐야 한다. 한편 한 가지
주제를 얘기하고자 할 때에는 여러 가지 사례나 비유를 들어
가면서, 자기가 주장하는 바를 분명하고 끝까지 피력하는 끈
질긴 성격이기도 하다.

여성들의 경우 차분한 모습을 보이는 경우도 있다.

음흉한 사람도 많다. 예로부터 영웅·열사가 태음인에 많
으나, 반대로 심지가 음흉하여 못된 짓을 하는 형편없는 사람
또한 태음인에 많다고 하였다.

환청에 피해망상, 과대망상증이 있다. 자신감을 갖지 못하

고, 건강이 좋지 않은(대개 술로 인한 간질환) 사람들 중에 이런 정신상태를 가진 사람이 많다.

의심이 많다. 예를 들어 아내(남편)가 평상시처럼 행동하지 않고 조금만 다른 행동을 해도 의심하는 경우가 많다. 이 체질 사람들은 자기 기분에 맞지 않으면 입이 한일자(一) 모양으로 닫혀지는데, 그 마음이 풀어지려면 일 주일이나 한 달은 보통이다.

성질이 나면 핵폭탄처럼 터진다.

술을 마시지 못하는 사람들은 아주 낙천적이다. 간혹 술을 마시지 못하는 사람들이 있는데, 그 사람들은 늘 콧노래를 부르면서 다닐 정도로 낙천적이다.

운동하기를 싫어하며 도박보다 오락을 좋아한다.

병과 치료법

"소양인이 구토를 하면 반드시 대열大熱이 있고, 소음인이 구토를 하면 반드시 대한大寒이 있고, 태음인이 구토를 하면 반드시 병이 낫는다." 『동의수세보원』에 나오는 말이다. 태음인들 중에 술을 많이 먹는 사람들은 이 뜻을 금방 알아차릴 것이다. 술을 먹은 다음날 구토하고 나면(심하면 여러 번) 얼마 안 있어 몸이 풀어지는 것을 직접 경험했을 터이다.

여기서 서울대 의대 김정룡 박사의 이야기를 하나 해보자. 현대의학의 초창기 간경화나 간암치료 기술이 지금처럼 다양하지 못하고 오로지 수술로 암덩어리를 잘라내는 것이 유일한 방법이었을 때의 이야기이다. 간 전체에 간암과 간경화가 진행되어 잘라내는 것이 도저히 불가능할 경우 주사기로 간 전체를 마구 찔러놓으면 때때로 그 방법이 먹혀서 낫는 사람이 있었다고 한다. 간에 자극을 주고 그 자극이 먹혀들어 병이 낫는다는 것인데, 그 얘기에 비추어보면 구토증상 역시 간이 깨어나 움직이기 시작하여 자정작용을 한다는 것을 의미한다. 곧 간실肝實(간기능 항진)로 인해 발병하는 이 체질에게 그 치료방법이 먹혀들었으리라 생각된다.

만성간장병 환자의 90% 이상이 이 체질이라 할 정도로 이 체질한테 가장 무서운 병이 바로 간장병이다. 특히 B형 C형 간염에 감염되었을 때 완전히 치료하지 못하고, 이것이 만성화되면 간경화나 간암 등 치명적인 병으로 발전할 수도 있다. 자신이 이 체질로 추정된다면 지금 즉시 병원에 가서 항체검사를 해보고 필요한 조치를 취해야 할 것이다. 또한 이 체질은 간기능의 항진으로 병이 발병하는 체질이기도 하다. 술 마시는 사람은 평소 칡과도 친해야 한다. 칡꽃인 갈화, 칡을 말린 갈근, 칡을 생으로 즙을 낸 칡즙 등을 잘 이용해야 하는데, 칡즙은 신선하고 다른 성분이 섞이지 않도록 하고, 갈화나 갈근은 잘 끓여서 흑설탕과 함께 먹으면 된다.

한의학에서는 약한 장기를 보하는 것은 쉬우나 강한 것을 사하거나 억제하는 것은 쉽지 않다고 한다. 이 체질은 원래 폐를 약하게 타고나 모두 폐 관련 질환을 가지고 있다고 보면 된다. 시중에 나도는 폐 관련 건강식품이나 단방약(한 가지 약재, 예를 들어 도라지, 측백나무 씨 기름, 살구 씨 기름 등)도 이 체질을 위한 것들이 대부분이라 보면 될 정도다. 그만큼 폐가 약해서 고생하는 체질인데 의외로 폐로 인해 큰 병에 걸린다든가 하는 경우보다, 감기, 기관지염, 천식, 해수 등 잔병치레가 많은 것이 특징이다. 오히려 약한 폐의 기운은 직접적으로 폐보다 심혈관계 질환에 더 큰 영향을 주는 경우가 많다.

시중에 유통되는 측백나무 씨(백자인) 기름이나 살구 씨(행인) 기름 등은 성분이나 위생적인 면에서 나쁠 수도 있을 뿐 아니라, 약성이 독해(식물성 청산가리가 들어 있음) 증상에 맞지 않으면 치명적인 해를 입을 수 있으므로 조심해야 한다. 그 밖에 도라지, 뽕나무 잎·뿌리·껍질 등을 달여서 보리차 대용으로 마시면 상당한 효과가 있고, 병이 심상치 않을 때는 증상에 맞는 처방을 찾아 반드시 약을 써야 한다.

소장이 질색여무하는 증상에는 열다한소탕이나 청심연자탕을 쓰면 며칠 만에 효과를 볼 수 있다.

변비가 심하면 청폐사간탕(열다한소탕에 대황을 더한 것)을 쓰면 되는데, 오래 쓰면 가슴에 통증이 생길 수 있으므로 그 증상을 잘 보면서 변비가 풀어지거나 가슴에 통증이 오면 대황을 빼고 쓰면 된다.

감기에 걸리면 열다한소탕에 맥문동, 천문동, 의이인, 상백피, 관동화, 행인 등을 더하여 먹으면 된다. 기관지염, 몸살 등이 한꺼번에 없어진다.

태음인의 당뇨병을 조열병이라 하는데, 이 역시 열다한소탕에다 고본과 대황을 더하여 쓰고 욕심을 버리고 수양을 하면 된다.

그 밖에 새로 정한 태음인 병에 응용하는 24가지 처방(285쪽) 중 갈근해기탕, 청심연자탕, 마황정천탕, 열다한소탕, 갈근승기탕, 보폐원탕, 공신흑원단, 갈근부평탕, 웅담산, 사향산, 우황청심원 등을 증상에 맞게 쓰면 된다.

4) 태음인 한증다인(폐허음인肺虛陰人)

동의수세보원 위완수한 표한병胃脘受寒表寒病의 증상을 갖는 사람들

신체적 특성

간의 기능이 가장 안정되어 있는 체질이다. 같은 태음인이라 하더라도 태음인 열증다인(간실양인)은 간기능이 항진되고 그로 인해 병이 생기는데, 이 체질은 간이 강하면서도 안정되어 있다. 과음했을 때 태음인 열증다인(간실양인)은 이튿날 음식을 전혀 먹지 못하고 심한 구토증상으로 고생하지만, 이 체질은 그렇지 않다. 그래서 이 체질 사람들은 차멀미나 배멀미를 전혀 하지 않는다. 또한 간이 안정되어 있어서 놀이기구(청룡열차, 번지점프 등) 같은 것도 겁 없이 잘 탄다. 물론 이 체질도 간장병이 있지만 그것은 원발성原發性이라기보다 대장기능이 약해졌을 때 나타나는 2차적 증상인 경우가 대부분이다. 현대의학에서 대장암이 간암으로 잘 전이된다고 하는 얘기는 바로 이 체질의 대장과 간의 관계를 얘기하는 것이라 보면 된다.

폐의 기능이 약하다. 폐기능이라고는 하지만 실제로는 대장의 기능이다. 폐와 대장을 장부의 개념으로 보면 폐는 장이고 대장은 부이다. 그 대장이 8체질 중 가장 무력한 것이 이 체질의 특성이다. 그래서 음식섭취가 조금만 잘못되어도 화장실을 가야 하고, 심하게는 물만 갈아먹어도 설사를 한다. 반대로 변비가 있는 사람들도 있는데 그 원인은 역시 대장무력증상이다.

정충증이 있다. 노태우 전 대통령이 구속되어 검찰에서 조사를 받고 귀가하다가 차안에서 고목처럼 쓰러지는 모습이 TV로 생중계된 적이 있었다. 그때 사람들이 쇼라며 비난을 퍼부었는데, 사실 여부를 떠나 단순히 체질적인 것으로만 따져보면 그건 쇼가 아니라 실제 상황이었다고 하겠다. 이 체질은 원래 신경이 동아줄 같아서 웬만한 것에는 끄떡도 않는다. 그러나 근심할 일이 생기면, 신체적으로나 정신적으로 심한 스트레스를 받는다. 노태우 전 대통령이 바로 이 체질을 가진 인물로 추정되는데, 쓰러질 당시 현훈(어지러움), 이롱, 이명에 저혈압이나 고혈압 상태가 됐을 것이고, 귀가한 뒤에도 신경성 심장박동 이상(정충증)과 설사증상까지 겹쳤으리라 추정된다. 체질적으로 볼 때 가능한 추정이다.

대장기능과 신장기능이 연관되어 있다. 남성의 경우 대변을 굵직하고 시원하게 보면 정력도 상당히 좋으나, 아랫배가 차고 설사기운이 있으면 그것까지 시들해져 버린다. 여성의 경우 자궁근종으로 고생하는 경우가 많은데, 그런 여성은 대개 피부가 안 좋고 눈가에 약간의 검은빛이 감돈다.

추워서 못 견디는 증상이 있다. 감기에 걸리면 태음인 열증다인(간실양인)과 달리 추워서 떨리는 증상이 있다. 이를 한방에서는 '궐'이라 하는데, 열은 없이 다만 추워서 못 견디는 증상이다. 이 체질은 이 증상이 심하여 3~4일씩 가는 경우도 있고 일년에 두세 차례씩 일을 치르는 사람도 있다.

저혈압이나 고혈압이 많다. 남성들은 고혈압인 경우가 많고, 여성들은 저혈압인 경우가 많다. 그러나 일상생활에서는 거의 문제가 되지 않는다. 실제 한 여성은 혈압이 60~30인 상태인데도 할일 다하면서 생활하는 것을 보았고, 내가 만나본 여성들 중 70~80%가 저혈압 환자였으나 그들 역시 혈압 낮은 것 자체를 잘 모를 정도였다. 그러나 이 체질 사람들은 한번 욱하면 전신마비에 이를 정도로 과격해질 수 있으므로 조심해야 한다.

얼굴색은 흰 편이다.

몸에 습이 많다. 그래서 퉁퉁해 보이고, 체중변화가 쉽게 일어난다.

체구가 작은 여성이 의외로 많다. 그런 사람들일수록 활동적이다.

입술이 두툼하다.

여성의 경우 겨울에 손발이 잘 튼다.

운동을 잘하며 평형감각이 좋다.

눈병을 많이 앓는다. 눈빛이 우안牛眼, 곧 소의 눈처럼 순한 인상이며, 시력저하나 실명 등 눈병을 앓는 사람이 많다.

성격적 특성

희노애락의 감정이 얼굴에 잘 표현되지 않는다. 이 체질 사람들은 도박을 즐기는데, 도박 중에도 기싸움이 강한 카드게임에 특히 뛰어나다. 다른 체질의 사람들은 카드의 패가 얼굴에 그대로 나타나지만, 이 체질은 거의 무표정이다. 거기에 배짱과 끈기까지 있으므로 당연한 현상이다.

과격할 때도 있다. 평소 예의바르고 점잖게 최선을 다하며 매사에 신중하여 믿음직하게 보이는 사람들이라도, 욱하는 성질이 한번 터지면 대단하여 물불 가리지 않는다. 고혈압이나 저혈압 증상을 가진 사람들은 이때 전신마비에 이를 정도로 흥분하며 쉽게 가라앉지도 않는다.

외양에 신경을 쓴다. 이 체질 남자들은 비 올 때 우산이 없더라도 그냥 걸어가는 법이 없다. 신문지라도 머리에 뒤집어쓰고 뛰어간다. 또 음식점에 가서 밥을 먹어도 화장실에 가서 이를 닭아야 직성이 풀린다. 그리고 운동을 하건 새로운 취미생활을 갖건 우선 그에 맞는 겉치레부터 시작한다. 이를테면 이런 것이다. 볼링장에 가면 대개 그곳에서 빌려주는 신발을 신고 운동을 하는데 이 체질은 아니다. 겉옷은 물론 런닝셔츠까지 유명메이커를 선호하는 멋쟁이 체질이라고나 할까.

고요하게 있는 걸 좋아하고 움직이기를 싫어한다. 몸이 차서 그런지 쉽게 움직이지 않아 이 체질인 남자를 남편으로 맞은 아내들은 나들이하기가 쉽지 않다.

태음인은 원래부터 웃기를 잘한다. 이 체질은 태음인 열증다인(간실양인)보다 그 정도가 심하다. 심하게는 웃다가 졸도하는 사례도 있다.

신경증 환자가 많아 감정의 기복이 심하다. 평소에는 좀 느리고 무던 편이나, 신경 써야 할 일만 생기면 잠도 못 자고 음식도 못 먹으며 고민하는 등 신경이 극도로 예민해진다. 입술이 부르트고 몸무게도 표가 나게 빠지는 등 신체적인 변화도 생긴다. 신경 써야 할 일이란 것도 주로 외적이라기보다는 내적인 원인으로 발생하는 것이라, 남들이 보면 하찮게 여길 일도 큰 일로 만들어 고민한다. 일종의 과대망상·피해망상이다.

이 체질 여성들은 이른바 부잣집 맏며느리의 자질이 있다. 집안일을 할 때 일처리가 시원시원하고 끝마무리까지 완벽하다. 그리고 손이 큰 편이다.

그 밖에는 태음인 열증다인(간실양인) 성격과 비슷하다.

병과 치료법

일반적으로 상한 음식을 먹거나 몸에 맞지 않는 음식을 먹었을 때 나타나는 대표적인 증상이 설사이다. 그럴 경우 사람들은 흔히 지사제를 써서 설사를 막는데, 답답한 일이 아닐 수 없다. 설사란, 상한 음식이나 몸에 부담을 주는(또는 자신의 몸에 맞지 않는) 음식이 들어왔을 때, 그로 인한 독소를 막기 위한 우리 신체의 자정작용이다. 곧 설사는 몸에 들어온 독소들을 빨리 몸 밖으로 내보내는 기능을 한다. 설사가 일종의 치료법인 셈이다. 그런데도 그 치료법을 없애는 지사제를 쓰는 것이다. 물론 필요한 영양소나 수분 및 몸의 체액까지 같이 빠져나가 몸의 기운이 떨어지고, 잦은 화장실 출입으로 인한 위생상의 문제가 있기는 해도, 그것은 애초 몸에 맞지 않는 음식물을 먹은 죄의 대가이다. 그것마저 받지 않으려 하면 안 되는 것이다. 설사 몇 번에 그 원인인 음식을 조절하면 저절로 정상으로 돌아올 터인데, 지사제를 씀으로써 빠져나가야 할 독을 몸이 그대로 흡수하므로 그 독이 다 빠질 때까지 간, 심, 비, 폐, 신 등의 오장육부가 고생을 하는 것이다.

이 체질 사람들은 설사가 다반사로 일어나지만 그리 큰 문제는 아니다. 대장이 가장 짧고 무력하며 이 체질의 특성인 신경과민으로 머리가 조금만 복잡해도 설사가 나고, 몸에 맞지 않는 음식이나 못 보던 새로운 음식을 먹거나 과식해도 곧바로 화장실이다. 심지어 물만 갈아먹어도 설사를 한다. 어떤 사람은 얼마나 예민한지 같은 상수원에서 끌어다 쓰는 다른 지역의 수돗물마저 몸이 알아차릴 정도이다. 그러나 그 설사증상은 별 게 아니고 독소를 빨리 배출하려는 몸의 자정작용이라 보면 된다. 그러므로 대장을 피곤하게 하는 섬유질이 많은 야채류는 적게 섭취하고, 짧은 대장에 넘쳐나지 않도록 적은 양을 섭취하되 몸의 균형을 위해 양질의 식사(주로 육식)를 해야 한다.

또한 대장이 약하고 예민하여 대장질병이 가장 흔하게 나타나므로, 장을 자극하거나 장에 무리가 가지 않도록 해야 한다. 대표적인 것이 튀긴 음식이다. 식용유는 시간이 지나면 산화되어 발암물질이 생성된다고 한다. 시중에 나와 있는 식용유에는 항산화제가 들어있어서 그 상태로는 괜찮지만, 항산화제는 열을 가하면 없어진다. 따라서 신선한 기름으로 금방 튀기거나 조리한 음식이 아니면 이 체질 사람들은 대장암 촉진 약물을 먹는 것과 같다. 실제로 40대의 한 친구는 대장암이 심해져서 간암으로까지 전이되어 결국 유명을 달리했는데, 그 친구가 평소 가장 즐기던 음식이 튀긴 음식이었다고 한다.

그저 설사증상이 잦은 사람들이라면 태음조위탕을 1~2제 정도 먹으면 효과가 탁월하다.

감기에 걸렸을 때 흔히 한전寒戰 또는 궐厥이라 하는 증상이 동반된다. 직접 목격하거나 직접 겪어보지 않은 사람들은 이해가 가지 않을 정도로 심하게 나타난다. 한다열소탕이나 마황발표탕을 미리 준비해두었다가 먹으면 구토증상이 나타나고 땀이 나면서 풀린다.

정충증이 오면 그 증상이 너무 지독하여 응급실 신세를 지는 게 보통이고, 병원에서 주는 약물이 쉽게 그 증상들을 진정시켜주기 때문에 병원약을 고집한다. 그러나 일시적으로 온 정충증이 아니고 신체적 불균형에서 온 정충증이 대부분이므로, 설사증상 곧 대장기능을 보하고 신장기능을 보하는 적절한 조치를 취하지 않으면 안 된다. 이명이나 이롱 현상이 심하면 반드시 녹용을 써야 하므로, 녹용대보탕을 병원약과 함께 쓰면서 상태를 보아 병원약을 끊고, 그렇지 않은 경우는 같은 방법으로 조위승청탕을 쓰면 3~6개월 안에 이겨낼 수 있다. 조위승청탕은 알츠하이머성 치매에도 2~4월간 복용하면 낫는다고 하는 이 체질의 명약이다. 더구나 조위승청탕은 변비가 있으면 변비를 해소하고 설사가 있으면 설사를 개선시켜, 근본적으로 대장기능을 정상화시킨다.

심혈관계 질환에는 고혈압이든 저혈압이든 증상에 얽매이지 말고 근본을 찾아야 한다. 설사가 있는가, 신장에 이상이 있는가 하는 것들을 따져 조위승청탕이나 녹용대보탕 등으로 평소 조절을 하여야 한다. 또한 몸이 비대해지거나 허약해지지 않도록 음식조절을 철저히 해야 하고, 여성들은 저혈압인데도 다이어트한다고 영양섭취를 등한히 해서는 절대 안 된다.

신장관계 질환은 여성들의 경우 자궁근종에 잘 걸리므로 월경량이 많거나 기간이 길어지면 주의해야 한다. 월경 때가 아닌데도 피가 나오면 이미 상당히 진전된 상태이므로 병원치료와 한방치료 중 가능한 쪽을 택해서 치료해야 한다. 남성들은 전립선에 문제가 많으므로 수시로 체크하는 지혜가 필요하다. 적절한 처방은 없으며 몸의 다른 증상들을 위주로 몸을 조절하면 좋은 효과가 나타난다.

그 밖에 새로 정한 태음인 병에 응용하는 24가지 처방 (285쪽) 중 태음조위탕, 조위승청탕, 마황정통탕, 한다열소탕, 조리폐원탕, 마황발표탕, 녹용대보탕, 건율제조탕, 건율저근피탕, 웅담산, 사향산, 우황청심원 등을 증상에 맞게 쓰면 된다.

태음인의 특성

	열증다인(간실양인)	한증다인(폐허음인)
신체적 특성	• 강한 간기능으로 발병 • 폐기능 약함 • 코 관련 질환 • 후각嗅覺 발달 • 기관지 약함 • 얼굴색(황·적·흑) • 손발이 작고 예쁨 • 심장이 약함 • 둔해 보이나 순발력 발달 • 머리/눈/몸/배가 크고 발달 • 소장이 불쾌 • 정충증/변비/생리불순 • 땀이 많음 • 애주가 많음 • 눈빛 강렬	• 간기능 가장 안정 • 폐(대장)기능 약함 • 정충증 • 대변이 시원하면 정력 좋음(남성) • 자궁 근종으로 고생(여성) • 감기 중 추위 못견딤 • 저혈압/고혈압 많음 • 얼굴이 흰 편 • 몸이 퉁퉁함 • 체구 작은 여성 많음 • 입술 두툼 • 손발 잘 틈(여성) • 운동 잘함 • 평형감각 좋음 • 눈병 많음 • 눈빛 순함
성격적 특성	• 성격 급함 • 사교적/적극적 • 완벽 추구 • 원칙론 옹호 • 겁이 많음/눈물 많음 • 거처에 능함 • 새로운 일 싫어함 • 물욕/의심/고집/편협함 • 결말은 꼭 지어야 함 • 남을 잘 가르침 • 말할 때 우회적으로 함 • 영웅/열사/음흉한 사람 • 환청/피해망상/과대망상 • 도박보다 오락을 즐김	• 감정표현 잘 안함 • 과격할 때도 있음 • 외양에 관심 • 움직이는 걸 싫어함 • 감정기복 심함 • 일처리 잘함 • 나머지는 열증다인과 같으나 그 강도가 약함

5) 소양인 열증다인(비실양인脾實陽人)

동의수세보원 위수열 이열병胃受熱裏熱病의 증상을 갖는 사람들

신체적 특성

비·위의 기능이 강하다. 소양인의 신체적 특성을 비대신소脾大腎小라 하는데, 이 체질은 비대 곧 비·위기능이 열을 받아 그 기능이 항진됨으로써 몸의 불균형을 초래한다. 비·위기능이 항진되면 소화불량 증상이 생기는데 그 정도가 자못 심각하다. 그런데 소화기능이 허약해서 생기는 소화불량이 아니라 기능의 항진에서 오는 소화불량이므로, 다른 체질의 사람과 다른 특징이 있다. 곧 스스로 느끼기에 아무리 심한 소화불량 증상이라도 다음 끼니때가 되면 풀린다. 사상의학에서 소화기능이 나쁜 사람을 가리켜 소음인이라 하는데, 소음인의 소화불량 증상은 몇 끼고 상관없이 풀릴 기미가 보이지 않는다. 그런데 이 체질은 소화가 안 된다 안 된다 하면서도 식사 때가 되면 다시 회복된다. 소화불량 증상이 생겼다가도 순식간에 풀리는 것이다. 물론 오래되면 그렇지 못해 늘 고생해야 한다. 참고로 여기에서 비脾는 비장과 위장을 비롯한 젖, 눈, 근육, 등골 등의 중상초中上焦를 가리키고, 신腎은 신장을 비롯한 방광, 대장, 전음, 입, 뼈 등의 하초下焦를 가리킨다.

변비가 심하다. 『동의수세보원』에 '소양인은 변비가 있으면 가슴 답답하기가 불같다'고 하였다. 그만큼 이 체질은 변비가 있으면 대단히 고통스럽다. 이 체질 사람들 중에 장검사나 장세척 같은 대장관련 치료를 시도해보지 않은 사람이 없을 정도이다.

다열 다양多熱多陽한 체질이다. 다열 다양한 기운이 몸과 마음을 늘 긴장상태에 있게 한다. 몸에는 늘 열이 있어 조그마한 스트레스에도 답답함을 느낀다. 그러나 손발이 찬 경우가 많은데, 특히 무릎 아래가 시릴 정도로 차다. 이 경우 건강하지 않은 상태이다.

2차적인 체질적 특성으로 인하여 폐질환이 나타난다. 소양인 한증다인(신허음인)보다 빈도나 강도가 심하다.

대개 마르고, 견실한 편이다.

남녀 모두 양陽의 기운이 많아 몸에 체모가 많다. 여성도 팔다리나 코 주변까지 체모가 발달해있는 경우가 많다. 또한 양의 기운이 많아서 여성의 경우 유방이 대체로 빈약한 편이나, 반대로 가슴 부위가 발달하는 체질적 특성으로 인해 체격에 비해 월등히 큰 유방을 가진 경우도 있다.

눈빛이 예리하다. 눈썹이 짙고 눈빛이 형형하여 상대방이 보면 태양을 쳐다보는 것처럼 예리하게 빛난다. 그러므로 시력이 좋은 체질이지만 과로하거나 스트레스를 받으면 눈이 쉽게 충혈되고, 그런 일들이 반복되면 쉽게 시력을 잃을 수도 있다. 실제 이 체질 사람들은 강하게 타고난 시력을 그대로 유지하는 경우가 드물다.

얼굴 모양은 대개 하관이 빠르고 갸름하며 입술이 얇다.

방광이 약한 탓에 조금만 피곤해도 소변이 노랗게 변한다.

감기증상이 오려면 눈부터 충혈되고 몸살(온몸이 아픈)과 발열 증상이 나타난다.

걸을 때 대개 상체를 꼿꼿이 세우고 먼 곳을 바라본다. 가슴에 열이 있어서 상체를 구부리면 답답할 뿐 아니라, 기도와 식도를 통해 그 열을 발산하고자 하는 의도가 숨겨져 있다. 잠을 잘 때도 베개가 거의 필요 없을 정도로 상체가 구부러지는 것을 싫어한다.

견비통과 두통이 있다. 오십견이라 하여 여성들이 50세 정도 되면 어깨에 통증이 생긴다고 하는데, 이 체질의 여성은 30대 때부터 견비통이 오고 머리가 개운할 때가 없을 정도로 두통이 자주 온다. 그러나 이 두 가지 증상은 몸이 좋아지면 없어지고 몸이 조금만 나빠져도 생기므로, 식사요법만 잘해도 낫는 가벼운 질환이다.

신진대사가 대단히 빠르다. 금방 죽을 것처럼 아프다고 하던 사람도 제대로 된 약 한 첩 달여먹이면 약 사발 내려놓기가 무섭게 팔팔해진다.

성격적 특성

다혈 다양한 체질로 인하여 신경이 예민하고 활동적이다. 그래서 움직이지 않으면 못 견딘다. 이들 중에 실컷 쉬었으면 하고 바라거나 쉴 수 있다고 생각하는 사람들이 많지만, 실제로 쉴 수 있는 상황이 오면 길어야 하루 이틀이다.

모든 일에 열정이 대단하고 철저한 원칙주의자들이 많다.

정의감이 투철하다. 옳고 그름을 따질 때는 신의 경지라 이를 만하다. 아무리 작은 일이라도 시시비비를 분명히 하고, 스스로의 판단에 옳다고 판단되면 옳지 못한 것에 대한 응징을 벼락치듯이 한다. 다른 체질 같으면 그냥 넘어갈 일도 지나치지 못한다. 그렇지 않으면 속에서 불이 나서 병이 날 정도이다.

양의 기운이 많다. 그래서 여자들도 남성다운 기질이 다분하거나, 정반대로 애첩기질이 농후하다. 그리고 한번 하고자 하는 일에는 부끄럼이나 두려움이 별로 없다. 이 체질의 여성들은 대개 여성이 남자를 선택하는 사례가 많다.

편사지심이 있다. 편사지심이 발동하면 소양인 한증다인(신허음인)보다 더 심하다.

구심이 있다. 건망증은 이 체질의 특허로 소양인 한증다인(신허음인)보다 강도가 훨씬 세다.

말할 때 조리가 없는 편이다. 직언을 잘하고 쓸데없는 이론을 싫어하기 때문이다. 심하게는 말을 더듬는 경우도 있다.

안에서보다 바깥에서 뛰어나고자 한다. 이 체질의 여자를 부인으로 둔 가정은 대체로 다른 사람(남편이나 부모)이 보좌해주지 않는 한, 외식이나 인스턴트 식품에 길들여져야 한다. 남성들 중에는 밖에서 아무리 활동적이라도 집에서는 나사못 하나, 수명 다된 전등 하나 제대로 해결하지 못하는 경우가 많은데, 이것 또한 안에서보다 바깥에서 뛰어나고자 하는 이 체질의 특성에서 기인한 것이다.

그 밖에는 소양인 한증다인(신허음인)보다 강도가 세다. 사무능력이 뛰어나고 순발력이 있고 동정심이 있으며 일을 벌려야만 하는 소양인의 전형적 성격은 소양인 한증다인과 같으나, 그 강도가 좀더 세다고 이해하면 된다.

공주병이 있다. 내가 만나본 이 체질 여성들의 공통점이다. 나이 많은 세대들도 생일이나 결혼기념일 같은 기념일을 꼬박꼬박 챙겨야 직성이 풀리고 가정이 원만해진다. 발렌타인데이가 무언지도 모르고 자란 중장년층 여성들도 그날을 상당히 중요한 날로 여기고, 꽃바구니를 가장 감명 깊은 선물로 여긴다. 또한 남자들과 데이트를 해도 그 상대가 왕자가 아닌 이상에는 일곱난장이의 하나로 취급할 뿐이고, 자신은 백마 타고 오는 왕자님이 나타나지 않아 고독한 공주님이다.

병과 치료법

건강하지 못하거나 생활이 불규칙한 이 체질 사람들이 화끈한 음식, 곧 맵고 짜고 뜨겁고 자극성 있는 음식을 자꾸 먹다 보면 위염, 위궤양, 위암 같은 위장병과 만나게 된다. 그뿐 아니라 건강하다는 사람들도 조금씩은 가지고 있는 당뇨병으로 이어져 말년고생을 한다. 내가 이 체질이라는 것을 모른다고 해서 그런 병이 오지 않는 게 아니므로, 체질공부를 좀 해서 미리 대처하는 것만이 유일한 예방책이다. 위장병과 당뇨병 이외에도 대장질환(변비 포함), 2차적인 특성으로 인한 폐질환 등이 이 체질에게 흔히 올 수 있는 질병이다.

이 체질의 위장병은 비·위기능이 항진되어서 일어나는 병이다. 비·위기능이 항진된다는 얘기는 열을 받는다는 말이다. 구체적으로는 위산이 많이 분비되어 위장관련 질환을 일으키고 췌장을 자극하여 당뇨병을 일으킨다. 앞에서도 언급했듯이 열성 음식이나 자극성 있는 음식을 철저히 피해야 하고, 청열사화淸熱瀉火 곧 몸의 다열 다양한 기운을 꺼야 한다. 그러므로 음식으로는 꽁보리밥, 오이, 신선한 야채, 해물류 등을 먹어야 하고, 약은 양격산화탕을 쓰면 옆 사람한테 부끄러울 정도로 방귀가 나오면서 호전된다. 웬만한 변비도 뚫어지고 늘 피곤하고 나른한 증상도 같이 없어진다. 원래 이 처방은 이 체질 당뇨병의 초기에 쓰는 약인데, 병이 깊지 않은 상태에서는 마음놓고 쓸 수 있고, 웬만한 증상들은 거의 다 없어지는 훌륭한 처방이다. 무엇보다 중요한 것은 음식조절을 철저히 해야 한다는 것이다.

당뇨병은 이 체질의 대표적인 체질병이다. 『동의수세보원』에서는 당뇨병이라 하지 않고 소갈병消渴病이라 하여, 소음인의 식소병食消病, 태음인의 조열병燥熱病과 구별하였다. 또한 소갈병도 상소上消, 중소中消, 하소下消의 3단계로 나누어 구분하고 단계마다 치료법을 달리하고 있다. 상소병은 시작부터 중증이고, 중소병은 상소병보다 배나 중증이며, 하소병은 중소병보다 곱절이나 중한 증세라 하면서 각각의 특징을 다음과 같이 설명한다. 상소는 물을 많이 먹고 소변은 잦으나 양이 적다. 중소는 음식을 배나 먹어도 기운이 없고 살이 빠지며, 소변을 자주 보면서 소변이 달다. 하소는 물은 많이 마시지는 않지만 마시는 대로 다 소변이 되므로 소변이 많고 탁하다. 치료법은 상소에는 양격산화탕을 쓰고, 중소에는 인동등지골피탕을 쓰고, 하소에는 숙지황 고삼탕을 쓴다. 소양인 한증다인(신허음인)에게도 이 소갈병이 오는데 그때는 독활지황탕과 십이미지황탕을 쓴다. 실제 이 체질 사람들을 보면 약간의 당뇨증세를 거의 다 가지고 있다. 중소나 하소가 되면 치료도 어려울 뿐 아니라, 무척 고생해야 하므로 미리 미리 손을 써서 예방하는 것이 최선책이다. 어느 날 갑자기 중소나 하소가 생겨나는 것이 아니므로, 이런 병들이 오기 쉬운 체질이라는 것을 알고 신경을 쓰면 충분히 예방할 수 있다. 양격산화탕만 잘 이용해도 상당한 효과를 볼 수 있다.

폐질환을 앓는 여성들의 생리나 출산문제도 청열사화하는 방법으로 치료를 시도해야 한다. 그런 증상들이 소양인 한증다인(신허음인)처럼 신장기능이 약해서 오기보다는, 양의 기운이 많아서 오는 게 대부분이기 때문이다.

이 체질 사람들도 설사병이 있는데, 흔한 증상은 아니지만 오면 구역질에 현기증까지 동반한 지독한 이질이 된다. 이 경우 황련청장탕이라는 처방으로 쉽게 잡을 수 있다.

이 체질 사람들은 변비를 가장 불편해 한다. 그렇다고 병원에 가보아도 신경성 과민성 대장증상이라는 병명이나 얻어들을 뿐 별로 뾰족한 수가 없다. 그러다 보니 매일 두세 번씩 변비약을 먹어야 겨우 막을 수 있는 사람들도 상당한 게 현실이다. 그러나 이 체질의 변비는 어찌 보면 병이 아니라 증상일 뿐이므로, 체질을 알고 그에 맞는 방법으로 치료만 하면 간단히 해결된다. 매일 아침 보리차를 진하게 끓여서 큰 컵으로 한 잔씩 마시고(영지버섯이나 구기자도 좋다), 철저한 체질식과 더불어 변비가 좀 약하면 양격산화탕, 좀 심하면 지황백호탕, 더 심하면 양독백호탕을 쓰면서, 변이 나오지 않더라도 매일 규칙적으로 화장실에 들르면 해결된다. 심한지 안 심한지 모른다면 양격산화탕부터 시작하여 써보면 된다. 체질만 분명히 이 체질이라면 3가지 약 모두 부작용이 전혀 없고 치료에 탁월한 효과가 있다. 식자우환이라고 이 처방에 들어가는 석고가 몸을 차게 하는 약인데, 그게 너무 많이 들어가 큰일난다고 하는 사람도 있으나, 1~2년을 먹어도 전혀 이상 없는 처방이므로 안심해도 좋다. 수많은 사람들을 관찰하고서 얻어낸 결과이다.

감기에 걸리면 열이 나고 눈이 충혈되며 몸살증상이 나타나는데 형방사백산을 쓰면 된다.

그 밖에 새로 정한 소양인 병에 응용하는 17가지 처방 (294쪽) 중에 형방사백산, 형방도적산, 지황백호탕, 양독백호탕, 양격산화탕, 인동등지골피탕, 숙지황고삼탕, 목통대안탕, 저령차전차탕, 활석고삼탕, 황련청장탕 등이 이 체질의 처방이므로 증상에 맞게 가려서 쓰면 된다.

6) 소양인 한증다인(신허음인腎虛陰人)

동의수세보원 비수한 표한병脾受寒表寒病의 증상을 갖는 사람들

신체적 특성

비 · 위의 기능이 가장 안정되어 있고, 신장기능이 가장 허약한 체질이다. 소양인은 비 · 위기능의 항진으로 발병하든가, 신장기능의 허약으로 발병한다. 그런데 이 체질은 비 · 위기능이 강하면서도 기능항진이 잘 되지 않고 안정되어 있다. 그래서 열이 많은 식품을 섭취해도 그다지 큰 부작용이 따르지 않아, 음식 관계만 놓고 얘기하면 스스로 이 체질임을 인정하지 않을 만큼 무엇이든지 잘 먹고 잘 소화시킨다. 건강이 좋을 때는 오히려 자극성이 강한 식품을 선호한다. 특히 술꾼들은 아예 그런 음식을 먹지 않으면 소화가 안 된다고 할 정도로 비 · 위기능이 가장 안정되어 있고 튼튼하다. 술 먹은 다음날도 식사를 더하면 더했지 줄지 않는다. 그러나 이 체질도 소화불량 증상이 생기는데, 그것은 비 · 위기능이 항진되어 일어나는 게 아니고 신장기능이 허약해져서 생기는 것이다. 그래서 이 체질은 어지럽거나 몸이 붓는 등 음식물(열성 음식)을 잘못 먹어서 생기는 소화불량일 때를 제외하고는, 모든 병이 신장기능의 저하에서 비롯된다. 뼈가 약해서 치아가 일찍 손상되거나 골다공증에 걸리고, 신장이 약해서 수승화강水升火降의 한 축이 깨지니까 심장병이 생기며, 남녀 가릴 것 없이 생리적인 문제가 발생한다.

폐가 약하다. 2차적인 체질적 특성이다. 실질적으로 이 체질 사람들을 살펴보면 어릴 때 폐결핵이나 늑막염 같은 폐질환을 앓은 사람이 많고, 성인도 체질적으로 폐가 좋지 않은 태

음인보다 더 치명적인 폐질환을 많이 갖고 있다.

설사병이 이 체질의 체질병이다. 『동의수세보원』에서 '소양인은 먹는 데는 문제가 없으나 내보내는 데 문제(변비)가 있다'고 하였는데, 이 체질은 그와 반대로 너무 많이 내보내는 것이 문제(설사)가 된다.

뚱뚱한 사람들도 많다. 체형이 견실하고 마른 것이 소양인의 특성이라 하지만, 이와 달리 이 체질에는 뚱뚱한 사람들이 많다. 여성들은 청바지가 잘 어울리고 미니스커트가 아름다운 음인陰人 같은 몸매를 가지고 있다.

피부는 대개 흰 편이다. 입술이 두껍거나 튀어나온 사람이 대부분이다.

시력이 좋은 편이다. 열성 음식이나 항생제의 과도한 남용으로 시력이 떨어져서 안경을 끼게 되어도, 한번 맞춘 안경을 몇 년씩 낄 정도로 시력이 안정되어 있다.

드물게 무모증인 경우도 있다.

감기증상이 오려면 눈 주위에 열부터 난다. 손을 대면 열이 발산되는 것을 느낄 수 있고, 한전증상(추워서 떠는 것)이 나타난다.

사타구니에서 배꼽 밑 부분까지가 볼록하게 나와 있다. 내가 지금까지 관찰한 이 체질의 공통점이다. 이것은 곧 몸의 자정능력이다. 약한 부위에 대한 신체 스스로의 방어능력으로 인해 그 부분이 발달하는 것이다.

신장기능이 허약하다. 그래서 정력이 약하다고들 하는데, 실제 관찰해보면 젊거나 건강한 사람의 경우 외향적인 성격과 더불어 정력이 넘쳐서 바깥으로 진출하는 사람들도 상당수 있다.

피부가 약해서 두드러기나 발진 같은 피부병이 자주 온다.

이 체질 사람들은 모두 실핏줄이 생생하게 보인다. 그리고 건강한 사람은 붉은색이 돌고, 건강하지 못한 사람은 실핏줄마저 검은색으로 보인다.

걸음걸이가 날렵하거나 뒤뚱뒤뚱하다.

소변은 소양인 열증다인(비실양인)과 달리 흰색이다. 몸이 좋지 않을 때는 간혹 쌀뜨물 같은 찌꺼기가 끼는 수도 있다.

성격적 특성

성격이 차분한 사람이 많다. 그래서 음인이라 생각하기 쉽고 체질을 구별하는 데 큰 어려움이 따른다. 얘기만 듣고 보면 양인도 음인도 아닌 것이다. 특히 남자들은 느긋하고 침착해서 24시간 잠을 마다하지 않는 경우가 많다. 친구를 불러다 놓고 저혼자 방에 들어가 자는 사람이 있다면 100% 이 체질 사람이다. 게다가 남 앞에서는 말도 잘 안 하고 자기 주장을 쉽게 펴지도 않는다. 그러나 가만히 있다가도 행동에 들어가야 할 일이 있으면, 그때는 '하자' 하면서 바로 뛰어나간다. 이 체질은 '멍석 깔아놓으니 하던 짓도 그만둔다'는 속담을 변형하여 질문해보면 좀더 분명해진다. 곧 '하던 짓도 멍석 깔아놓으면 안 한다'인지, 아니면 '안 하던 짓도 멍석 깔아놓으면 한다'인지를 구분하면 된다. 당연히 후자이다. 나서야 하는 일에 나서지 못하고 우물쭈물해본 적이 절대 없을 것이다.

편사지심偏私之心이 있다. 편사지심을 다른 말로 하면 '오로지 그것'만이다. 일을 할 때도 그렇고 생각을 할 때도 그렇다. 자신이 지금하는 것 외에는 어디에도 다른 것들이 끼여들 여지가 없다. 그러다 보니 두 가지 일을 동시에 하지 못하고, 또 다음 일을 위해서 지금 하는 일을 대충하지도 못한다. 아니

지금 하는 일 이외엔 없는 것과 마찬가지이다. 그리고 이 체질 사람들은 자기가 기다릴 때는 '일각이 여삼추'이다. 왜? 약속 시간이라는 생각에 골몰하니까. 참을 수 없을 정도의 편사지심에 얽매이니까. 그런데 남이 기다릴 때는 거꾸로 '삼추가 여일각'이 되는 수도 있다. 하던 일을 마치려다가 시간이 지체되기 때문이다. 한편 이 편사지심은 이 체질의 탁월한 사무능력을 배가하는 데 도움이 되기도 한다. 그 때문에 이 체질 사람들은 사회의 거의 모든 분야에 진출해 있고, 거기서 두각을 나타내는 훌륭한 일꾼들이 많다. 세심한 작업을 필요로 하는 이발사에서부터 전 세계를 누비는 비지니스맨에 이르기까지.

구심懼心이 있다. 이 체질 사람들은 매사를 쉽게 결정하고, 쉽게 일을 시작한다. 옆에서 한 번 더 생각해보라든가, 자기 스스로 옛 과오를 생각하여 다시 생각하면 할수록 그 생각이 더 확고해진다. 오히려 그 일을 추진해야 한다는 생각만 더욱 깊어진다. 게다가 마무리가 부족하고 싫증을 잘 느끼며 쉽게 체념하는 성격적 특성까지 있고 보니, 일이 제대로 될 리가 없다. 실패가 많아질 수밖에 없다. 그런 것들이 쌓이다 보니, 또 잘못되면 어쩌나 하는 두려운 마음, 곧 구심이 생기는 것이다. 이 구심이 자꾸 깊어지면 새로운 일을 벌이는 주기가 짧아지고, 때려치우는 속도도 그만큼 빨라져 결국엔 건망증으로까지 발전한다. 그래서 『동의수세보원』에 '소양인의 건망증은 험증이다' 한 것이다. 심각해진다는 뜻이다. 여기서 일이란 큰 사업뿐만 아니라 일상생활의 사소한 일들도 포함하는 의미이다. 예를 하나 들어보자. 이 체질 사람들(부부가 같은 체질인 경우)은 부부싸움을 할 때 마치 세상 끝장이다 할 정도로 심하게 싸운다. 천하의 원수가 따로 없다. 그런데도 아침에 보면 다시

동해물과 백두산이 마르고 닳도록 살아야 할 만큼 사이가 좋다. 싸우는 이유는 생각하지 않고 끈질기게 물고 늘어지다가 결말 내는 것을 포기하기 때문이다. 그런 것들이 반복되다 보면, 이 체질이 정신적으로 가장 큰 타격을 받는 건망증이 생기게 된다. 구심은 자신에게 두려움을 준 사건이나 사람을 가슴 속 깊이 간직하는 데서도 생기므로 주의해야 한다. 그것을 두고 『동의수세보원』에서는 '슬픔은 빨리 표출하고 분노는 깊이 간직한다'고 했다. 이런 사람들은 평소 전혀 겁이 없다 하더라도 자신을 겁나게 한 사람이나 사건 앞에서는 꼼짝도 못한다. 신장이 약하고, 심장에 열이 있어서 그 비슷한 사건이나 사람만 보아도 가슴이 두근거리거나 열이 뻗쳐오르는 증상과 함께 구심이 생기기 때문이다. 또한 이 체질 사람들은 하고 싶은 얘기가 있으면 있는 그대로 자기 감정을 터뜨린다. 그러다 보니 주변 사람들과 불화가 생기기 쉽고, 결국 그런 것들 때문에 구심이 생기거나 심하게는 건망증이 생기기도 한다. 남들이 보기에는 전혀 겁이 없어 보이는데 자신은 겁이 굉장히 많은 체질이다. 여자들도 운전면허증을 따면 연수 며칠만 받고도 곧바로 차를 끌고 도로로 나온다. 그럴 정도로 우선 시작하고 보는 성질이다. 그러나 이 때문에 난관에 부딪히면 겁에 질리는 경우가 많다. 이것 또한 구심이 생기는 한 원인이다.

정의감이 투철하다. 세상을 보는 기준이 정의이다. 곧 옳으냐 그르냐로 세상을 판단을 한다. 공중도덕을 지키지 않는 사람을 보면 울분이 치솟아 그것을 말려야 직성이 풀리고 그렇지 못하면 가슴이 답답해서 못 견딜 정도이다.

동정심이 많다. 어려움에 처하거나 불쌍한 사람을 보면 이해타산에 얽매이지 않고, 도와주어야 마음이 편안하다.

일을 벌리기 좋아한다. 그래서 어떤 것이든 그냥 내버려두지 못한다. 여자들은 얼굴에 여드름이라도 하나 생기면 기어코 짜내야 한다. 상처가 나서 생긴 딱지는 시간이 지나면 저절로 떨어져나가 깨끗해지는데도, 기어코 떼어내다가 긁어 부스럼을 만들고 만다.

재론再論하는 것을 싫어하고 직설적이다.

희생정신과 봉사정신이 뛰어나다.

병과 치료법

몸의 불균형, 곧 병이 발생하거나 몸이 허약해져서 약을 쓸 때, 이 체질은 다시 두 가지로 나누어서 써야 한다. 『동의수세보원』의 소양인 약처방에는 독활지황탕과 형방지황탕이 있는데, 같은 체질의 같은 병이라 하더라도 두 처방을 다르게 써야 올바른 효과를 기대할 수 있다. 두 처방이 대부분 보신수補腎水, 곧 신장기능을 돕는 약재로 이루어져 비슷한 것 같지만 실제 써보면 다른 반응이 나오기 때문이다.

먼저 독활지황탕을 써야 하는 체질이다. 소양인 한증다인(신허음인)은 체질을 허증으로 보아야 하는데, 그 허증인 체질 중에서 실증을 가진 체질을 말한다. 온몸에 굵은 핏줄들이 불뚝불뚝 튀어나온 사람들이다. 특히 말을 하거나 목에 힘을 주면 목 주위의 핏줄이 꿈틀거리는 게 보인다. 이런 체질은 대게 나이가 들면 고혈압으로 고생한다.

그런데 이 체질 사람들은 약에 대한 반응이 느리다. 흔히 소양인은 병이 빨리 발생하고 쉽게 낫는다고 하는데, 이 체질은 그렇지 않아 음식섭생과 함께 약을 장기간 복용해야 하고 미리 손을 쓰는 것을 잊지 말아야 한다. 약에 대한 반응이 느리다는 얘기는 평소 건강하다는 얘기도 되므로, 이 체질 사람들은 병으로 고생하는 경우가 드물지만, 두통·복통·폐질환을 많이 앓고 나이가 들면서 고혈압으로 고생을 하게 된다. 그러나 고혈압이 다른 체질처럼 심장이나 혈관 질환에서 오는 게 아니고 신장기능이 약해서 오는 것이므로, 일반적인 약효로 볼 때 고혈압 치료와 전혀 관계가 없을 듯한 독활지황탕이 치료제가 되는 것이다.

그리고 『동의수세보원』 '비수한 표한병론'에 이 체질의 병이 기술되어 있으며, 새로 설정한 소양인 병에 응용하는 17가지 처방(294쪽) 중에 독활지황탕, 십이지미지황탕, 숙지황고삼탕, 형방패독산 등을 증상에 맞게 쓰면 된다.

다음으로 형방지황탕을 써야 하는 체질인데, 허증 중에서도 허증인 체질이 여기에 해당한다. 대게 허약해서 소화기능이 늘 좋지 않고, 변이 묽으면서 자주 보고, 허리 또한 늘 좋지 않다. 갑상선기능의 항진으로 고생하는 사람들도 많고, 양인답지 않게 무모증인 경우가 이에 속한다. 경희대 한방과에서 형방지황탕은 소양인의 치매에 쓰는 처방이라 하여 큰 호응을 얻었는데, 역으로 생각해보면 이 체질은 나이가 들면 고혈압이 아니라 치매로 고생하는 경우가 많다는 의미이다.

형방지황탕에다 증상에 따라 약재를 가감하면, 이 체질의 훌륭한 치료제가 될 뿐만 아니라 훌륭한 보약이 된다. 『동의수세보원』에도 '병(두통, 복통, 식체, 비만, 설사)은 물론이고, 허약한 사람에게 수백 첩을 써준다면 반드시 효과가 있다'고 했다. 중요한 것은 이 체질을 정확히 구별해낼 수 있어야 한다는 점이다. 이 체질의 병 역시 『동의수세보원』 '비수한 표한병론'에 기술되어 있으며, 새로 선정한 소양인 병에 응용하는 17가지 처방 중에 형방지황탕, 형방패독산 등을 증상에 맞게 쓰면 된다. 형방지황탕(이하 본방)에 전호를 가하면 전호지황탕이 되고, 본방에 현삼과 목단피를 가하면 현삼지황탕이 되어 해수 등의 기관지나 폐질환에 쓴다. 본방에 목단피를 가하면 목단피지황탕이 되어 식체로 가슴이 답답할 때 쓴다. 열이 있는 사람은 본방에서 산수유를 빼고 석고를 가한 강화지황탕을 쓰고, 부종이 있거나 소변이 잘 안 나올 때는 본방에 목통을 가한 목통무우탕을 쓴다.

위의 두 체질(열증다인과 한증다인) 모두 감기에 걸리면 형방패독산을 써서 병이 깊어지는 것을 막아야 한다.

끝으로 이 체질의 병이 어째서 신기능의 허약에서 오고, 그 치료 역시 어째서 신기능을 다스리는 데 있는가에 대해서, 이 체질의 2차적 신체 특성인 폐질환을 예로 들면서 설명해보겠다. 이것은 소양인 열증다인(비실양인)도 같은 경우이다.

가래가 나오는 것은 그나마 폐가 건강하다는 증거다. 가래는 미세한 먼지나 불순물이 기관지로 들어가면 그것을 걸러내서 체액과 함께 밖으로 배출하는 것이므로 폐의 자정작용인 셈이다. 그런데 소양인 한증다인(신허음인)의 경우 가슴에 열이 있고, 신장이 약하다는 2차적 신체 특성으로 인해 폐질환을 많이 가지고 있고, 그것이 치명상인 경우가 많다. 그 이유는 가래를 만들어내는 체액이 부족하기 때문이다. 이 체질 사람들의 대부분이 폐질환(늑막염 포함)과 관계가 있는데, 어릴 때 폐질환을 앓지 않았으면 장년이나 노년에 이르러 앓게 된다. 불순물이 들어가거나 폐기능에 이상이 생기면 그걸 밖으로 배출해야 하는데, 그걸 감싸서 밖으로 배출할 체액이 체질적으로 부족하기 때문에 쉽게 이겨내지 못하고 고질이 되는 경우가 많다. 원래 폐기능만 놓고 볼 때 약한 체질이 아님에도 불구하고 폐가 약하다는 태음인보다 폐질환을 더 많이 앓는 이유가 바로 여기에 있다. 근본이 그러하므로 치료법은 간단하다. 체액을 보충하면 된다. 신기능을 정상화시키는 체질적 섭생을 해야 할 것이다.

소양인의 특성

	열증다인(비실양인)	한증다인(신허음인)
신체적 특성	• 비/위기능이 강해 발병 • 변비 심함 • 다열 다양한 체질 • 폐질환 • 마르고 견실한 편 • 몸에 털이 많음 • 눈썹 짙음/눈빛 예리 • 입술이 얇음 • 얼굴의 하관이 갸름함 • 신진대사 빠름 • 견비통/두통 • 걸을 때 상체를 세움 • 피곤하면 소변이 노래짐	· 비/위기능 가장 안정 · 신장기능 약함 • 폐가 약함 • 설사 심함 • 마르고 견실한 편 • 뚱뚱한 사람도 있음 • 피부가 흰 편 • 입술이 두텁거나 튀어나옴 • 시력視力 좋음 • 배꼽 밑 부분 볼록 나옴 • 피부 약함 • 걸음걸이가 날렵함 • 소변은 흰색
성격적 특성	• 신경 예민/활동적 • 열정이 큼 • 철저한 원칙론자 • 정의감 투철 • 구심 • 편사지심 • 재론을 싫어하고 직설적 • 바깥에서 뛰어나고자 함 • 사무능력/순발력/동정심 • 공주병(여성)	• 차분한 성격(음인으로 착각) • 편사지심 • 구심 • 정의감 투철 • 동정심/희생정신/봉사정신 • 일 벌리기를 좋아함 • 재론을 싫어하고 직설적 • 나머지는 비실양인과 같으나 그 강도가 약함

7) 소음인 열증다인(비허양인脾虛陽人)

동의수세보원 위수한 이한병胃受寒裏寒病의 증상을 갖는 사람들

신체적 특성

위의 기능이 가장 약하다.『동의수세보원』에서 소음인의 특성을 '신대비소腎大脾小'라 했는데, 신장의 기능이 강하고 비·위의 기능이 약하다는 말이다. 이 체질은 비·위기능이 찬 기운을 받아 그 기능이 저하됨으로써 모든 병이 생긴다. 그래서이 체질에는 만성소화불량으로 고생하는 사람이 많다. 배고픔을 전혀 느끼지 못하는 사람까지 있을 정도로 비·위기능이좋지 않다. 그럼에도 불구하고 평소에는 음식을 가린다거나절제하지 않는 대식가들이 많다. 이 체질의 소화불량 증상은속이 쓰리거나 아픈 위산과다형이 아니고, 속이 늘 그득먹하고 마치 배에다 납덩이를 달아놓은 듯이 묵직하고 답답한, 전형적인 위기능 허약으로 인한 증상이다. 그런 증상들이 며칠이고 계속된다는 점이 다른 체질의 소화불량 증상과 다른 점이다. 이 체질 사람들 중에 배고픔은 잘 못 느끼면서도 대식가들이 많다고 했는데, 원래 배가 고픈 것은 신체의 영양소가 고갈되었을 때 그 영양소를 섭취하기 위해 생기는 자연스런 현상이며, 위기능이 활발해져서 위산이나 기타 효소들이 비어있는 위벽을 자극하여 음식물들이 들어오도록 하는 생리현상이다. 이 두 가지 현상이 동시에 일어나 습관적으로 먹어온 식사 때에 맞춰 배고픔을 느끼게 하는 것이다. 이 체질은 위가워낙 허약해서 위벽을 자극하기는커녕 오히려 아무것도 소화시킬 게 없는 위에나 맞을 만큼의 위산이나 소화효소들만 생성되므로 때가 되어도 반응하지 못하는 것이다. 그러다가 신체의 영양소가 고갈되어 생기는 식욕 때문에 무한정으로 먹게 되는 것이고, 또한 위가 무력한 탓에 그것을 절제하지 못하여 과식을 하는 것이다.

신장의 기능이 가장 안정되어 있다. 곧 방광, 대장, 전음(남녀의 생식기능), 입, 뼈 등이 안정되어 있다는 뜻이다. 그래서 관절질환이나 허리병, 소변불리小便不利 등이 소음인 한증다인(신실음인)에 비해 잘 나타나지 않는다. 그리고 여성의 경우 생리나 출산 등의 여성문제에 쉽게 노출되지 않는 안정된 체질이고, 남성들의 정력문제도 가장 안정된 체질이다.

몸이 차다. 8체질 중 몸이 가장 냉한 체질이다. 한여름에 선풍기를 틀지 않고 지낼 수 있는 유일한 체질의 사람들이다. 아무리 더운 여름날이라도 땀 한 방울 흘리지 않는다. 다른 체질 사람들의 경우 한여름의 더위에 땀이 나지 않으면, 다시 말해 땀을 내서 체온을 조절하지 않으면 병이 나고 마는데, 이 체질은 그 반대이다. 오히려 땀이 나면 두통이 생기고 소화불량이 생긴다. 비·위기능의 허약과 더불어 이 체질의 모든 병들이 이 찬 기운 때문에 생긴다고 할 정도로 고약한 것이다.

체형의 상하균형이 잘 잡혀 있다. 일반적으로 소음인은 하체가 크다고 하지만, 그것은 내부의 장기구조가 그렇다는 의미일 뿐이다.

피부가 매끄럽고 부드러우며 윤기가 있다. 여성은 말할 것도 없고, 남자의 손을 잡아도 여자아이 손을 잡은 것처럼 피부가 매끄럽고 부드러우며 윤기가 난다.

얼굴색은 황백색이다. 눈, 코, 입은 대체로 작고 섬세하며 둥근 편이다.

골격이 굵고, 피하지방(살)이 적으며 대체로 견실하다.

눈에 정기가 없고, 흡수형이며, 순하고 눈웃음을 잘 짓는다. 눈빛에 물기를 머금은 듯한 매력적인 눈을 가지고 있다고 보면 된다.

한숨을 잘 쉰다.

감기에 걸리면 두통과 함께 몸살증상이 생긴다.

성격적 특성

남성적이고 외향적이다. 실제로 이 체질 남자들은 남성다운 면모를 많이 가지고 있다. 가볍지 않고 무게가 있는데다가 의리가 있고 남에게 믿음을 주며 용감하다. 여성들이 보기에 매력 만점인 것이다. 이 체질 사람들은 농담도 잘하고 장난도 잘 치며, 술을 먹지 않고도 흥에 겨워 노래도 잘하고 춤도 잘 춘다. 부드럽고 연약한, 수줍고 여성적인 소음인의 성격을 전혀 찾을 수 없다. 여성들은 그 반대로 매우 여성적인 성향을 띤다. 이 체질 여성이 한 집단에 끼이면 그 집단 전체가 차분해지고 조용해질 정도이다. 그리고 여성적인 자태도 뛰어나 멀리서도 금새 눈에 띈다. 그러면서도 사교적이다. 뒤에 설명할 이 체질의 성격적 특성하고 배치되는 면도 있긴 하지만, 남성적이고 외향적인 성향이 이 체질의 분명한 특성임은 부정할 수 없는 사실이다. 그래서 나는 이 체질을 몸이 찬데도 열증다인으로 분류하는 것이다.

놀부기질이 있다. 곧 다른 사람 골탕먹이는 걸 좋아하고 그것을 즐기는 경향이 있다. 이 특성은 이 체질의 남자들한테서만 발견한 것이다.

완벽하고자 한다. 그러나 그게 지나치게 세심한 게 문제다.

온갖 상황을 다 가정해보고, 온갖 방법을 다 동원해서 문제를 해결하려 한다. 그러다 보니 머릿속에는 무궁무진한 사업아이디어가 들어있고 세상의 온갖 지혜가 다 들어있다. 그러나 실행하는 것이라고는 한숨 쉬는 일뿐이다. 시대의 조류를 타는 일은 이미 버스가 떠난 뒤이고, 결단이 필요한 일에는 우유부단한 성격 탓에 두통만 생긴다. 그래서 이 체질의 사람들은 심한 정신적 스트레스를 받아 노이로제 증상을 많이 보인다.

투일지심偸逸之心이 있다. 안일함을 좇는다는 얘기인데 이 체질 사람들은 움직이는 것을 싫어한다. 만일 남편 또는 아내가 양인이라면 싸움 깨나 할 것이다. 밖으로 나가자느니 싫다느니 하면서 티격태격 하다가, 양인인 상대방만 혼자 나가버리는 경우가 다반사로 일어난다.

적극적이지 못하다. 남이 하는 일에 대해 못마땅해 하면서도, 자신이 직접 팔을 걷어붙이고 나서지도 않는다. 생각은 많고 움직이기는 싫어하는 체질적 특성에서 비롯된 것이다.

불안정한 마음이 있다. 걱정해야 할 일이 생겼을 때는 물론이고, 평소에도 늘 불안하다. 근심이 습관화된 것이다. 걱정거리가 없으면 만들어서라도 스스로 불안해지려 한다. 그래서 신경쇠약, 우울증 같은 질환에 쉽게 노출된다.

조직에 능하다. 그래서 이 체질 사람들은 계모임 만들기를 좋아한다. 그게 어떤 모임이든 조직하고 꾸려나가는 데 일가견이 있는 사람들이다. 생각이 치밀하고 조직적이기 때문이다. 그러다 보니 자연히 권세와 권력을 좋아하게 된다.

세상일에 대한 가치기준이 양심이라는 잣대에 있다.

내가 할 일은 내가 알아서 하는 성격이다, 남이 간섭하는 것을 굉장히 싫어한다.

여성적인 성향을 고집하고, 남녀 모두 질투심이 많다.

즐거움은 가슴 깊이 간직하고 기쁨은 빨리 터트린다. 그래서 이 체질 사람들이 파안대소하는 걸 보기 어렵고, 재미있는 상황이 벌어지면 한 번 씨익 웃고 나서 두고두고 되새긴다. 반대로 자기 스스로 희열을 느끼는 것들은 곧바로 터트리고 이내 차분한 성격으로 돌아간다.

여성들은 찬밥이 있어도 새로 밥을 하고 찌개를 끓여서 식구들에게 제공한다.

하늘이나 내 마음을 알까? 이 체질 여성들이 답답함을 하소연할 때 흔히 하는 말이다. 소양인 열한증다인과는 달리 하고 싶은 이야기를 다 하지 못해 화병, 가슴앓이 등이 생긴다.

병과 치료법

이 체질은 때가 되면 배고픔을 느끼도록 평소 몸관리를 잘해야 한다. 몸에 조금만 이상이 와도 위병이 생겨서, 때가 되어도 배고픔을 모르다가 몸의 기운이 떨어져서야 식사할 생각을 갖는다. 때가 되면 '배가 고프다' '속이 쓰리다' 하는 것을 이 체질 사람들은 전혀 못 느끼는 경우가 많다. 또한 소음인 한증다인(신실음인)같이 탈항脫肛증상도 빈번하게 일어난다. 이 모든 증상에 인삼(백삼)이 명약이다. 소화가 되지 않아도 인삼(백삼)을 가루 내어 한 숟가락 먹으면 그만이고, 기운이 없고 쇠약할 때도 인삼이 주성분인 보중익기탕을 쓰면 기운이 생길 뿐만 아니라 탈항증상까지 없어진다.

신경을 많이 쓰거나 땀이 조금만 나도(물론 운동할 때 나는 땀은 제외하고) 두통이 생기는데, 그때는 황기계지탕이나 보중익기탕을 달여먹으면 된다.

소음인 한증다인과 달리 약에 대한 반응도 **빠른** 편인데, 문제는 움직이기 싫어하고 웬만한 신체적 고통은 참고 이겨내는 습성 탓에 약을 잘 안 먹으려 한다는 것이다.

건강할 때는 아무리 더워도 땀 한 방울 흘리지 않는 체질이다. 그런데 이런 현상을 역으로 생각하면 땀이 나면 잘못된다는 뜻도 된다. 몸이 차서 땀을 흘리면 열을 빼앗기고 그로 인해 몸이 더욱 차가워져 각종 질병이 생기기 때문이다.

사람들이 흔히 착각하고 있는 것 중의 하나가 몸이 찬 사람은 몸을 따뜻하게 해야 하고 몸에 열이 있는 사람은 몸을 차게 해야 한다는 생각이다. 그러나 대단히 잘못된 생각이다. 여름에 냉수를 담은 컵을 놓아두면 얼마 지나지 않아 컵 표면에 물방울이 엉겨붙고, 겨울에 더운물을 담은 컵을 놓아두면 이 컵 역시 표면에 물방울이 엉겨붙는다. 반대로 여름에 더운물을, 겨울에 찬물을 컵에 담아놓으면 그런 현상이 생기지 않는다. 자연현상이지만 인체도 이와 다를 게 없다. 몸이 찬 사람은 겉을 차게 해줘야 컵의 결로結露현상 같은 땀이 나지 않아 몸이 원래 상태로 돌아가고, 몸이 더운 사람은 겉을 덥게 해줘야 속의 열이 땀으로 발산되어 열이 식는다.

이 체질에 이런 현상을 적용시켜보자. 속이 너무 차면 겉열이 심해져 병이 발생하므로 성질이 더운 약재나 음식으로 속을 덥혀주고, 겉열이 높아지면 속이 더욱 차게 되어 병이 발생하므로 겉을 시원하게 해주어야 한다. 거기에다 규칙적으로 소량의 식사를 하는 습관을 들여 위병을 다스리면 이 체질 특유의 끈기와 더불어 건강하게 오래 살 수 있을 것이다.

이 체질 사람의 속을 덥혀주는 것으로 인삼만한 것이 없으며, 체질처방 중에 인삼이 많이 들어간 처방을 찾아 그 증상에 맞게 활용하면 된다.

음식으로는 강한 음의 기운을 사하고 양의 기운을 보하며, 소화되기 쉽고 찬 기운을 덥힐 수 있는 더운 성질의 것을 먹어야 한다. 곧 꿩 같은 조류와 토끼, 염소, 노루, 개, 닭, 사과 등이 대표적이다.

겉을 차게 하는 방법으로는 냉수욕이나 수영 등이 좋은 건강법이 될 것이다.

새로 정한 소음인 병에 쓰는 24가지 처방(302쪽) 중 보중익기탕, 황기계지탕, 백하수오이중탕, 백하수오부자이중탕, 관계부자이중탕, 오수유부자이중탕 등을 증상에 맞게 쓰면 된다.

이 체질은 치아에 문제가 생기면 치근이 약해서 생기는 것이 아니라, 반대로 너무 강해서 생기므로 고생을 많이 하게 된다. 강한 치근 때문에 염증이 많이 생기길 수 있으니 평소 치아관리를 잘해야 한다.

8)소음인 한증다인(신실음인腎實陰人)
동의수세보원 신수열 표열병腎受熱表熱病의 증상을 갖는 사람들

신체적 특성
신장의 기능이 가장 강한 체질이다. 이 체질은 비·위기능이 찬 기운을 받아 그 기능이 저하되어 발병하는 소음인 열증다인(비허양인)과 반대로, 신대 곧 신장기능이 항진됨으로써 모든 병이 초래된다. 그래서 신장관련 질환을 앓는 사람들이 많다. 물론 소양인 한증다인(신허음인)과 반대이므로 증상이 전혀 다르다. 신이라 함은 하초下焦를 통칭하고, 그와 같은 무리로

방광, 대장, 전음(남녀의 생식기능), 입, 뼈 등이 포함된다. 그러므로 이 체질은 하초의 무리 전체가 강하고 그 기능이 항진되면 병이 생긴다. 신장의 직접적인 역할은 남녀의 생식기능, 곧 여성의 생리와 출산, 남성의 정력 등을 주관하는 데 있다. 이런 신장이 강하여 건강할 때는 여성들의 경우 여성 문제가 시원하고, 남성들의 경우 배출하지 않으면 몸에 지장이 올 정도로 힘이 넘친다. 그러나 그 기능이 넘쳐 항진되면(열을 받으면) 문제가 발생한다. 여성의 경우 생리불순이나 생리부조화 현상들을 의외로 많이 가지고 있다. 게다가 쉽게 낫지도 않아 일단 문제가 발생한 사람은 거의 만성인 경우가 많다. 그런 여성은 엉치(엉덩이 뼈)가 시리고, 관절이 아프고, 허리병은 고질이며, 소화기능마저 좋지 않은 경우가 대부분이다. 남성의 경우는 부인이 베개 들고 옆방이나 거실 소파로 피신해야 할 정도로, 부인이 옆에 있고 자신이 깨어 있으면 그냥 돌진한다. 그런데 그것이 지나치거나 섭생을 잘못하여 신장기능이 항진되면 서서히 문제들이 발생한다. 소변 횟수가 증가하고 잔뇨감이 있으며, 작년인가 재작년인가에 뻐근했던 허리가 그제서야 아파온다. 그때가 되면 부인보다 자신이 베개 들고 도망가야 할 처지가 되는 것이다.

관절염 증상을 많이 가지고 있다. 이 체질 사람들은 비·위 기능이 그런 대로 안정되어 있어서 소화가 잘 되는 편이다. 게다가 소음인 열증다인(비허양인)처럼 식탐을 내거나 과식을 한다. 그러니 몸에 살이 붙게 마련이고, 그런 사람의 경우 대개 시간이 좀 지나면 관절에 염증 같은 것이 생겨서 고생하게 된다. 이 증상 또한 한번 생기면 고질화되고, 소변이 시원치 않고 소화기능이 떨어지는 증상이 동반되며, 병이 더 진행되면 먹어서 살이 찌는 게 아니라 부어서 살이 찌게 된다. 물론 이 체질 사람들이 살쪘다고 하여 다 관절염 앓는다는 말은 아니고, 그럴 확률이 높다는 뜻이다. 그런데 관절염을 앓는 사람을 살펴보면 반드시 비만증을 동반하고 있다.

탈항증상이 많이 생긴다. 대장기능이 강하여 변을 3~4일에 한 번씩 보아도 무리가 없는, 오히려 그래야 건강한 사람들이다. 그러나 이것 역시 기능이 항진되면 변을 볼 때 탈항증상이 생기기 쉽다. 그런 증상이 오면 변을 굳고 시원하게 보지 못하고, 묽고 자주 보게 된다.

미식가들이 많다. 입맛이 발달해 식도락을 즐기는 사람이 많다. 언제 어디서 먹은 음식이 어떻다는 얘기를 자주 하고, 맛있다고 하는 곳은 천 리를 멀다 않고 찾아가 식도락을 즐긴다.

뼈가 발달하였다. 소음인 중에는 체구가 작은 사람이 많지만, 이와 반대로 신장이 아주 큰 사람 또한 소음인이다. 키가 커도 소양인 열증다인처럼 꺼벙하지 않고, 거구라는 소리를 들을 만큼 골격이 발달해 있다. 그렇지 않은 사람들도 뼈가 단단해서 골다공증 같은 질환에 노출되는 경우가 거의 없다.

비·위기능이 좋지 않다. 그렇지만 실제로 큰 문제는 아니다. 다만 몸에 이상이 생기면 소화기능이 많이 떨어져서 소음인 열증다인 같은 증상들이 나타나기 때문에 좋지 않다고 할 뿐이다. 이 체질 사람들에게 비·위기능이 좋지 않다고 얘기하면 10명 중 8~9명이 아니라고 할 정도이다. 평소에는 음식을 가리지 않고 잘 먹고 소화도 잘 시키지만, 몸의 기능이 떨어지면 곧바로 소화기능에 이상이 온다. 그리고 이 체질만이 가지고 있는 식습관 하나가 있는데, 그것은 반드시 밥을 먹어야 한다는 것이다. 고기를 많이 먹고 나서도 밥을 먹어야 식사를 한 것 같고, 술을 먹어도 밥을 꼭 먹어야 하는 체질이다.

간의 기능이 약하다. 그러나 저절로 간이 잘못되는 경우는 드물다. 간을 해롭게 하는 행위가 있을 때라야 간기능이 급속도로 떨어진다. 대표적인 게 술이다. 맥주잔에 맥주를 먹거나 양주를 먹거나 취하는 게 똑같다. 술에 약한 사람은 괴로운 게 똑같고, 술을 즐기는 사람은 취하는 게 똑같다. 다시 말해 알코올의 도수가 높고 낮은 게 문제가 아니라, 술의 양이 문제인 체질이다. 내가 관찰한 바에 따르면, 이 체질을 가진 모든 사람들에게서 발견할 수 있는 현상이다.

몸이 차다. 그러나 실제로는 몸에 열이 있다고 느끼는 사람들이 대부분이다. 열이 있어 인삼이 안 맞는다고 생각하는 것이 이 체질 사람들의 공통된 견해라 할 정도로 본인 스스로 열이 있다고 느낀다. 그러나 배를 만져보라. 잠을 잘 때 배를 덮지 않으면 못 자는 사람들이 대다수이다. 신열이 겉열로 바뀌어 덥다고 느끼는 것이지 실제로는 몸이 차다.

다른 체질과 구별하기 쉽지 않다. 골격은 발달하였으나 살집이 견실하지 못하고 비만한 사람이 많기 때문이다.

호흡기가 좋아 달리기를 잘 한다. 끈기가 필요한 운동과 마라톤 등에 두각을 나타낸다.

인후가 늘 좋지 않다. 가래가 낀 듯하여 잔기침을 자꾸 해보지만 가래는 나오지 않고, 그저 답답한 증상이 목젖 밑에서부터 명치 위쪽까지 걸쳐 있다.

땀을 내면 몸이 안 좋다.

감기에 걸리면 한전증상이 온다. 태음인 한증다인보다는 못하더라도 매우 심한 편이다. 그때도 발한제發汗劑를 써서 땀을 내서는 안 된다.

손발이 떨리는 증상이 있다.

성격적 특성

양심적이다. 선량하고 착하여 법 없이도 살 수 있는 사람들이다. 조용하고 차분하며, 남에게 해코지를 하지 못하고 분수에 맞게 착실히 생활해나간다. 자신의 행동이나 마음가짐을 양심이라는 잣대로 조절하며, 비양심적인 행위나 사안에 민감한 반응을 보인다.

감성이 뛰어나다. 미술 같은 데 취미가 있고, 옷을 고르거나 가재도구를 구입할 때도 상당한 재능을 발휘하여 좋은 물건을 고른다.

현실적이다. 허풍 떨거나 과대 포장하는 것을 싫어한다. '생긴 그대로'를 선호하고 쓸데없는 절차나 형식을 싫어한다.

고집이 세다. 자신의 고집을 내세울 때 보면 말 그대로 벽창호이다. 주위의 만류나 권고는 전혀 끼여들 틈이 없을 정도로 고집이 센 편이다.

차분한 마음과 급한 마음이 공존한다. 원래는 성격이 조용하고 차분한데 일의 사안이나 몸의 상태에 따라 몸의 겉열로 인한 급한 마음이 생긴다. 특히 성질이 나면 눈에 보이는 게 없을 정도로 과격하고 급해진다. 이 체질 사람들은 손재주가 있어서 글씨를 잘 쓰는데, 글씨 쓰는 것을 보면 '날아간다'는 표현이 어울릴 만큼 빠르게 휘갈기며 써내려간다.

끈기가 있다. 다른 체질 같으면 갑갑하고 진력이 나서 못 견디는 일도 느긋하게 혼자서 잘해낸다. 힘들여서 후딱후딱 해치우는 게 아니고 하나하나 해나가는 스타일이다. 그러다 보니 무슨 일을 하든지 시간이 오래 걸리는데, 그래도 중도에 포기하지 않고 끝까지 해낸다.

한번 감정이 상하면 오래 간다. 특히 상대방이 자기에게 양심적이지 못한 행동이나 말을 했을 때, 그 특유의 끈기와 결합되어 일 년, 심하게는 평생을 간다. 그러나 그런 것들이 현실적인 것과 부딪히면, 현실적인 이해타산에 의해 그 감정이 금새 처리된다.

아전인수식의 사고방식이 있다. 마치 석 달 가뭄에 비가 오니 제 논에 물을 먼저 대려고 치열하게 물싸움하듯이 한다는 말이다. 다들 눈에 불이 켜져있는 마당에 물 흐르는 순리에 따라 물을 대야 원칙이련만, 저쪽으로 흘러가는 물줄기를 내 논 쪽으로 돌려놓고는 애초부터 이 물줄기는 이쪽으로 향하고 있었다고 우긴다.

물자를 절약하는 정신이 투철하다. 좋게 보면 허튼 낭비를 절대 안 하는 사람이지만, 이것이 심해지면 수전노 소리를 들을 정도로 심각한 지경에 이른다.

생각이 치밀하고 판단이 빠르고 조직적이어서 학구적인 면이 있다.

조직에 능하다.

불안정한 마음이 있다.

남이 하는 일을 못마땅하게 여기면서도 자신이 나서는 경우는 없다.

남이 자기 일에 간섭하는 것을 굉장히 싫어한다. 개인주의적 성향이 강해서 남의 충고는 아예 들으려고 하지 않는다.

겁이 없다. 귀신이야기처럼 인위적으로 조성하거나 마음의 동요로 일어나는 공포에 대해 미련할 정도로 겁이 없다. 그런데 이 체질은 엉뚱한 데 겁을 낸다. 무심코 지나갈 때 개가 느닷없이 짖으면서 덤비면 혼비백산하여 정신을 못 차린다. 곧 직접적인 신체위협에 전혀 대책이 없다.

여성들은 감정의 기복이 심한 편이다. 활달한 성격의 내면에 불안정한 마음이 있어서 노이로제증상에 시달리는 사람이 많다.

병과 치료법

이 체질 사람들에게 가장 무서운 질병은 신장관련 질환이다. 허한 것을 보하는 방법은 있어도 실한 것을 사하는 방법은 쉽지 않기 때문에, 신장이 강한 체질적 특성으로 인해 생기는 신장질환은 일단 발병하면 고질화된다. 특히 여자들의 신장기능 이상, 곧 생리나 출산에 문제가 생기면 쉽게 낫지 않을 뿐 아니라, 누워 있을 수도 없을 만큼 심한 허리통증까지 겹친다. 약에 대한 반응도 느려서 웬만한 약은 먹으나 마나이다. 또 식사할 때 한번에 포식하고 몇 끼니를 건너뛰는 불규칙적인 사람들이 많고, 체질식에 관해서도 대개 시큰둥한 반응을 보이며 제대로 섭생하지 않는 사람들이 많다 보니, 더욱 치료가 쉽지 않다. 철저한 체질식과 규칙적인 식사를 하는 것이 치료의 첫번째 조건이고, 팔물군자탕이나 향사양위탕을 몇 개월 꾸준히 복용하면 상당한 효과가 있다. 여자들 중에 관절염으로 고생하는 사람들이 유난히 많다. 심하면 손가락 마디마디까지 붓고 아픈 증상이 생긴다. 계지반하생강탕을 쓰면 소변량이 많아지면서 붓기가 빠지고 손가락 마디 같은 작은 관절부터 좋아지기 시작하여 전반적으로 호전된다.

탈항증상이 있다. 언젠가 친구의 동생이 과음하거나 과로하면 탈항증상이 생긴다고 하소연하기에 향사양위탕을 한 제

먹었더니, 그 증상이 현저하게 줄어들더라고 했다. 그래서 그 처방을 알려주고 스스로 지어먹도록 하였는데, 나중에 하는 얘기가 밤에도 옛날 같지 않고 좋아졌다며 그 약이 정력제냐고 묻는 것이었다. 이렇듯 향사양위탕은 이 체질에게 있어 정력제요, 보약인 셈이다. 그러므로 잘 활용하면 건강을 증진시키는 데 큰 보탬이 될 것이다.

감기에 걸리면 추워서 떠는 증상이 매우 심하게 나타난다. 이때 천궁계지탕을 쓰면 그 증상이 완화되거나 예방된다. '소음인은 춥고 열이 날 때 발한제를 써서는 안 된다' 는 『동의수세보원』의 설명처럼, 이 약은 땀을 내서 그 증상을 없애는 게 아니라, 속을 덥혀서 그 증상을 치료하는 약이다. 감기에 걸렸다고 섣불리 땀을 내려 하지 말고, 감기에 걸리기 쉬운 계절에 미리 이 약을 준비해두었다가 적절하게 활용하는 지혜가 필요하다.

그 밖에 새로 정한 소음인 병에 쓰는 24가지 처방(302쪽) 중 향사양위탕, 천궁계지탕, 계지반하생강탕, 팔물군자탕, 향부자팔물탕, 곽향정기산 등을 증상에 맞게 쓰면 된다.

이상에서 각 체질의 특성을 분석하여 좀더 용이하게 체질을 구별할 수 있도록 하였다. 그런데 문제는 이런 특성들이 겉으로 잘 나타나지 않는 사람들이 있다는 것이다. 특히 몸이 건강한 사람들의 경우와 정신적으로 안정된 사람들의 경우 더욱 그러한데, 그런 사람들은 이미 체질의학의 근본목표인 음양화평陰陽和平의 경지에 이르렀다고 보면 된다. 그러므로 굳이 체질을 구별하는 데 연연하지 말고, 지금까지 해왔던 것처럼 몸과 마음의 건강을 위해 더욱 정진해야 할 것이다.

소음인의 특성

	열증다인(신실양인)	한증다인(비허음인)
신체적 특성	• 위기능이 약해 발병 • 신장기능 가장 안정 • 상하균형이 잘 잡힌 체형 • 골격이 굵고 살이 적음 • 피부가 매끄럽고 부드러움 • 얼굴색(황백색) • 몸이 참 • 눈이 흡수형(눈웃음) • 한숨을 잘 쉼 • 인후 좋지 않음 • 땀을 내면 몸에 나쁨	• 신장기능이 강해 발병 • 관절염/탈항증상 • 미식가 • 뼈가 발달 • 비/위기능 안정 • 간기능 약함 • 몸이 참 • 비만한 사람도 많음 • 호흡기 좋음 • 손발 떨리는 증상 • 한숨잘쉼 • 인후 좋지 않음
성격적 특성	• 남성적/외향적 • 놀부기질 • 완벽 추구 • 투일지심 • 적극적이지 못함 • 불안정한 마음 • 조직에 능함 • 양심이 가치기준 • 남의 간섭을 싫어함 • 여성적인 성향(질투심) • 즐거움 간직/기쁨 즉발 • 화병/가슴앓이(여성) • 생각 치밀/판단 빠름(학구적) • 감정기복 심함(여성)	• 양심적/현실적 • 감성이 뛰어남 • 고집/끈기 • 차분한 마음과 급한 마음 공존 • 적극적이지 못함 • 감정 상하면 오래 감 • 아전인수식 사고방식 • 절약정신 투철 • 남의 간섭을 싫어함 • 조직에 능함 • 불안정한 마음 • 나머지는 비허양인과 같으나 그 강도가 약함

체질의학 활용법

01 체질별 음식과 약재

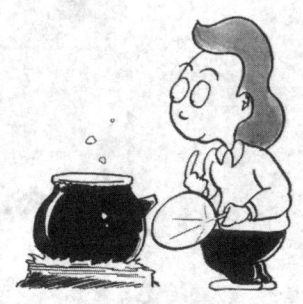

체질별로 먹어야 할 음식과 약재, 가려야 할 음식과 약재는 8체질이 아닌 4체질로 구분하기로 한다. 4체질을 열熱과 한寒으로 나눈 8체질은 4체질과 그 근본이 같아서, 먹어야 할 음식과 써야 할 약재가 같으므로 굳이 구분할 필요가 없기 때문이다. 다만 꼭 필요한 경우에는 구분하여 설명하기로 한다.

1) 태양인

이 체질 사람들은 생선회를 먹으면 입안이 개운해진다고 한다. 생리불순이 있는 여성은 생선회를 먹으면 그 증상이 완화되고, 남성은 생선회를 곁들여 술을 먹으면 많이 마셔도 되고 이튿날 숙취현상도 없다. 생선회가 이 체질 사람들의 약한 간 기능을 보하는 역할을 하기 때문이다.

　이 체질 사람들은 이와 같이 간기능을 보호하는 음식을 반드시 먹어야 한다. 간이 약해서 약을 먹으면 그게 곧 병으로 발전하므로 병이 생겨도 약을 쓸 수 없고, 음식조절만으로 병을 고치고 예방해야 하기 때문이다. 어찌 보면 생존조건이 매우 열악하다고도 할 수 있는데, 간기능만 잘 조절하면 병에 잘 안 걸리는 체질이므로, 크게 낙담할 것까지는 없고 식사조절만 철저히 하면 된다.

맵고 성질이 뜨거운 음식이나 지방질과 칼로리가 높은 동물성 단백질은 피해야 하며, 지방질이 적은 해물류·야채류와 자극성이 없는 밋밋하고 담백한 음식을 섭취해야 한다. 모든 종류의 약, 우유, 은행, 도라지, 연근, 무, 참기름 등은 각별히 조심해야 한다. 그 밖의 여러 가지 식품은 체질별 식품을 숙지하여 그대로 섭취하면 될 것이다.

일상적으로 먹어야 할 식단표
주식   보리, 메밀, 검은콩, 멥쌀 등으로 지은 밥
부식   조갯국(모든 조개 종류 가능), 생선회, 생선구이(조기 제외), 붕어조림, 신선하고 푸른 야채(당근과 무는 금지), 청포도, 초콜릿, 감
차류   모과차, 솔잎차, 운지버섯차 등에 검은 설탕을 조금 타서 마심

이로운 음식
어육류 육류는 없음, 굴, 오징어, 멍게, 홍합, 소라, 전복, 조개, 게, 한치, 낙지, 아구, 복어, 문어, 우렁, 새우, 꽁치, 고등어, 청어, 갈치, 가자미, 붕어, 해삼, 홍어, 성게, 달팽이, 자라 등

야채류	케일, 신선초, 상추, 비트, 브로콜리, 시금치, 오이, 파슬리, 양상치, 배추, 양배추, 깻잎, 우엉, 갓, 호박, 아욱, 운지버섯, 순채나물, 솔잎 등
곡물류	보리, 좁쌀, 들깨, 검은깨, 수수, 메밀, 검은콩, 녹두, 팥, 강낭콩, 완두콩, 유색콩 등
과실류	포도, 바나나, 딸기, 참외, 키위, 감, 파인애플, 송화, 다래, 머루, 앵두, 모과, 유자 등
차류	모과차, 감잎차, 오가피차, 녹차 등
기타	초콜릿, 비타민 C, 비타민 E(토코페놀) 등

해로운 음식

어육류	소고기, 돼지고기, 닭고기 등의 모든 육류, 미꾸라지, 메기, 참치, 상어, 장어, 쏘가리, 뱀, 조기 등
야채류	무, 당근, 도라지, 더덕, 열무, 미나리, 샐러리, 부추, 파, 생강, 느타리, 송이, 표고, 영지, 더덕, 인삼, 칡 등
곡물류	찹쌀, 차조, 밀가루, 흰콩, 율무, 땅콩, 참깨, 참기름, 밤, 대추, 호두, 은행, 잣, 도토리, 고구마 등
과실류	사과, 멜론, 오렌지, 레몬, 자몽, 배 등
차류	영지, 홍차, 커피, 칡차, 율무차, 오미자차 등
기타	우유, 요구르트, 베지밀, 꿀, 로열젤리, 인삼, 녹용, 화분, 치즈, 버터, 후추, 카레, 콩나물, 두부, 겨자 등

해로운 음식을 먹었을 때 걸리기 쉬운 질환

소고기, 설탕	안질
무	소화불량
조기	전신위화감

교맥(메밀), 목과(모과, 즙을 내 먹거나 말려서 씀), 미후도(산
다래, 익은 것을 말려서 쓰거나 술을 담아먹어도 좋으며 과일
을 구할 수 없을 땐 덩굴을 써도 됨), 포도근(포도 뿌리), 방합
(대합조개), 즉어(붕어), 송엽(솔잎, 송지, 송절, 송화가루 등),
순채나물, 앵도육(앵두) 등

2) 태음인

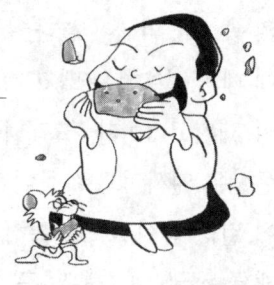

이 체질 사람들은 소화력이 워낙 좋아서 무엇이든 잘 소화시
키기 때문에 무슨 음식이든 먹어도 별 탈이 없다. 그래서 음식
을 전혀 가리지 않고 잘 먹는 사람들이 많다. 그런데 그 중에
는 선입견을 갖고 음식을 대하는 사람들 또한 꽤 많다. 그런
사람들은 조금이라도 비위가 상하면 음식에 손을 못 대는 사
람들인데, 이전부터 먹어오던 습성에 따라 음식을 가려먹는
심한 편식증을 가지고 있다. 예컨대 오리고기에 대한 편견이
있는 이 체질 사람에게 친구들이 닭고기라 하여 먹게 하다가
거의 다 먹을 때쯤 오리고기라고 하면, 그때부터는 마치 벌레
라도 씹은 듯한 표정으로 맛있게 잘 먹던 오리고기를 먹지 못
하는 것이다. 이런 사람들이 아무 음식이나 가리지 않고 잘 먹
는 사람들보다 오히려 체질식을 더 잘 할 수 있으므로, 십분

활용한다면 건강을 유지할 수 있다.

한증다인(폐허음인)의 경우 음식을 가려먹는 데 별 관심이 없는 사람들이 많고, 아주 뜨겁거나 찬 것을 선호하는 경향이 있다.

혈압 및 심혈관계 질환 등에 걸리지 않도록 비만(과식)에 주의해야 하고, 폐가 약한 관계로 그 기능을 보충해줄 수 있는 음식과 지방질이 적고 단백질이 많은 식품을 섭취해야 한다. 자극성이 강한 음식과 더운(열) 성질의 음식이나 생랭한 성질의 음식을 피해야 한다. 특히 폐가 메마르는 현상이 있기 때문에 폐가 선호하는 맵고 비린 음식을 즐겨 찾는데, 대표적인 것이 돼지고기이다. 그러나 돼지고기를 먹으면 폐가 메마르는 현상은 일시적으로 풀어질지 모르나, 혈압 및 심혈관계 질환에 걸리기 쉬우므로 특히 유의해야 한다. 그 밖에 낙지류, 조개류, 생굴, 게, 새우, 곶감, 메밀 등을 각별히 피해야 한다. 간기능을 항진시켜 몸의 불균형을 초래하게 하기 때문이다.

일상적으로 먹어야 할 식단표

주식 현미, 쌀, 수수, 율무, 은행, 밤, 조 등으로 지은 밥 (검은콩은 절대 금지). 밀가루 음식(칼국수, 수제비, 빵 등)은 먹어도 좋으나, 조개나 돼지고기를 쓰지 말고 소고기 국물을 사용해야 함

부식 소고기미역국, 토란국, 콩나물국, 두부찌개, 된장찌개, 동태찌개, 조기나 가자미 조림, 깍두기, 동치미, 열무김치, 밤, 호두, 은행, 고구마, 옥수수, 땅콩, 우유, 당근즙 (또는 생당근), 배, 복숭아, 딸기, 토마토

차류 율무차, 칡차, 오미자차, 마차

이로운 음식

어육류 소고기, 멸치, 조기, 가자미, 명태, 미꾸라지, 간유, 참치, 상어, 메기, 명란, 대구, 뱀장어, 잉어 등

야채류 푸른 상추, 비트, 브로콜리, 시금치, 냉이, 쑥갓, 오이, 당근, 파슬리, 무우, 열무, 달래, 연근, 양상치, 파, 양파, 감자, 고구마, 호박, 마, 도라지, 더덕, 삼지구엽초(음양곽), 양송이, 표고버섯, 느타리버섯, 운지버섯, 상황버섯, 고사리, 토란 등

곡물류 멥쌀, 현미, 찹쌀, 좁쌀, 차조, 참깨, 수수, 율무, 대두, 강낭콩, 완두콩, 땅콩, 호두, 옥수수, 밤, 잣, 도토리, 밀가루 등

과실류 귤, 오렌지, 레몬, 딸기, 토마토, 낑깡, 자몽, 매실, 살구, 복숭아, 자두, 배 등

차류 율무차, 마차, 칡차 등

기타 김, 미역, 다시마, 치즈, 번데기, 버터, 쌀엿, 해파리, 후추, 카레, 밀가루, 천일소금, 된장, 콩나물, 두부, 우유, 흑당, 간유구(비타민 A와 D의 복합제) 등

해로운 음식

어육류 조개, 게, 새우, 오징어, 낙지, 갈치, 고등어, 청어, 꽁치, 멍게, 홍합, 한치, 굴, 붕어, 소라, 가물치, 복어, 우렁, 달팽이 등

야채류 배추, 케일, 유색 상추, 미나리, 신선초, 샐러리, 숙주나물, 생강, 양배추, 깻잎, 영지버섯 등

곡물류 메밀, 보리, 밀가루, 검은콩, 검은팥, 검은깨, 들깨, 흰설탕, 초콜릿, 흰소금, 팥 등

과실류	감, 곶감, 참외, 바나나, 다래, 대추, 멜론, 포도, 파인애플 등
차류	모과차, 영지차, 오가피차, 생강차, 인삼차, 녹차, 커피 등
기타	꿀, 로열젤리, 후추, 푸른색 등

해로운 음식을 먹었을 때 걸리기 쉬운 질환

달걀, 닭고기	빈혈, 담석증, 노이로제, 고혈압, 심장마비, 중풍
개, 염소고기	종기, 빈혈, 전신위화, 치질
돼지고기	감기, 기침, 신경통, 고혈압, 심장질환, 치질
배추, 사과	기침, 설사
계지	양독승(발진)
당귀	설사
석고	수족궐냉
시호	땀이 그치지 않음

적합한 약재

갈근(칡), 감국(들국화), 건율(말린 밤), 과체(참외꼭지 말린 것), 관동화(머위꽃), 궐채(고사리), 구인(지렁이), 길경(도라지), 고본, 경묵(묵), 금박, 나미(찹쌀, 인절미), 나복자(무 씨), 남과(호박), 녹용(사슴뿔), 대두황권(콩싹 틔운 것, 콩나물), 대황, 동과자, 마자인(삼베 씨), 마황, 맥문동, 백강잠(저절로 죽은 누에), 백반, 백지, 백자인(측백나무 열매), 백과(은행), 부평(개구리밥), 사군자, 사당(설탕), 사삼(더덕), 사향(사향노루 배꼽), 산약(마), 산조인(멧대추), 상백피(뽕나무 뿌리 껍질, 상엽 더부살이인 상기생도 씀), 서각(물소 뿔), 석창포, 승마, 연자육(연꽃 씨), 영양각(영양의 뿔), 오매(덜 익은 매실), 오미자, 용골(사슴 등의 화석), 용뇌, 용안육, 우육(소고기), 우황(소 쓸개에서 나온 담석), 웅담(곰 쓸개), 원지, 금, 은, 음양곽(삼지구엽초), 의이인(율무), 이어(잉어), 제조(굼벵이), 전갈, 천마, 천문동, 해대(다시마), 행인(살구 씨), 황금, 호골, 해송자(잣) 등

---

3) 소양인

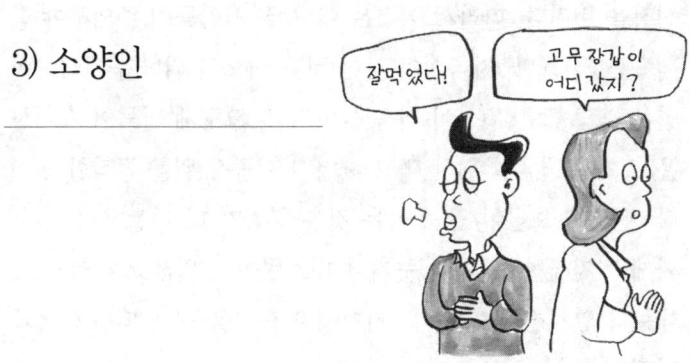

무슨 음식이든 잘 먹고 소화를 잘 시키며, 음식섭취량도 체구에 맞지 않게 많은 편이다. 그러다 보니 음식 가려먹으라는 얘기가 이 체질 사람들에게는 전혀 이해가 되지 않으며, 그 당위성을 설명해주려면 고통스러울 정도로 인내심이 필요하다.

이 체질 사람에게 음식은 그저 먹어야 하는 것, 그 이상도 이하도 아니란 인식이 팽배해 있다. 영양과 맛에 관계없이 먹는 것 자체를 즐기는 체질이다. 음식을 먹을 때 맛있다면서 먹는 이 체질 사람에게 어떻게 맛있느냐고 물어보면 우물쭈물 대답을 못할 것이다. 그저 맛있다는 것이다. 그러나 그렇게 잘 먹다가도 일단 먹는 데 잘못이라도 생기면, 큰 문제가 아닐 수 없다. 진액이 부족하고 끈기가 없어 평소 먹는 것이 많을 때는 그

힘으로 버티지만, 음식섭취가 어렵게 되면 뱃가죽이 등에 붙고 혼자 힘으로 일어설 수도 없을 만큼 순식간에 몸이 망가진다.

한증다인(신허음인)의 경우 잘못 먹은 음식물로 인해 설사병이 생기기라도 하면, '하느님 아버지' 하는 소리가 절로 나올 것이므로, 내가 먹어야 할 것과 먹지 말아야 할 것을 숙지하여 그에 따라 절제해야 한다.

이 체질 사람들은 맵게 먹으면 위를 버리고, 짜게 먹으면 신장을 버린다. 따라서 이것은 이 체질 사람들이 주의해야 할 식습관 제1호다. 자극성이 강한 것을 먹으면 위벽을 자극하여 안 그래도 많은 위산이 더 만들어지고, 그렇게 만들어진 위산은 소화에 필요한 위산 빼고 나머지는 곧장 위를 공격할 것이다. 신장에 소금이 안 좋다는 것은 천하가 다 아는 사실이다. 짜게 먹지 않아도 몸이 붓거나 대소변이 시원찮고 허리가 제대로 서있지 않을 판인데, 거기에다 짠것을 먹게 되면 어떻게 되겠는가?

'고한골苦寒骨' 3박자를 갖춘 음식을 먹는다. 고苦는 맛이 쓴 것을 가리키고, 한寒은 성질이 찬 것을 가리키며, 골骨은 신장으로 간다는 말이다. 몸에 열이 있고 신장이 약하니 당연한 이치이다. 해삼, 멍게 등의 해산물은 쌉쌀한 맛이 난다. 케일, 신선초, 두릅, 머위 등의 채소도 쌉쌀한 맛이 난다. 이런 것들은 이 체질 사람들이 먹으면 은단을 먹었을 때처럼 입안이 싸 하면서 개운하다고 한다. 과일 중에는 참외, 오이 등이 그러한데, 음식을 잘못 먹어 더부룩할 때 오이 한두 개를 씹어 먹으면 얼마 안 있어 음식냄새가 진동하는 트림이 나온다. 주의할 것은 한여름 더위 먹었을 때 먹는 익모초 같은 것들은 그 맛은 쓰지만 성질이 더운 관계로 절대 먹어서는 안 된다.

진액을 보충할 수 있는 음식을 섭취해야 한다. 청어, 고등어, 꽁치, 갈치 등 생선기름이 많은 것을 섭취하고, 특히 껍질에 필요한 성분이 많이 들어 있으므로 반드시 껍질까지 다 먹어야 한다. 또 문어, 낙지, 오징어, 쭈꾸미 등과 같이 진득진득한 생선들을 많이 먹어야 하고, 기름기가 많은 돼지고기도 일반적으로 알려진 것과 달리 이 체질에 매우 이로운 음식이다. 돼지고기는 성질이 찬 유일한 육식동물이기 때문이다.

청열사화, 곧 열을 없애고 보음할 수 있는 음식을 섭취하라. 보리나 메밀 같은 것으로 위열이 생기는 것을 방지하고, 신선한 야채를 많이 섭취해야 한다. 그 밖의 여러 가지 식품은 체질별 식품들을 숙지하여 그대로 섭취하면 된다.

일상적으로 먹어야 할 식단표

주식 보리, 검은콩, 일반미(맵쌀)를 똑같은 비율로 하여 지은 밥(녹두나 팥을 조금 가미해도 됨). 메밀냉면을 먹어도 좋은데, 반드시 돼지고기를 같이 먹어야 영양의 균형을 맞출 수 있다. 단, 몸이 아플 때는 면류를 절대 먹어서는 안 됨

부식 조갯국, 오징어찌게, 게장이나 찌개, 김치찌개(돼지고기 첨가), 꽁치 · 고등어 · 정어리 · 갈치 구이나 튀김, 생오이 1개 이상, 배추김치, 숙주나물, 그 밖에 그 계절에 나는 신선한 야채를 생으로 먹거나 조리하여 섭취함

차류 커피는 절대 안 된다. 보리차를 마시던가, 구기자나 영지를 달여서 흑설탕을 조금 첨가하여 마신다. 1주일만 실행하면 효과가 확실히 나타남.

이로운 음식

어육류 돼지고기, 오리고기, 메추리알, 달팽이, 굴, 오징어, 멍게, 홍합, 소라, 낙지, 아구, 도미, 성게, 홍어, 조개, 게, 한치, 문어, 우렁, 새우, 꽁치, 고등어, 청어, 갈치, 가자미, 명태, 붕어, 해삼, 전복, 가재, 복어, 자라, 가물치, 바다장어 등

야채류 케일, 신선초, 유색 상추, 비트, 브로콜리, 시금치, 무, 열무, 미나리, 오이, 파슬리, 양상치, 배추, 양배추, 피망, 깻잎, 우엉, 갓, 아욱, 양송이, 영지버섯, 죽순, 홍화기름, 알로에 베라 등

곡물류 멥쌀, 현미, 보리, 좁쌀, 들깨, 검은깨, 팥, 메밀, 녹두, 검은콩, 강낭콩, 완두콩, 유색 콩 등

과실류 포도, 바나나, 딸기, 수박, 참외, 토마토, 키위, 감, 복숭아, 파인애플, 자두 등

차류 구기자차, 산수유차, 녹차, 신선한 녹즙 등

기타 토코페놀(비타민 E), 초콜릿 등

해로운 음식

어육류 소고기, 닭고기, 개고기, 노루고기, 양고기, 염소고기, 미역, 김, 다시마, 조기, 미꾸라지, 메기, 뱀장어, 북어 등

야채류 파, 당근, 양파, 도라지, 더덕, 마, 생강, 냉이, 부추, 마늘, 쑥, 고추, 운지버섯, 익모초, 옻나무 등

곡물류 찹쌀, 차조, 수수, 흰밀, 흰설탕, 흰소금, 흰콩, 율무, 감자, 참깨, 참기름, 고구마, 옥수수, 현미, 밤, 대추, 호두, 대두, 은행, 잣 등

과실류	사과, 살구, 석류, 귤, 오렌지, 레몬, 배 등
차류	인삼차, 꿀차, 생강차, 커피 등
기타	인삼, 녹용, 꿀, 화분, 치즈, 버터, 파래, 해파리, 후추, 카레, 로열젤리, 콩나물, 두부, 우유, 겨자, 칡 등

해로운 음식을 먹었을 때 걸리기 쉬운 질환

소고기, 우유 소화불량, 두드러기, 복통, 설사

엿, 꿀, 개고기 발열

인삼, 부자 열독

땅콩 두통, 피로

닭고기 양독발반

갈근 구역질

적합한 약재

과루인(하눌타리 씨), 금은화(인동초의 꽃), 고삼(도둑놈지팡이), 구기자, 독활(땅두릅 뿌리), 동규자(아욱 씨), 마치현(쇠비름), 맥아(보리싹), 목단피(목련 뿌리의 껍질), 목통(으름나무 덩굴), 박하, 방풍, 복분자(산딸기를 익기 전에 따서 말린 것), 복령(소나무 뿌리에 나는 버섯의 일종으로 백복령과 적복령이 있음), 산수유, 산치자, 서과(참외), 석화(굴), 석고, 섬여(두꺼비), 생지황, 숙지황, 수은(법제하는 방법에 따라 경분, 영사 등이 있음), 시호(멧미나리 뿌리), 신곡(약누룩 볶은 것), 연교(개나리 열매), 오공(지네), 우방자(우엉 씨), 육종용, 인동등(인동초 덩굴), 저육(돼지고기), 자연동(구리), 자기뇨(자기 오줌), 전호, 죽여(대나무 속껍질), 지골피(구기자나무 뿌리의 껍질), 지모, 조구등, 차전자(질경이 씨), 천화분(하눌타리 뿌리),

청상자(맨드라미 씨), 택사, 토사자, 현삼, 형개, 해삼, 홍화(잇꽃), 활석(골돌가루), 황련, 황백 등.

---

4) 소음인

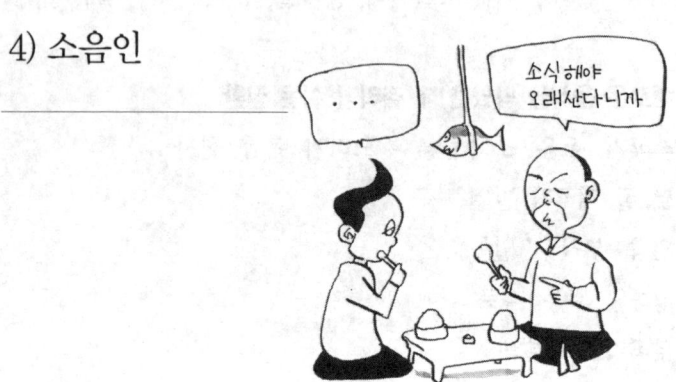

이 체질 사람들은 가리는 음식이 거의 없을 정도로 잘 먹는다. 특히 돼지고기를 즐기는 사람들(특히 한증다인)이 의외로 많은데, 조심해야 한다. 또한 식도락가들이 많은데 반드시 체질적인 고려가 뒤따라야 한다.

이 체질 사람들에게 음식을 가려서 먹으라고 하면 '못 먹어서 병이지 무슨 얘기냐' 하면서, 소양인만큼이나 말을 듣지 않는 사람들이 많다. 그러나 자신의 식습관을 되돌아보면 반드시 체질에 맞지 않는 음식을 먹고 혼이 난 경험이 있을 터, 미리미리 음식조절에 힘써야 한다.

규칙적인 식습관과 소식하는 습관을 길러야 한다. 그리고 소화기능이 약하고 냉한 체질이므로 소화되기 어려운 음식과 찬 음식은 피하고, 위에 약간 자극을 줄 수 있도록 자극성 조미료(고추, 후추, 생강, 파)를 사용하여 식욕과 소화를 촉진시켜야 한다. 지방질이 많은 음식과 생랭한 음식은 설사를 유발하기 쉽다. 특히 냉우유, 보리, 팥, 돼지고기, 오이, 참외, 생굴, 오징어, 밀가루, 녹두 등은 각별히 조심해야 한다.

일상적으로 먹어야 할 식단표

주식	현미, 찹쌀, 차조, 강낭콩, 완두콩 등으로 지은 밥
부식	미역국, 감자국, 된장국, 북어국, 두부찌개, 된장찌개, 가자미, 조기, 동태조림이나 찌개, 고들빼기김치, 동치미, 마늘, 고추짱아찌, 버섯요리, 호박죽, 감자요리, 사과. 기운이 떨어져 몸보신을 하고자 할 때는 삼계탕을 먹으면 된다. 닭 한 마리에 인삼(백삼) 40g, 계피 4g을 넣고, 찹쌀·마늘·생강만 추가해야 한다. 황기를 넣으려면 인삼과 같은 분량을 넣으면 됨
차류	수정과, 인삼차, 생강차, 쌍화차에 꿀을 조금 타서 마시면 됨

이로운 음식

어육류	닭고기, 개고기, 염소고기, 노루고기, 토끼고기, 뱀, 비둘기, 꿩, 참새, 메기, 메추리, 멸치, 가자미, 조기, 명태, 미꾸라지, 뱀장어, 민어, 도미, 숭어, 쏘가리, 참치, 북어 등
야채류	쑥갓, 알로에 베라, 파슬리, 무, 열무, 달래, 연근, 양상치, 감자, 고구마, 쑥, 부추, 파, 양파, 생강, 마늘, 피망, 고추, 우엉, 갓, 호박, 인삼, 양송이, 표고버섯, 느타리버섯, 영지, 산초, 익모초, 옻나무 등
곡물류	멥쌀, 현미, 찹쌀, 좁쌀, 차조, 참깨, 대두, 강낭콩, 완두콩, 도토리, 옥수수 등

과실류	사과, 귤, 오렌지, 레몬, 딸기, 토마토, 대추, 석류, 복숭아, 자몽 등
차류	계피차, 인삼차, 생강차, 꿀차, 쌍화차 등
기타	김, 미역, 다시마, 쌀엿, 파래, 해파리, 천일소금, 된장, 후추, 카레, 꿀, 로열젤리, 콩나물, 두부, 겨자, 비타민 B 등

해로운 음식

어육류	돼지고기, 오리고기, 달팽이, 굴, 오징어, 멍게, 홍합, 조개, 게, 한치, 문어, 우렁, 새우, 꽁치, 고등어, 청어, 갈치, 붕어, 해삼, 전복, 가재, 복어, 자라, 가물치, 낙지, 소라, 홍어 등
야채류	케일, 신선초, 비트, 브로콜리, 미나리, 오이, 파슬리, 양상추, 배추, 양배추, 피망, 깻잎, 우엉, 갓, 도라지, 더덕, 칡, 토란, 홍화기름 등
곡물류	보리, 좁쌀, 들깨, 검은깨, 팥, 메밀, 녹두, 검은콩, 잣, 밀가루 등
과실류	포도, 바나나, 참외, 키위, 감, 배, 파인애플, 다래, 자두 등
차류	구기자, 산수유, 칡차, 녹차, 모과차 등
기타	냉우유, 맥주, 녹즙 등

해로운 음식을 먹었을 때 걸리기 쉬운 질환

배, 수박, 참외, 오이	딸국질, 설사, 수족냉증
녹두, 보리, 팥	설사, 소화불량
메밀, 배추	기침, 급성위염, 신장염

소고기, 우유 감기, 기관지염, 맹장염, 치질

돼지고기 소화불량, 위장염, 동풍

대황, 석고 설사

갈근 딸꾹질

생우육 이질

시호 땀이 그치지 않음

황련 두통

적합한 약재

감초, 건강(생강 말린 것), 건칠(옻), 계(닭), 계지(계피나무 가지), 계피, 육계, 관계(계피나무 껍질), 곽향, 구육(개고기), 남성(천 남성의 뿌리), 당귀(승검초의 뿌리), 대산(마늘), 대조(대추), 도인(복숭아 씨), 두충, 목향, 밀(꿀), 반하, 백두구, 적, 백작약(함박꽃 뿌리), 백출, 적, 백하수오, 봉출, 부자, 사인, 산사육(아가위 열매), 생강, 소목(차조기 줄기), 소엽(차조기 잎), 소자(차조기 씨), 앵속각(양귀비 꽃), 오령지(산박쥐의 똥), 오수유, 익모초, 인삼, 인진(사철쑥), 자하거(초산아의 태반), 적석지(찰흙), 정향, 지실(탱자 덜 익은 것), 진피(귤껍질), 청피(익지 않은 귤껍질), 창출, 천궁, 총백(파), 치육(꿩), 파고지(보골지 씨앗), 파두, 황기, 향부자, 현호색(땅구슬 뿌리), 호초(후추), 후박(후박나무 껍질), 철 등.

올바른 체질식을 위해 주의할 점

첫째, 체질식을 시작한 처음에는 예전에 좋아하던 음식을 먹고 싶을 때가 있을 터이나, 그 유혹을 견디고 꾸준히 실천해나가야 한다. 체질식을 오래 하면 자연스레 내가 왜 그 음식을

좋아했을까 할 정도로 맛이 없어 안 먹게 될 것이다.

둘째, 가능하면 내가 체질식을 한다는 것을 주위 사람들에게 인식시켜야 한다.

셋째, 병을 고치기 위해 철저한 식사요법을 해야 하는 때가 아니라면, 경우에 따라 융통성을 발휘해야 한다. 예컨대 술을 먹는데 자기한테 맞는 안주가 없다고 깡술을 먹게 되면 몸만 버리고 말 것이다. 그렇다고 하여 아무거나 먹어도 된다는 말이 아니다. 최소한 음인(태음인, 소음인), 양인(태양인, 소양인) 식품만큼은 구별해서 먹어야 할 것이다.

넷째, 약식동원藥食同原, 곧 약과 음식은 근원이 같다. 따라서 식사를 조절한다는 것은 약을 먹는다는 의미이므로, 절대 소홀히 해서는 안 된다.

체질별로 약을 복용할 때 주의할 점

일반적으로 한약을 복용할 때 기름기가 많은 음식(돼지고기)이나 열이 많은 음식(닭고기, 고추) 등을 먹지 말라고 한다. 그러나 이것은 체질적인 고려가 따르지 않은 잘못된 상식이다. 체질에서 말하는 이로운 음식과 해로운 음식은 약을 복용할 때도 철저히 지켜야 한다. 특히 해로운 음식을 안 먹는 소극적인 방법 말고, 나의 몸에 이로운 음식들을 찾아먹는 적극적인 방법이 먼저 이루어지고 난 뒤에 약을 먹어야 한다.

한편 한약은 먹기가 좀 까다롭다. 다름 아닌 명현현상이란 것 때문인데, 먹다 보면 더 아플 경우가 생겨 계속 먹어야 할지 말아야 할지 망설여지는 경우까지 생긴다. 더구나 자기 스스로 약을 지어먹을 때 그런 현상이 나타나면 그런 갈등은 더욱 심해진다. 열심히 공부하는 것만이 최상의 해결방법이다.

나의 체질 또는 내가 시행하는 사람의 체질이 틀림없이 맞고, 그 처방 또한 분명하며 좋은 약재를 직접 골라 제대로 달인 약이라면, 확신을 갖고 먹다 보면 반드시 만족스런 결과를 얻을 것이다. 갈등이나 두려움은 바로 체질판별, 처방, 약재 등이 부족할 때 오는 것이지, 그것만 제대로 했다면 틀림없으므로 조금도 걱정할 필요 없다.

간단히 명현현상에 대해 살펴보기로 하자. 일반적으로 병이 나으려면 일시적으로 나빠졌다가 낫는다고 한다. 나으려고 일시적으로 나빠지는 이때를 약이 반응하여 몸이 정화되는 단계라 하고, 그 반응을 명현현상이라 한다.

문제는 명현현상과 악화증상의 구별이다. 한약은 큰 무리가 없다고 생각하는 경우가 많으나 대단히 잘못된 생각이다. 더욱이 체질판별에 오류가 있을 때의 체질약처방은 대단히 위험하다. 같은 소화불량도 기능이 항진되는지 무력해지는지의 차이가 전혀 다른 것처럼, 약도 전혀 다른 처방을 해야 한다. 따라서 그 체질에 맞는 약을 제대로 사용했을 때는 명현현상이지만, 잘못 사용했을 때는 악화인 것이다. 구체적으로 약을 먹었을 때 얼마 지나지 않아 이상반응(메스껍다거나 속이 아픈 등의 증상)은 악화반응(몸에 맞지 않는 것)이고, 아무런 반응이 없거나 치료하고자 했던 부위들이 반응할 때는 맞는 약이므로 명현반응으로 보면 큰 무리가 없다.

태양인 열증다인(간허양인) 이 체질 사람들은 내부장기가 구체적으로 아프다. 곧 속이 불편해도 그저 속이 더부룩하거나 배가 아프지 않고, 위가 아프고 간이 아프고 대장이 아프다고 구체적으로 얘기한다. 그러다 보니 이 체질을 위한 유일한 처방인 오가피장척탕을 먹으면 2, 3일간 위가 아프다고 하는 경우가 자주 일어난다. 몸의 변화가 빨라 약 먹고 하루나 이틀이 지나면 그런 현상들이 나타나는데, 그때는 먹는 약의 양을 반이나 2/3쯤으로 줄이면 없어지므로 4, 5일 지나면서부터는 처음 먹던 양대로 먹어도 괜찮다. 그때 반드시 소변의 양을 체크해야 되는데, 많은 양을 자주 시원하게 보아야 하고, 가스가 차서 방귀를 자주 꿔어야 한다.

태양인 한증다인(폐실음인) 이 체질에도 미후등식장탕을 먹고 나면 열증다인보다 강도는 덜하나 비슷한 증상들이 나타나는데, 특히 가스가 시원하게 배출되어야 한다.

태음인 열증다인(간실양인) 증상에 맞춰서 약을 먹어야 하지만 증상에 맞춰서 먹은 약이 어떤 약이든, 아랫배(배꼽 주위)가 더부룩한 것이 없어져야 하고, 가슴(폐 부위)이 시원해져야 한다. 간혹 청심연자탕을 먹었을 경우 잠을 잘 못 자는 경우가 있는데, 열다한소탕이나 갈근해기탕으로 바꾸면 사라진다. 그리고 병이 심한 경우 구토증상이 나타나면 병이 풀릴 청신호이므로, 체질과 증상만 정확히 잡아내서 쓴 처방이라면 안심해도 된다.

태음인 한증다인(폐허음인) 역시 증상에 맞춰서 먹은 약이 어떤 약이든 먹고 나서 설사증상이 개선되어야 하고, 몸이(특히 배가) 따뜻해져야 한다. 조위승청탕을 먹었을 경우, 태음인 열증다인(간실양인)과 같이 잠을 못 자는 수가 있으나 먹지 않으면 곧바로 없어지고 태음조위탕으로 바꾸면 된다. 이 체질 역시 구토증상은 병이 풀릴 청신호라 보면 된다.

소양인 열증다인(비실양인) 증상에 맞춰서 먹은 약이 어떤 약이든, 먹었을 경우 변비가 없어져야 하고, 가슴의 열이 없어져야 하며, 눈이 맑아져야 한다. 오히려 열이 더 나거나 어지럽고 몸이 허공에 뜬 것 같은 상태가 되면 맞지 않는 것이다. 속이 더부룩해도 맞지 않는 것이므로 체질구별부터 다시 시작해야 한다.

소양인 한증다인(신허음인) 증상에 맞춰서 먹은 약이 어떤 약이든, 먹었을 경우 소양인 열증다인과 같이 열이 나지 않아야 하고, 또한 전신권태감이 나타나지 않아야 하며, 설사나 변비 같은 증상이 생기지 않아야 한다.

소음인 열증다인(비허양인) 증상에 맞춰서 먹은 약이 어떤 약이든, 소화가 잘 되어야 하고, 배고픔을 느낄 수 있어야 한다. 몸이 차가워지거나 두통이 생기면 맞지 않는 것이다.

소음인 한증다인(신실음인) 증상에 맞춰서 먹은 약이 어떤 약이든, 배가 더워져야 하고, 허리가 시원해져야 하며, 소변이 시원하게 나와 잔뇨감이 없어야 한다.

각 체질 모두 약을 먹었을 때 기분이 좋아져야 하고, 소화장애가 나타나지 않아야 하며, 최소한 아무런 느낌도 없어야 한다. 그렇지 않고 열이 뻗쳐오른다거나 맥없이 사라지는 경우에는 일단 체질판별이 잘못된 경우라 볼 수 있으므로 재검

토해야 한다. 위에 열거한 각 체질별 명현반응이 나타나기는 하지만 좀 미흡하다거나, 그런 반응은 있는데 다른 증상들이 조금씩 나타날 때는 증상을 잘못 알고 대처했을 가능성이 있으므로, 증상에 맞게 약을 바꿔주면 좋아질 것이다.

태양인 열한증다인(간허양인, 폐허음인)과 소양인 열한증다인(비실양인, 신허음인)의 경우에는 약에 대한 반응이 빠르지만, 태음인 열한증다인(간실양인, 폐허음인)과 소음인 열한증다인(비허양인, 신실음인)의 경우에는 반응이 좀 느린 편이다. 또한 각 체질 모두 열증다인이 한증다인보다 반응이 빠른 편이다. 이 점 또한 판단하는 데 참고해야 할 것이다.

가장 중요한 것은 반드시 체질식을 해야만 올바른 약효를 기대할 수 있다는 점이다. 또한 그렇게 해야 약이 맞는지 안 맞는지도 제대로 가려낼 수 있을 것이다. 예컨대 소양인이 그 자체가 독인 닭고기, 고추, 마늘 같은 것들을 먹으면서 약을 먹는다면, 그 반응의 원인이 도대체 무엇 때문인지 분간할 수 없게 될 것이다.

02 건강보조식품

약식동원이라 하여 먹는 음식과 약은 그 근원이 같다고 한다. 그런데 이 둘의 차이점이라면, 음식은 기氣와 성분이 약한 대신 생명을 유지하는 데 필요한 에너지원으로서의 가치가 큰 반면, 약은 생명유지에 필요한 에너지원이 아니라 생명의 기와 에너지를 보호하고 이어주는 역할을 한다는 데 있다.

우리가 알고 있는 건강보조식품도 '약식동원' 의 범주에서 크게 벗어나지 않는다. 따라서 건강보조식품의 특정 성분과 체질을 정확히 맞추었을 때는 생명의 기와 에너지를 보호하고 이어주는 역할을 하는 약이 되겠지만, 성분과 효능만 좇아 체질을 구별하지 않고 복용했을 때는 일상적인 음식의 일종에 지나지 않을 것이다. 오히려 건강보조식품을 전혀 다른 신체적 특성을 가진 사람, 곧 체질이 전혀 다른 사람이 복용했을 때는 생각지도 못했던 나쁜 결과를 초래할 수도 있다.

그러면 여기서 좋은 건강보조식품을 나의 체질과 정확히 맞추어 복용할 수 있는 방법을 알아보기로 하자. 먼저 일반적으로 주의해야 할 점이다.

과학적으로 증명되었다고 하는 것들이라도 전적으로 믿어서는 안 된다. 심장병에 소금이 안 좋다고 해서 병원의 심장병동에 가면 무염식으로 식사를 종용하고 소금을 독약처럼 취급하는데, 얼마 전에는 다시 과학적이라고 주장하던 사람들이 소금을 섭취하면 오히려 심장병을 안정시킨다고 증명하였다는 사례도 있다. 여담이지만 심장병동의 무염식처럼 밋밋하고 비위가 상하는 음식이 세상 어디에 또 있으랴. 소금의 한자를 풀이하면 '작은(小) 금(金)'인데, 그 이유는 심장병동의 식사를 두 끼만 해보면 금방 알아차릴 것이다. 그뿐 아니다. 당분이 비만의 최대 적이라는 과학적인 증명 또한 새로운 과학자들에 의해 전혀 그렇지 않다고 증명되었다. 과학자들이 증명했다고 하는 것을 유심히 살펴본 사람이면 알 수 있는 일이지만, 몇 명의 표본을 추출하여 실험하는데 결과를 보면 꼭 몇 %는 전혀 다른 결과가 나온다. 증명하고자 하는 것과 전혀 반대의 결과가 나오는데도, 다수에 의해 증명되었으므로 과학적으로 볼 때 그것이 맞다고 하는 것이다. 이것이 바로 과학이란 것의 맹점이다. 이 글을 읽는 독자들이 만약 그 몇 %에 끼인다고 생각하면 이 이야기가 과장되거나 허무맹랑한 얘기가 아님을 알 것이다. 이렇듯 과학적으로 완벽하게 증명되지 않는 것은 신체적 특성, 곧 체질의 차이에 따른 당연한 결과이다.

또 우리나라 사람 중에는 어떤 게 좋다는 말만 있으면, 맹목적으로 그 분위기에 휩쓸리는 경우가 많다. 당연히 경계해야 할 일이다. 다른 사람이 먹고 나았다면 내가 그 사람과 신체적 특성이 같은지 다른지부터 따져보아야 한다. 겉으로 드러난 병의 증상만으로 그대로 따라했다가는 낭패보기 십상이다. 병이 같아도 생긴 원인이 체질마다 다르고, 병을 치료하는 방법 또한 체질에 따라 달라져야 하기 때문이다. 더구나 체질이 같다 해도 증상, 곧 병의 상태가 다르면 치료방법 또한 다르므로 쉽게 판단할 일이 아니다. 어떤 건강식품이든지 정확히 알고 먹어야 할 것이다.

그러면 요즘 많이 복용하는 건강보조식품에 대해 살펴보기로 하자.

포도요법 포도는 태양인과 소양인의 식품이다. 따라서 기적의(?) 포도요법이란 것도 이 체질 사람들한테나 가능한 일이지, 다른 체질 사람들에게는 오히려 해로울 수 있으므로 주의해야 한다. 특히 태양인 열증다인에게는 가장 좋은 건강법이지만, 태음인 열증다인에게는 가장 나쁜 건강법이다. 태양인에게는 청포도가 더 좋고, 소양인에게는 적포도가 더 좋은데, 개발이 덜 된 재래종에 가까울수록 약효가 더 좋다.

알로에 제품 알로에는 알로에 베라와 알로에 아보레센스 두 종류가 있다. 그런데 두 가지가 서로 반대작용을 한다 해도 과언이 아니므로 잘 살펴보고 써야 한다. 알로에 베라는 위십이지장궤양, 위산과다증, 간장병에 쓰고, 알로에 아보레센스는 위장무력증, 위산결핍증, 변비 및 순환기계 질환에 쓴다. 우리가 흔히 알고 있는 것은 알로에 베라로 원래는 양인(태양인과 소양인)을 위한 제품인데, 실제 활용해보면 음인에게 더 적합하다.

솔잎 제제 소나무와 관련된 약재는 태양인을 위한 것인데, 송화(소나무 꽃), 송절(소나무 마디), 송지(소나무 진액), 송엽(소나무 잎) 등이 모두 쓰인다. 특히 송엽은 혈압에 좋다고 하는데 풍우상설風雨霜雪을 많이 맞은 것이 좋다고 한다. 그리고 태양인에게는 혈압을 비롯한 모든 증상에 필요한 약재이므로 건강보조식품이 아닌 진짜 소나무의 잎이나 꽃, 진액, 마디 등을 구해서 써야 한다. 특히 쉽게 구할 수 있는 솔잎은 흔히 먹는 야채의 한 종류라 여기면서 늘 먹도록 해야 할 것이다. 차로 마셔야 할 경우가 생기면 흑설탕을 조금 넣어서 마시는 것은 상관없으나 꿀은 절대 안 된다.

로열젤리, 화분, 프로폴리스(밀랍)   어떤 형태의 제품이든 열이 많은 제품의 특성상 소음인들이 먹어야 효과를 볼 수 있다. 그 밖에 대추를 이용한 제품이나 방법, 감자를 이용한 제품이나 방법 등도 모두 소음인들을 위한 것이다.

영지버섯 제품   불로초라 불리는 영지버섯도 체질에 맞게 써야 특효가 있는데, 소양인과 소음인을 위한 것이다.

운지버섯 제품   간염치료제라고 제약회사에 나온 제품이 바로 이 운지버섯 추출물이다. 이것 역시 만인에게 통용되는 게 아니고 태양인과 태음인에게 필요한 것이다.

칼슘 제품   흔히 시중에서 볼 수 있는 것이 우골분인데, 송아지 뼈를 태워서 만든 것으로 태음인에게나 쓸 수 있다. 그 밖의 체질은 골다공증이 염려되면 음식으로 조절하는 편이 오히려 빠르고 안전하다.

녹즙   체내 흡수율이 높고 빨라 반드시 체질에 맞는 야채를 선택해야 한다. 그렇지 않으면 해가 매우 크므로 조심해야 한다. 특히 체질에 맞는 야채로 만든 녹즙이라 하더라도 소음인에게는 별로 좋지 않다. 소양인에게는 그 어떤 보약보다 효과가 빠르고 좋다.

녹용, 녹혈 아무리 좋고 비싼 녹용이나 녹혈도 태음인이 아니면 별 효과를 보지 못하고, 심하면 설사까지 한다.

흑염소, 개고기, 뱀 중탕 모두 소음인을 위한 것이다. 그 밖의 체질은 별로 이득이 없거나 오히려 해가 생긴다. 그래서 우리 선조들은 흑염소중탕을 잘못 먹으면 40대 이후에 풍이 온다고 경계시켰던 것이다. 소음인을 위한 것이라 하더라도 약재를 반드시 체질에 맞게 써야 한다.

가물치중탕 가물치에다 육미지황탕을 넣어서 중탕을 만들면 소양인의 훌륭한 보약이 된다.

붕어 중탕 붕어가 폐를 다스린다 하여 많이 먹는데 이는 태양인을 위한 것이다. 붕어는 즉어라 하여 태양인의 반위증상 (음식물을 토하는 증상)을 치료하는 역할을 하는데, 이 역시 다른 체질 사람들에게는 큰 효과가 없다. 따라서 붕어를 잘 달여서 중탕을 만들면 태양인에게 반위치료제가 될 뿐만 아니라 좋은 보약이 된다.

호박 중탕 잘 익은 호박에 잔대를 넣어서 달이면 소음인에게 좋은 보약이 된다.

오가피 제품　월드컵 축구 대표팀 때문에 요즈음 한창 주가를 올리고 있는 제품이다. 태양인들에게 훌륭한 보약이며 치료제이다.

배/칡 중탕　배 또는 칡에 아무것도 넣지 말고 중탕을 만들면 태음인의 경우 피로회복, 숙취제거, 소화력증진에 좋은 약이 된다.

체질별 건강식품

태양인	포도요법, 솔잎, 운지버섯, 붕어 중탕, 체질에 맞는 녹즙, 비타민 C, 오가피 제품
태음인	사슴(녹용, 녹혈), 배·칡 중탕 또는 즙, 운지버섯, 당근쥬스, 이담소화제, 간유구(비타민 A와 D의 복합제)
소양인	체질에 맞는 녹즙, 적포도요법, 가물치 중탕, 영지버섯, 소화제(제산제), 토코페롤(비타민 E)
소음인	흑염소·개·뱀·호박 중탕, 꿀 제품(로열젤리·화분·폴리스), 영지버섯, 사과쥬스, 인삼, 소화제(효소제), 비타민 B

03 체질별로 적합한 운동

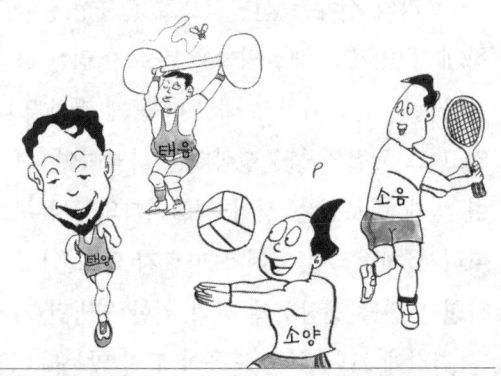

요즘은 대형 헬스클럽은 물론, 병원들도 고객들에게 체형과 체력에 맞는 운동을 처방해주고, 그에 맞게 운동을 시키는 일 종의 헬스클리닉 서비스 사업에 앞다투어 나서고 있다고 한 다. 새로 운동을 시작하는 중년층이나 노년층을 중심으로 운 동능력보다는 건강을 향상시킬 수 있도록, 약점이 있는 부위 를 진단하여 개인별로 적절한 운동량을 처방해주는 것이 이러 한 병원과 헬스클럽에서 하는 일이라 한다.

그저 누가 좋다고 해서 따라하는 운동보다 진일보한 방법 이고, 또 의학적으로 정확한 진단을 하여 그에 맞는 운동을 하 도록 해주므로, 비교적 믿을 수 있는 방법이기는 하다. 그러나 그보다 더 쉽고 정확하게 자신에게 맞는 운동처방을 내림으로 써 자신의 건강을 지킬 수 있는 방법이 있으니, 그것은 바로 체질의학을 활용한 운동이다. 병원이나 헬스클럽에서는 운동 처방을 받는 데 비용도 많이 들 뿐 아니라, 이래저래 번거롭고 시간도 많이 잡아먹는다. 그래서 웬만큼 큰마음을 먹지 않고 는 어려운 게 현실이다. 이와 달리 체질의학에는 그런 것 없이도 쉽고 간단하게 자기의 건강을 증진시킬 수 있는 방법이 제시되어 있다.

우리의 신체는 선천적으로 불균형(강한 장기, 약한 장기)하게 태어났고, 체질의학은 바로 이러한 불균형을 균형 있게 잡아준다. 운동이라고 해서 다를 게 전혀 없다. 자기의 체질을 알고 그 체질의 불균형상태를 파악하여, 그 불균형상태를 균형 있게 바로잡는 것이 체질의학의 근본목표이기 때문이다. 따라서 체질적인 고려가 따르지 않고 단지 외적으로 나타난 약한 부위를 건강하게 하기 위한 처방만 가지고 운동하는 것은 건강에 그다지 큰 도움이 되지 않는다. 근본, 곧 체질적인 불균형이 아닌 일시적인 불균형(신체 이상)이 발생했을 때, 체질을 고려하지 않고 운동을 할 경우 도리어 근본적인 불균형이 악화될 우려가 있기 때문이다. 일시적인 신체 이상은 체질적인 불균형을 바로잡는 운동을 꾸준히 하다 보면 저절로 치유될 것이다.

그러면 체질별로 적합한 운동을 살펴보자.

태양인 상체가 실하고, 하체가 약하여 이것을 보강하는 운동을 하여야 한다. 조깅도 좋고, 자전거도 좋고, 수영도 좋다. 한 증다인은 심폐기능이 좋아 마라톤에도 적합하다. 1936년 베를린 올림픽의 영웅 손기정 선수가 바로 이 체질의 성향을 가지고 있다. 축구선수 중에 황선홍, 최용수, 이천수 선수가 이 체질의 성향을 가지고 있다고 추정되는데, 그들의 뛰어난 골 결정 능력은 이 체질의 직관력에 의한 위치선정에서 비롯되었을 것이다.

태음인 폐가 약한 관계로 상체가 약하므로 그것을 보강하는 운동, 곧 아령이나 역도 같은 것이 좋고 많은 산소를 필요로 하는 조깅이나 수영 같은 것은 하지 않는 게 좋다. 아령이나 역도, 씨름 같은 정적이면서도 힘든 운동을 하고 사우나에 가서 땀을 내면 그게 바로 이 체질의 만병통치약이다.

소양인 기본이 '뛰어라' 이다. 뛰면 하체가 튼튼해질 뿐 아니라, 가슴속의 열까지 발산되어 상쾌해진다. 아침에 일찍 일어나고 저녁에 일찍 자는 사람들이 바로 이 체질 사람들이다. 새벽에 일어나 조깅하는 것은 이 체질 사람들의 신체적 건강뿐 아니라 정신적 건강까지도 맑게 해준다. 속에 열이 있어서 수영은 피하는 것이 좋고, 탁구 같은 운동이 좋다.

　재미있는 것은 배구선수들 대부분이 이 체질이라는 것이다. 유명한 배구선수 중에 임도헌, 박희상 등만 다른 체질을 갖고 있을 뿐, 대부분은 소양인의 체질적 성향을 갖고 있다. 거기에는 이유가 있다. 소양인은 상체의 힘이 좋고, 순발력이 뛰어나며, 뛰어난 시력으로 시야가 넓어서 체질적으로 배구와 꼭 맞아떨어지기 때문이다. A속공 B속공 개인시간차 등을 정확히 맞춰내는 순발력, 그리고 강한 팔힘으로 내리꽂는 스파이크, 그것을 걷어올리는 민첩함, 그 모두가 소양인이 하는 데 적합한 운동이다. 그러므로 소양인이 운동으로 출세하려면 배구를 택하는 것이 그 지름길이라 하겠다.

　주의할 것은 하체가 약하기 때문에 무릎부상, 발목부상이 많다는 것이다. 배구선수들이 부상을 당해도 많이 쓰는 팔보다 하체의 무릎이나 발목이 잘못되는 것은 이런 이치 때문이다. 물론 높이 뛰었다가 떨어질 때 체중의 압력을 받아 착지하는 데 문제가 있어서 그렇기도 하지만, 그보다는 체질적인 원인이 더 크다고 하겠다.

소음인　소음인열증다인은 땀을 많이 흘리지 않고, 몸을 부드럽게 할 수 있는 요가, 체조, 테니스, 수영 같은 운동이 좋다. 소음인 한증다인은 호흡기가 좋고, 지구력이 있어서 대부분의 축구선수들이 태양인과 함께 이 체질을 가지고 있으며, 소음인 열증다인과 마찬가지로 수영이나 체조로 몸의 유연성을 기르는 운동과 축구나 마라톤이 좋다. 소음인 열한증다인은 모두 사우나에 가서 인위적으로 땀을 내면 절대 안 된다.

체질별로 적합한 운동

태양인	조깅, 자전거, 수영, 축구, 마라톤
태음인	아령, 역도, 씨름, 사우나
소양인	조깅, 탁구, 배구
소음인	요가, 체조, 테니스, 수영, 축구, 마라톤

04 체질별로 적합한 직업

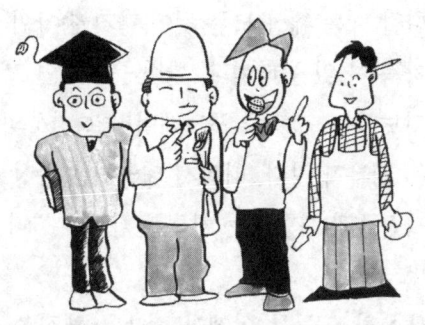

직업을 선택할 때 사람들은 대부분 자신의 능력과 적성을 제일 먼저 고려할 것이고, 그러한 직업을 선택해야만 직업에 대한 만족도 또한 크다. 체질은 이러한 능력과 적성과도 밀접한 관련이 있어서, 체질을 알면 자신에게 적합한 직업을 선택하는 데 큰 도움이 된다.

그런데 여기서 주의해야 할 것이 하나 있다. 아무리 자신의 체질에 적합한 직업을 가지고 있다 하더라도, 체질적인 단점을 보완하지 못한다면 끝내는 낙오자가 되고 말 것이라는 점이다. 따라서 체질마다 무엇이 부족하고, 무엇을 보완해야 하는지도 함께 살펴보기로 한다.

태양인　태양인은 머리가 명석하고 창의력과 독창력이 뛰어나 발명가, 과학자, 학자, 전략가 등의 직업에 뛰어난 능력을 발휘할 수 있다. 청각이 발달해 있는 체질의 특성상 음악가나 작곡가처럼 소리를 분별해야 하는 직업에도 두각을 나타낼 수 있다. 그 밖에도 강한 양의 기질을 가지고 있어서 연극인(탤런트)나 대중가수 중에 이 체질을 가진 사람이 많다.

태양인에게 문제는 남을 탓하기 좋아하고 후회할 줄 모르며 오로지 앞으로만 나아가려 한다는 점이다. 그러다 보니 잘 나갈 때는 세상 모든 것이 자기 손아귀 안에 있는 듯 자신감에 가득 차 있을 터이나, 한번 틀어지면 그 역경을 해쳐나가려 하기보다는 그대로 포기해버리고 천하의 게으름뱅이로 주저앉는 경우가 많다. 따라서 태양인은 항상 부지런해야 하고, 주위 사람들과 화합하는 지혜를 길러야 한다.

태음인 동무 이제마 선생은 체질을 구별하는 게 어려워지면 헛간의 장작을 나르게 하였다고 한다. 이때 자기 힘닿는 데까지 한아름씩 나르는 사람이 바로 태음인의 성격을 가진 사람이라 하였다. 태음인은 장작을 나르는 이러한 습성처럼 한꺼번에 힘을 쏟아 일을 처리하고 쉬어야 직성이 풀리는 체질이다.

태음인은 융통성이 많아 큰 사업에는 뛰어나지만, 구멍가게같이 작은 일에는 제 능력을 발휘하기 어렵다. 그리고 사람을 거느리는 일에 능하여 선린정치가, 사업가, 현장감독 등에 뛰어난 능력을 발휘하고, 끈기와 집념이 강하여 저술, 번역, 연구 등의 직업에도 적합하다. 후각이 발달해 있는 체질의 특성상 그것을 이용한 직업, 곧 화장품 제조업 같은 일도 괜찮다. 그러나 보수적이고 활동적이지 못하여 외판원같이 사교성이나 민첩성이 요구되는 직업은 피하는 게 좋다.

태음인의 문제는 변화를 싫어하고 새로운 것에 대한 도전의식이 없다는 점이다. 그래서 우물 안의 개구리 같은 좁은 시각과 사고방식을 갖고 있는데, 여기서 벗어나려고 많은 노력을 기울여야 할 것이다. 특히 잘못된 일인 줄 뻔히 알면서도 끝까지 밀고 나가려는 미련함을 버려야 한다. 버릴 것은 과감히 버리고 새롭게 출발하겠다는 도전정신이 무엇보다 필요한 체질이 태음인이다.

소양인 강직하고 날렵하여 직업군인이나 검·경찰 같은 직업이 적합하다. 또한 사교적이고 활달하며 봉사정신이 강하여 선교사, 외교관, 여행안내원, 외판원, 상인 등의 직업도 괜찮다. 시각이 발달해 있는 체질의 특성상 미적 감각이 필요한 화가나 디자이너 같은 직업도 좋다. 특히 이 체질 사람들은 탤런트 기질이 농후하다. 재치가 있고 유머가 있으며 게다가 말재주가 좋아서 개그맨, 오락프로 사회자 등에 발군의 실력을 발휘한다. 탤런트나 개그맨이 아니라 하더라도, 이른바 '무대체질'이라 불리며 남들 앞에서 노래를 부르거나 우스갯소리를 잘한다. 그래서 이 체질을 가진 사람 주위에는 늘 웃음이 뒤따른다.

소양인은 사무능력이 뛰어나고 외향적이고 적극적인 성격 탓에 무슨 일이든지 쉽게 적응하고 일도 열심히 하지만, 그들의 문제는 쉽게 포기한다는 점이다. 이들은 일을 할 때는 일이 힘들거나 몸이 아파도 웬만한 것은 참고 견디며 열심히 한다. 그런데 어느 날 갑자기 그 직업을 포기하고 새로운 직업을 찾는 경우가 많다. 만일 소양인이 공무원, 교사, 군인 같은 안정된 직업을 갖지 않고, 자영업 같은 다른 직업을 갖게 된다면 평생 다양한 직업을 옮겨다닐 것이다. 따라서 이들은 한 우물을 파는 지혜를 배워야 할 것이다.

소음인 침착하게 맡은 일을 빈틈없이 처리하는 능력이 있어서 사무원, 종교가, 의사 등에 적합하고, 손재주가 뛰어나 목수, 조각가, 기술자 등에 적합하다. 차분하고 말솜씨가 논리정연하여 사회자나 아나운서 같은 직업도 무난하다. 미각이 발달해 있는 체질의 특성상 그것을 이용하는 영양사나 조리사 같은 직업도 좋다.

소음인의 문제는 실천력이 부족하다는 점이다. 곧 생각에만 깊이 빠져들지, 생각한 것을 실천으로 옮기지 못하는 사람들이 많다. 돌다리도 자꾸 두드리면 깨져버릴 것이고, 버스도 한번 지나가면 탈 수 없는 법이다. 진인사대천명盡人事待天命, 곧 모든 일에 최선을 다할 뿐 그 결과는 자신이 어찌할 수 없다는 마음가짐으로 임해야 할 것이다.

체질별로 적합한 직업

태양인	발명가, 과학자, 학자, 전략가, 음악가, 작곡가, 연예인
태음인	큰 사업, 선린정치가, 사업가, 현장감독, 저술, 번역, 연구, 화장품 제조업
소양인	직업군인, 검·경찰, 선교사, 외교관, 여행안내원, 외판원, 상인, 화가, 디자이너, 개그맨, 사회자
소음인	사무원, 종교가, 의사, 목수, 조각가, 기술자, 사회자, 아나운서, 영양사, 조리사

생활 속의 체질의학

01 남성들을 위하여

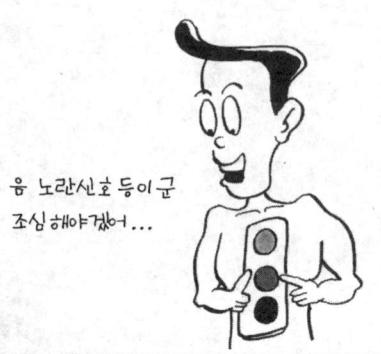

음 노란신호 등이 군
조심해야겠어...

1) 건강

병이란 깊어지기 전에 그 전조증상이 반드시 나타나게 마련이
다. 그렇지 않고 어느 날 갑자기 간이 잘못되어 간경화나 간암
에 걸려 죽는다든지, 어느 날 갑자기 위암이나 폐암으로 피를
토하며 죽는 경우란 없다. 교통신호등을 보라. 빨간 불이 켜지
기 전에 노란 불이 들어와 다음 신호가 빨간 불임을 알려준다.
그런데 그것을 무시하고 돌진하기 때문에 사고가 일어나는 것
이다. 사람의 건강도 마찬가지다. 건강이 나빠지려면 반드시 어
떤 증상이 나타나 그것을 알려주는데도 불구하고, 그 신호를 무
시하다가 결국에는 죽음과 맞닥뜨리게 되는 것이다. 그러므로
병에 걸릴 조짐이 조금이라도 보이면 그것을 간파하여 더 깊어
지지 않도록 예방해야 건강을 계속 유지할 수 있을 것이다.
　체질의학은 다른 무엇보다도 병을 예방하는 능력이 탁월
하다. 체질별로 걸리기 쉬운 질환이 밝혀져 있고, 그것을 예방

하는 방법 또한 제시되어 있다. 그러므로 이것을 잘 활용하여 건강하게 사시라. 한번 건강을 잃으면 회복되기 어려운 법. 철저한 체질적 예방 관리로 평생 건강하게 사시라. 술자리에서, 잠자리에서, 사회에서 자신 있는 남성이 되시라.

여기서는 체질별로 걸리기 쉬운 질병과 그 예방법을 간단히 살펴보기로 한다.

태양인 열증다인(간허양인) 해역解役으로 인한 요척병腰脊病이 이 체질의 주된 병이다. 해역이란 간과 신이 열을 받고 피가 부족한 것인데, 추운 듯하나 춥지 않고 더운 듯하나 덥지 않고 약한 듯하나 약하지 않고 심한 듯하나 심하지 않는 증상이다. 그 증상이 하체에 나타나고 마비가 오거나 붓거나 아프지도 않고 다리 힘이 없는 것도 아닌데 정상적이거나 강하지도 않은 상태이다. 슬퍼하는 것을 경계하고 성내는 것을 피하는 정신수양이 최선의 예방법이다. 그리고 빈혈증상(어지러움증)이 오거나 눈 주위가 검은색을 띠기 시작하면 간기능에 무리가 왔다는 황색신호이므로, 철저한 자연건강식(무공해 야채와 자연산 생선)을 해야 한다.

태양인 한증다인(폐실음인) 열격 噎膈이 대표적인 병이다. 음식물이 들어가지 못하거나 조금 들어가는 것을 열이라 하고, 음식물을 토하는 것을 격이라 한다. 상초의 열격은 음식을 먹으면 식도와 가슴이 아프다가 얼마 뒤 토하지만 곧바로 통증이 가신다. 중초의 열격은 음식이 넘어가도 위에 이르지 못하다가 얼마 뒤에 토한다. 하초의 열격은 아침에 먹은 것은 저녁에, 저녁에 먹은 것은 아침에 토한다. 화내는 것을 피하고 지방질이 많은 음식을 피해야 병이 나을 수 있다. 이제마 선생도 이 병을 6~7년간 앓았으나 여러 해 동안 몸과 정신을 수양하여 죽음을 면하였다고 한다. 그리고 이미 한 말을 또 하고 또 하면 정신세계뿐만 아니라 몸에도 이상이 왔다는 황색신호이고 땀도 많이 흘리게 되므로, 철저한 자연건강식으로 건강을 찾아야 한다.

태음인 열증다인(간실양인) 대표적인 병은 질색여무窒塞如霧 증상이다. 아랫배가 안개 낀 것처럼 답답하고 땀이 나지 않고 갑갑증이 생기기 시작하면 황색신호라 볼 수 있다. 얼굴과 손·발바닥이 화끈거리는 증상이 동반되며, 조금 더 진전되면 맥이 빨라지고 불안을 느끼는 경중의 정충증이 생기게 된다. 거기서 더 지나치면 신장기능에 이상이 와서 온몸에 멍이 잘 들고, 소변이 자주 마렵거나 시원하지 못하는 신허증상까지 겹친다. 그렇게 되면 진짜 세상이 불안하고 우울하여 조그마한 자극에도 놀라 자지러지는 중증의 정충증으로 발전한다.

신체적인 불균형과 더불어 정충증을 일으키게 하는 또 하나의 요인이 있는데, 바로 성격적 특성에서 비롯된 것이다. 이체질은 완벽을 추구하는 성격적 특성을 가지고 있다. 그 때문에 평소 노심초사하게 되고 완벽하지 못한 세상일과 스스로에 대해 늘 불안해 한다. 정충증이 안 생길래야 안 생길 수 없는 것이다. 세상을 넓게 보고 바깥을 늘 살피는 마음으로 내면의 벽을 허물어야 한다.

이 체질 사람들은 B, C형 간염에 감염되었을 때 제대로 치료하지 않으면 평생 그것 때문에 고생하므로, 이미 만성화된 상태가 아니라면 미리미리 백신주사를 맞아두어야 한다. 특히 술은 아무런 죄도 없으니 원수 지지 말고 절제하여야 한다.

태음인 한증다인(폐허음인)   이 체질 사람들은 추워서 견디지 못하는 증상이나 설사가 심해지면 황색신호로 보아야 한다. 물만 갈아먹어도 설사하는 체질이므로 평소 체질식을 철저히 지켜야 한다. 태음인 열증다인과 마찬가지로 정충증이 있는데, 태음인 열증다인보다 더 심하게 불안하고 우울한 증상을 보이며, 신허증상으로 인한 이롱, 이명 증상에다 현기증까지 동반된다.

평소 조금만 신경을 써도 잠을 잘 이루지 못하는 체질이므로, 평소 정신적인 안정과 자신감을 갖는 것이 무엇보다 중요하다. 또한 욱하는 성질로 혈압이 높아진다든가 관상동맥 질환이 생기면 위험한 일을 당할 수 있으므로, 신체를 치료하든지 성격을 치료하든지 해야 한다. 그리고 대장질병은 적든 크든 반드시 생긴다고 여기고 평소 섭생을 조심해야 한다.

소양인 열증다인(비실양인)   변비가 문제이다. 변비만 생기면 가슴에 열이 쌓여 어찌할 바를 모르게 된다. 변비에는 아침 공복에 냉수 한 컵 마시라는 얘기가 있는데, 바로 이 체질 사람에게 필요한 얘기이다. 더운 성질의 음식을 피하고 정신적으로 차분한 마음을 길러야 한다. 일반적으로 병원에서 당뇨병이라 함은 혈당치가 140 이상이어야 하는데, 이 체질은 126 이상만 되어도 이게 당뇨병이다(한국당뇨협회 발표). 음식을 많이 먹는데도 피곤하거나 오히려 살이 빠지면 이미 검사결과와 상관없이 황색신호인 것이다. 이 체질의 당뇨병은 위열胃熱에서 시작되므로, 그것을 바로잡아주고 보신해야 한다. 또한 가래가 나오지 않으면 황색신호로 받아들여야 한다. 몸의 진액이 고갈됐다는 뜻이기 때문이다.

소양인 한증다인(신허음인)　이 체질은 설사만 하면 황색신호라 보면 된다. 특히 한과 열이 왕래하면서 2~3일 동안 계속 설사를 하면 거의 녹초가 되다시피 한다. 그때는 소화기능도 떨어진다. 대처방법은 지사제를 쓰지 말고 신허증상을 치료해야 한다. 그리고 이 체질은 과색過色하거나 구심이 생기면 건망증과 함께 심장이 두근거리는 증상이 와서 고통을 당하므로, 항상 결과를 생각하고 신중히 처신할 줄 아는 지혜가 필요하다. 그런 증상이 오면 그야말로 약도 없는 게 이 체질이다. 그러니 평소 신체적으로는 보신하는 데 주력하고, 정신적으로는 결과를 생각하는 지혜를 얻고자 부단히 노력해야 한다.

소음인 열증다인(비허양인)　원래 비·위가 약하고 냉한 체질인데, 거기에 찬 기운이 뻗치면 소화기능이 떨어짐은 물론, '적'이라 하여 위 부위를 만져보면 단단한 뭉치가 있는 것처럼 느껴진다. 또한 평소 음식의 맛을 보는 미각이 발달해 있고 음식섭취도 잘하는데, 미각을 전혀 느낄 수 없고 음식소화가 안 되며 가슴속이 그들먹해지기 시작하면 이 체질 사람에게 황색신호이다. 제때 식사하는 습관이 가장 중요하고 찬 성질의 음식을 조심하고 항상 속을 덥게 하고 소화되기 쉬운 것을 섭취해야 한다.

소음인 한증다인(신실음인)　신의 기능이 항진되면 허리가 아프고 소변이 자주 마렵고 잔뇨감이 있게 된다. 또한 정신적으로 불안한 증상이 심해진다. 그 증상이 나타나면 황색신호이다. 그렇게 되면 본래 몸이 찬데도 스스로 열이 난다고 느끼고, 눈이 자주 충혈되고 얼굴이 화끈거린다. 평소 소화에 큰 문제가 없는 듯하나, 이쯤 되면 서서히 소화기능에도 문제가 생긴다.

신이 제 기능을 하지 못하는 관계로 몸의 신진대사가 제대로 이루어지지 않아 몸이 붓는 듯한 증상, 곧 습이 생긴다. 이때 운동으로 속까지 덥히거나 하지 않고, 사우나 같은 것으로 땀만 냄으로써 그 습을 제거하려 한다면 문제가 더욱 커진다. 허리병, 관절염이 생기고 심하면 신장기능 이상으로까지 발전한다. 변비는 상관없으나 설사증상이 조금만 생겨도 큰 병이 생길 징조이므로 미리 손을 써야 한다.

예방법으로 가장 중요한 것은 소식하는 습관이다. 그리고 집착이나 쓸데없는 불안으로 인한 과로를 피하고, 냉수마찰 등으로 겉을 차게 하여 땀을 방지함으로써, 신기능이 정상으로 돌아갈 수 있도록 해야 한다.

---

2) 술

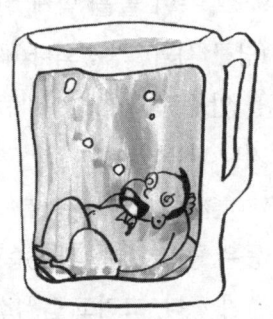

퇴근 무렵 배도 출출하고 일에서 해방됐다는 느낌도 드는데다가 약간의 한기라도 느껴지는 날이면, 소주 한잔 쭈욱 들이키고 싶은 남성들이 많을 것이다. 목구멍에서 뱃속까지 이어지는 짜릿한 그 맛, 후끈하게 달아오르는 열기, 한 점 집어먹는 안주의 달콤함. 그러나 술 좋아하다 잘못된 사람이 어디 한둘인가. 술을 과하게 먹은 다음날 아침 '다시는' '정말로'를 연

발하며 후회했던 경험이 한두 번이 아닐 터이다. 그러므로 자신의 건강을 위해 술을 적당히 즐길 줄 아는 지혜와 의지를 가져야 할 것이다. 그 길 또한 체질의학에 제시되어 있다. 이것을 각 체질별로 살펴보기로 하자.

태양인 열한증다인(간허양인, 폐실음인) 술을 가장 조심해야 하는 체질이다. 직장에서나 가정에서 일을 하다가 잘 되지 않을 경우, 원인을 따져가며 끈기 있게 다시 추진하지 못하고 현실에서 도피하고자 하는 성격이라, 모든 문제를 술로 해결하려 하기 십상이기 때문이다. 더구나 태양인은 열증과 한증의 구분 없이 간이 가장 약한 체질이므로, 술로 인한 해독이나 후유증은 더 이상의 설명이 필요 없을 터이다. 애초부터 그런 마음을 싹부터 잘라내는 게 좋겠다.

부득이 술을 먹게 된다면 술안주로는 반드시 과일, 야채(당근 제외), 생선회나 구이 등의 해산물을 먹어야 한다. 고기를 안주로 하면 술이라는 독 말고 또 다른 독을 하나 더 먹는 거나 다름없다.

술로는 맥주, 코냑, 포도주가 좋고, 고량주, 소주, 막걸리 등은 좋지 않다. 과실주로는 오가피주, 앵두주, 다래주, 송엽주가 좋다. 그리고 음식소화가 안 되거나 식욕이 없을 때 반주로 포도주(백포도주가 더 좋음)를 한 잔하면 상당히 좋아진다.

이 체질의 술병에는 푸른 채소와 솔잎, 그리고 포도당(링거) 주사가 약이다.

태음인 열증다인(간실양인) 8체질 중에 간이 가장 강한 체질이다. 그러다 보니 두주불사인 경우가 많아, 술이라면 양과 질에서 타의 추종을 불허한다. 그러나 이것도 건강할 때의 얘기다. 또한 원래부터 허한 장기는 병이 들면 보하는 방법으로 치료라도 해볼 수 있지만, 강한 장기가 병들면 사하는 것은 전혀 방법이 없다.

이 체질은 술맛을 알게 되어 술에 탐닉을 하면 다른 체질하고는 비교가 되지 않을 정도로 집착한다. 우선 술맛을 느끼는 것부터 다른 체질하고 다르고, 웬만한 양이나 기간 동안은 거의 문제가 되지 않는다. 그러나 그 정도를 넘어 술로 인한 폐해가 몸에 나타나기 시작하면, 이미 황색신호를 넘어 적색신호에 가까워진 것이다. 양방에서 간치료란 것이 영양제와 포도당뿐인데, 그것들은 술로 인해 기능이 항진된 이 체질의 간을 더욱 망가뜨리므로 더 더욱 손을 쓸 수 없게 된다.

B형 C형 간염에 감염되어도 이겨내지 못하고, 이것이 만성간염으로 발전되면 결국은 젊은 나이라도 쓰러지게 마련이다. 현대의학으로는 치료는커녕 악화시키기만 할 뿐이고, 전통 한방으로도 보하는 게 아니라 사해야 하므로 어쩔 도리가 없다. 간염이나 술로 인해 간기능이 항진되어 간에 손상이 오면 회복이 불가능하다는 사실을 꼭 명심해야 한다. 다른 체질 같으면 보하는 약재나 방법으로 치료가 가능하지만 이 체질은 전혀 그럴 수 없기 때문이다. 이 체질 사람은 간기능이 손상되면 그렇게 무서운 것이다.

체질의학적으로 이 체질의 간기능 손상을 어떻게 하면 예방할 수 있을지, 그것을 살펴보자. 우선 술을 마셔도 요령 있게 마셔야 한다. 술 마실 때 무슨 일이 있어도 고기가 안주로 놓여있지 않으면 입에도 대지 말아야 한다. 고기 중에서도 소고기, 그 중에서도 육회가 제일이다. 해산물이나 야채, 과일을 안주로 해서 술을 마시면 또 다른 독을 같이 먹는다고 생각하면 된다. 이런 안주는 간기능을 돕기 때문이다. 간기능이 항진되는 이 체질의 간기능을 더욱 항진시켜 간손상을 조장하는 것이다. 그리고 2차 3차까지 가서 먹는 양보다 1차에서 먹는 양이 더 많은 한이 있더라도 반드시 1차로 끝내야 한다. 그렇지 않으면 축적되어 다음날 숙취가 더욱 심해지기 때문이다.

숙취에 대한 대처방안으로는 당근쥬스나 흑설탕물을 마시고 북어국이나 콩나물국을 먹는 게 좋다. 꿀물이 좋다고 먹다가는 가뜩이나 속에 열이 많아 괴로운데, 불난 집에 기름 붓는 형국이 될 것이다.

이 체질에는 고량주(옥수수가 원료인 술)가 좋다. 소주나 막걸리도 괜찮으나 맥주, 포도주, 꼬냑 등은 좋지 않다. 과실주로는 매실주, 칡술, 더덕주 등이 좋다.

태음인 한증다인(폐허음인) 8체질 중 간이 가장 안정되어 있는 체질이라 정도껏 마신다면 별 탈이 없다. 그런데 이 체질에서 문제는 그 정도가 어느 정도인가이다. 횟수나 양은 개인차가 있으므로 기준을 설사증상이 동반되느냐 아니냐 하는 것으로 잡으면 된다. 술 마신 이튿날 설사증상이 생기면 정도를 넘어선 것이다. 나머지는 태음인 열증다인과 똑같이 시행하면 된다. 중요한 것은 음주가 지나치면 평생 알코올중독에서 헤어나지 못한다는 것이다.

이 체질도 태음인 열증다인과 같이 고량주, 매실주, 칡술, 더덕주 등이 좋다.

소양인 열한증다인(비실양인, 신허음인) 해산물이나 야채를 안주로 해서 마셔야 술로 인한 해독을 줄일 수 있다. 화火와 열熱로써 변동되는 체질이라, 빨리 취하고 빨리 깨므로 천천히 마시는 게 좋다. 가능하면 한자리에서 끝을 보지 말고 조금씩 2~3차까지 가면서 즐기는 것이 현명하다. 술자리를 옮기는 중에 어느 정도 술이 깨기 때문이고, 한곳에 오래 머무는 것이 몸의 열을 더 깊게 하기 때문이다.

술 마신 다음날 꿀물은 절대 금물이고 시중에 나와 있는 기능성 음료도 몸에 맞지 않으므로, 평소 구기자를 좀 진하게 달인 차라든가 야채즙을 준비해두면 훨씬 수월하다. 그리고 맵고 짠 음식을 아침에 해장국으로 먹으면 반드시 위염이나 위궤양이 생기므로, 술 마신 다음날 더욱 주의해야 한다.

이 체질에는 맥주가 가장 좋고, 그 밖의 술은 대부분 좋지 않다. 과실주로는 적포도주나 생지황주, 오디주가 좋다.

소음인 열증다인(비허양인) 한겨울에 술 마신 사람과 안 마신 사람을 비교해보면, 술 마신 사람이 신체적으로 추위를 더 느낀다는 것을 알 수 있다. 술로 인해 더운 것 같지만 잠깐 동안의 취중일 뿐이고 그 뒤로는 오히려 찬 기운으로 인한 해가 더 많다는 증거이다. 같은 조건이라면 술 마신 사람은 얼어죽어도, 안 마신 사람은 얼어죽지 않는다고 하겠다.

이 체질은 8체질 중에 속이 가장 찬 체질이다. 더구나 원래부터 좋지 않던 소화기능도 몸이 차가워지면 더 심해지는 체질이다. 평소 주의해야 한다. 술을 마실 수밖에 없는 상황이라면, 반드시 체질식의 안주로 몸을 덥히는 데 힘써야 한다. 꿀이나 인삼이 든 음료수나 사과즙으로 속을 다스리면 좋다.

소음인 한증다인(신실음인)   태양인 못지 않게 간이 작은 체질이다. 더러 대주가도 있으나 술과는 좀 거리가 있다고 하겠다. 그런데 같은 잔에 맥주 한 잔을 마시나 양주 한 잔을 마시나 취하는 게 똑같은 희한한 체질이다. 그래서 접대할 기회가 있으면 돈이 좀 들더라도 양주로 한다는 것이다. 상대방을 빨리 취하게 하고 내 몸이야 어차피 맥주나 양주나 별 차이가 없기 때문이란다.

술안주로는 체질에 맞는 음식이 당연하고, 고추나 마늘 같은 성질이 덥고 자극성 있는 것을 많이 먹어두는 것이 다음날을 위해 좋다. 또한 가능하면 밥을 먹어두는 게 좋다. 그리고 술 마신 다음날 반드시 인삼이 든 제품을 마시는 게 좋고, 따뜻하게 꿀물을 타서 마시는 것도 좋다.

소음인 열한증다인에게는 소주나 막걸리가 좋고, 포도주, 고량주, 맥주 등은 좋지 않다. 과실주로는 인삼주나 사과술이 좋다.

---

3) 담배

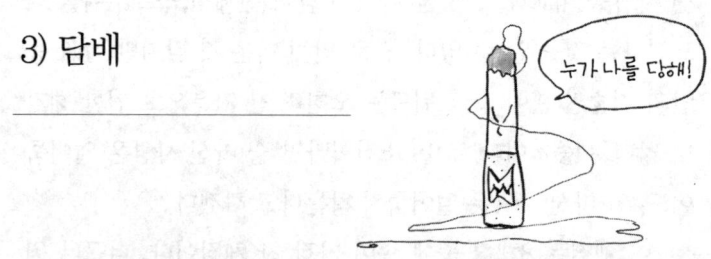

누가 나를 담해!

우리나라 성인 남성의 2/3 이상이 담배를 즐겨 피운다고 한다. 왜 그렇게 피우는지는 모르겠으나 피우는 사람들 하는 말이, 한 대 피워야 일을 시작할 수 있고, 한 대 피워야 마음을 진정시킬 수 있단다. 사실 열 받을 때 담배가 그 조정작용을 해주고 순간적인 혈압상승도 막아주는 역할을 한다고도 한다. 그런데 문제는 그것이 일시적인 현상일 뿐이고, 결과적으로는 고혈압에 관상동맥 질환, 그리고 폐질환의 주범이라는 데 있다.

체질의학의 관점에서 볼 때도 담배는 유익한 구석이 전혀 없고, 그 해악은 체질마다 다르게 나타난다. 담배의 직접적인 해악을 살펴보면, 태양인은 폐기능이 강하여 담배로 인해 폐 질환이 생기면 치료할 수 없고, 태음인은 반드시 폐를 상하게 되어 있고, 소양인은 위기능을 버리게 되며, 소음인 역시 위기 능을 버리게 된다.

또한 담배의 간접적인 해악을 살펴보면, 태양인은 설암이 나 후두암 같은 질병으로 이어지고, 태음인은 관상동맥 질환 이나 고혈압 같은 심혈관계 질환으로 이어지고, 소양인은 신 장기능 이상으로 이어지며, 소음인은 위궤양이나 위암으로 발 전한다.

결과적으로 흡연은 백해무익하다. 오래도록 건강하게 살 려면 애초부터 배울 생각을 말아야 하고, 지금 피우고 있더라 도 당장에 끊어야 할 것이다.

---

4) 정력

'남성고민해결' 이라는 광고문구를 주변에서 흔히 볼 수 있는 세상을 살고 있다. 그만큼 그 문제로 고민하는 남성이 많다는 뜻일 터이다. 심하게는 이런 스트레스 때문에 공포증을 안고 사는 남성들도 있다고 한다.

신혼일 때나 체질적으로 왕성한 사람들에게는 남의 일로

만 들릴 터이다. 그러나 지나치게 탐닉하여 체력이 떨어지거나 나이 들어 몸이 쇠약해지면 아무도 피해갈 수 없는 문제이다. 사람마다 심장박동수와 남성이 배출할 수 있는 사랑의 양이 일정하게 정해져 있기 때문이다. 평소 조심하는 게 상책이리라.

체질의학은 남성문제에서 그 진가를 제대로 발휘한다. 체질의 관점에서 보면 신腎이 허한 소양인(열증과 한증 공통) 중에 정력부족으로 고생하는 사람이 많다고 한다. 그리고 신이 강한 소음인(열증과 한증 공통)이나 허리통이 굵은 태음인(열증과 한증 공통)은 그래도 좀 나은 편이라고 한다. 이것을 염두에 두고 체질별로 하나하나 살펴보자.

태양인 태양인은 다른 체질과 달리 기름진 음식(육식)과 약을 섭취할 경우, 득보다는 해만 입는 체질이다. 또한 정신적으로 화내는 것과 슬퍼하는 것을 자제하고 간기능을 돕는 푸른 야채류나 조개 등을 많이 섭취하면 큰 도움이 될 것이다. 근본적으로 간을 보하는 올바른 섭생이 필요하다. 그래서 고기나 자극성 있는 음식을 자제하여 간기능 보해야 하는 것이다. 요즘 한창 유행하는 오가피가 이 체질의 신체적 균형을 잡아주는 약재인데, 다른 약재가 섞이지 않은 제품이 좋다. 특히 이 체질 사람들은 색을 절제하고 조심해야 한다는 것을 늘 명심해야 한다. 그래야 무병장수할 수 있다.

태음인 체력이 좋고 활동적이고 게다가 간까지 튼튼하다 보니 태음인에게 술, 여자, 도박은 늘 따라 다닌다고 해도 과언이 아니다. 『동의수세보원』에서 '간은 희성喜性이다' 하였으니, 이 체질은 끊임없이 향락을 추구한다는 말이다. 그런데 셋

중에 한 가지라면 모르겠으나 여러 가지를 한꺼번에 즐긴다면 반드시 중년이 되기 전에 벌써 몸에 이상이 오게 되어있다.

맨 처음 나타나는 증상은 정충증으로 발전하기 직전의 심장박동 변화이다. 작은 일에도 흥분하거나 놀란다. 그것이 지속되면 소변이 자주 마렵고 잔뇨감이 있으며 헛구역질로 시작되는 간기능의 이상이 나타나게 된다. 따라서 향락적인 일을 가장 조심해야 할 체질이다. 평소에 늘 칡과 가까이해야 하고 가끔은 녹용이나 녹혈이라도 먹어두어야 한다.

태음인은 평소 몸을 끔찍이도 위하는 체질이기는 하지만, 새로운 것을 시작하는 데 둔한 편이다. 그래서 자기의 체질에 맞는 것들을 연구하여 찾아내기보다는 남들이 먹고 좋다는 것에 관심이 많다. 그러나 친구따라 강남 가려다가 낭패 보기 십상인 법…. 남들이 좋다는 것은 전부 무시하고 자신의 체질에 맞추어 생활하려는 의지가 필요하다. 보약으로 칡만 잘 활용해도 굉장한 효과를 얻을 수 있다. 그 밖에 사슴의 부산물(녹용, 녹혈, 녹각, 사슴고기), 제조(굼벵이), 마(산약), 오미자 등이 좋다.

태음인은 근본적으로 폐를 보하는 올바른 섭생이 필요하다. 따라서 담배를 끊고 술을 자제해야 할 것이다.

소양인 체질적으로 '신허' 하고 그 때문에 정력이 부족한 증상이 야기되므로, 근본적으로 신을 보해야 한다. 소양인에게 맞는 약이나 음식들은 대부분 신허를 치료해주는 것이므로, 체질구별만 확실히 하여 올바로 섭취하기만 한다면 그것이 곧 보약이 되고 정력제가 된다. 우리가 흔히 알고 있는 정력제 중 대부분은 소양인의 신허를 치료하는 약재들이다. 그런데 그

약이나 음식에는 신허치료와 함께 소양인의 다열 다양한 기운을 내리는 성분이 들어 있어서 성질이 차기 때문에, 음인陰人이 먹었을 경우 소화불량, 설사, 변비 같은 부작용이 나타나므로 조심해야 한다.

또한 소양인은 비ㆍ위가 튼튼하므로 몇 가지 열이 많은 음식을 빼고는 거의 다 소화해낼 수 있고, 쉽게 일을 처리하는 성격적 특성으로 인해 남들이 좋다는 것은 다 먹어치우는 습성이 있다. 그런데 그럴 경우 열감, 설사 같은 부작용과 함께 신허증상이 더욱 깊어질 수 있으므로 주의해야 한다.

한편 깡패들이 상대방을 겁주려고 자해를 하기도 한다는데, 그 심리는 곧 약한 나를 강하게 보이려 하는 데서 비롯된 것이다. 이런 현상은 정신적인 면에서뿐만 아니라 몸에서도 일어난다. 그 결과 소양인 중에 많은 사람들이 색을 밝히는 성향을 보이고 있다. 그러나 중년 들어 고생하는 수가 있으므로 평소 주의해야 한다.

소양인은 신허, 곧 정력이 부족하므로 평소 무리하지 말아야 하고, 소양인의 약인 구기자 같은 것을 차로 끓여서 늘 음료수 대용으로 마셔야 한다. 그리고 가물치나 오리고기에 육미지황탕을 넣어서 달여먹으면 좋다.

소양인은 근본적으로 신을 보하는 올바른 섭생이 필요하다. 따라서 음식을 절제하여 보신 보음하는 데 주력하여야 할 것이다.

소음인 소음인은 체질적으로 정력이 지나치게 강하기 때문에, 기능이 항진되어 오히려 해를 입을 수도 있다. 그리고 사랑의 농도도 다른 체질과 달리 유난히 뛰어나므로 크게 문제되는 사람이 적은 편이다. 그러나 한증다인의 경우 신이 열을 받는 증상이 생기면, 허리가 아프고 살이 찌고 관절이 아프고 빈뇨나 잔뇨감이 있으며 성격이 급해지는 증상이 동반된다. 정력에도 물론 문제가 발생한다. 또한 소음인은 비 · 위가 약하고 냉한 체질이므로, 그런 증상이 나타났다고 하여 육미지황탕 같은 소양인의 신허증상 치료약을 썼다가는 소화불량이나 설사 같은 부작용과 함께 만성신장병으로 고생할 수도 있으므로 주의해야 한다.

평소 소화기능을 강화하고 신체를 보양하는 방법으로 몸을 관리해야 하며, 문제가 생겼을 때도 그런 방법으로 치료해야 한다. 보약(정력제)으로는 삼계탕, 개고기, 흑염소 등에다가 좋은 약재로 십전대보탕을 만들어 함께 달여먹는 것이 가장 좋다.

소음인은 근본적으로 비를 보하는 올바른 섭생이 필요하다. 따라서 소식하고 무리하게 땀을 내지 말아야 할 것이다.

지금까지 체질별로 정력에 필요한 사항들을 살펴보았다. 자신의 체질에 맞추어 한번 실천해보기 바란다. 아침의 상쾌함에 놀랄 것이고 술좌석에서 달라진 기운에 놀랄 것이다.

---

5) 사회생활

사회생활을 달리 표현하면 사람과 사람의 관계라고도 할 수 있는데, 체질의학은 이러한 관계를 잘 유지하는 데도 큰 도움을 준다. 체질의학은 신체의 균형을 바로잡도록 도와줄 뿐

만 아니라, 정신의 균형도 이룰 수 있게 해주는 학문이기 때문이다.

체질은 상대방의 성격, 적성, 재능 등을 모두 알 수 있게 해주고, 더 나아가 내면에 숨겨져 있는 사람의 마음까지도 읽어낼 수 있게 해주는 훌륭한 자료이다. 그만큼 체질의학에서 얘기하는 체질에는 인간 개개인의 모든 것이 다 내포되어 있으므로, 사람을 다루고 처세하는 방법 중에 체질을 아는 것보다 더 확실하고 정확한 길은 없다.

직장의 상사나 동료, 부하 직원에 이르기까지 그들의 체질만 정확히 알고 있으면, 그들과의 교류를 원만하게 할 수 있게 된다. 뿐만 아니다. 체질의학을 깊이 이해하고 있으면 그 사람의 다음 행동까지 예측하여 적절한 대응을 할 수도 있다. '적을 알고 나를 알면 백전 백승'이란 말도 있듯이, 서로 경쟁적인 관계에서도 한층 더 유리한 입장에 설 수 있다.

한편 경영자의 입장에서는 적재적소에 사람을 배치할 수 있어서 업무의 효율을 극대화할 수도 있을 것이고, 면접을 볼 때부터 필요한 인원의 체질을 고려한다면 다른 어떤 평가보다 만족스런 인재를 뽑을 수 있을 것이다. 또한 친구관계를 비롯한 다른 모든 인간관계에 체질의학을 잘 활용한다면 틀림없이 만족할 만한 결과를 얻을 수 있을 것이다. 설마 대기업에서 그런 비과학적인 방법을 쓰겠느냐고 하겠지만, 실제로 역학(사주팔자)을 이용하여 사원을 뽑는 회사가 의외로 많이 있다. 그러나 그런 방법들은 인간 개개인의 특성을 제대로 파악할 수 없다는 단점이 있다. 체질의학을 활용하면 이런 단점이 완벽하게 보완될 것이다.

02 여성들을 위하여

1) 다이어트

"그거 먹으면 살찌는 거 아니예요." 여기도 아프고 저기도 아프고, 심지어 얼굴에 여드름 몇 개 난 것까지 신경 쓰인다며 하소연하던 여성들에게 이러 이러한 것이 좋으니 한번 먹어 보라고 권해주면, 대뜸 이 말부터 그들의 입에서 튀어나온다. 옛날에는 통통하게 살이 붙은 사람이 미인이었다는데, 요즘에는 날씬한 것이 아름다움의 기준이 되었다. 그러다 보니 아름다워지고 싶어 하는 여성의 본능이 발동하여 극단적인 방법으로 다이어트를 하는 사람들까지 생겨나고 있다.

그런데 다이어트와 건강은 상극이다. 그럼에도 요즈음 여성들은 건강보다 다이어트에 관심이 더 많다. 몸이 엄청나게 비대하여 순환기계통이나 관절에 병이 생겨서 부득이 살을 빼야 하는 경우가 아니라면, 몸매를 위해 살을 빼는 것은 이미 건강한 육신을 포기하는 셈이나 마찬가지이다. 특히 다이어트에 좋다는 식품이나 약물은 그것이 무엇이든지간에 그 효과는 미미하고 해악은 대단히 크다고 여기면 틀림없다.

물만 먹어도 살이 찐다는 태음인, 사회활동을 많이 해야 하는 소양인·태양인, 몸만 불었다 하면 허리병·관절염이 생기는 소음인, 이 중에서 진짜 다이어트를 해야 할 사람은 소음인이다. 이들은 비·위기능이 좋지 않아 원래부터 소식해야 건강하고, 살이 찌면 몸에 습한 기운이 넘쳐서 허리병·관절염이 생기기 때문이다. 그런데 현실은 많이 먹어도 활달한 성격 때문에 별로 살이 찌지 않아 건강해 보이는 소양인·태양인과, 웬만한 남성들 못지 않은 강인함으로 세상을 헤쳐 나가려 하는 태음인이 다이어트에 더 많은 관심과 노력을 기울인다.

태양인은 간이 약하고 호산지기呼散之氣가 강하여 먹고 마시는 일체를 담백하고 자극성이 없는 밋밋한 것들로 해야 한다. 그런데도 다른 체질 사람들과 마찬가지로 쌀밥에 고깃국, 거기에 우유까지 주식으로 삼으면 살이 찔 수밖에 없다. 이 체질 사람들은 살이 찌면 상체가 발달하는 체질적 성향답지 않게 아랫배까지 나오고 항상 답답함을 느끼고 간장병에 심장병까지 겹쳐서 건강을 해치게 된다. 따라서 평소 일반인들이 악식惡食이라고 생각하는 메밀, 보리, 조, 야채 등으로 간기능을 보해야 하고, 물(생수)을 많이 마셔야 한다. 생수를 많이 마심으로써 소변의 양을 늘리면 몸의 불순물도 제거되고 신체적 균형도 잡힐 것이다.

태음인은 원래부터 소화력과 식욕이 왕성한데다 평소 운동 같은 것을 싫어하고 게으른 면이 있다. 그러니 살이 찔 수밖에 없다. 생활방식을 고치는 게 최선의 다이어트 방법일 터이다. 특히 이 체질 여성들의 강인함은 자타가 공인한다. 괜히 살을 뺀다면서 그 강인함마저 잃지 말고, 먹고 마시며 당당하게 세상을 살아가는 게 좋을 것이다.

소양인은 사회활동이 많은 탓에 날씬한 몸매로 있어야 유리하기도 할 것이고, 또한 먹는 것을 바로바로 소모해버려야 하는 체질적 특성 때문에 조금만 살이 쪄도 갑갑하므로, 다이어트에 유난히 관심이 많다. 그러나 더 큰 이유는 이 체질 사람들이 공통적으로 가지고 있는 미용상의 신체결함에 있다. 곧 다른 데는 그렇지 않는데 유독 아랫배만 나와 있는 것이다. 이것은 이 체질의 여성뿐만 아니라 남성들도 마찬가지인데, 허한 장기 곧 신을 보호하기 위한 신체의 자정작용 때문에 일어나는 현상이다. 그런데 그 부분의 살을 빼려고 신체 전반에 영향을 주는 다이어트, 곧 영향섭취를 줄이려 한다. 그러나 아랫배를 없애려고 계속 다이어트를 하다가는 없어지라는 아랫배는 안 없어지고 다른 데로 영향이 가서, 생리불순에 허리병이 생기고 기미와 주근깨가 끼고 혈색이 검어지고 더 나아가 골다공증 같은 무서운 병까지 생길 수도 있다. 따라서 영양섭취를 줄이려고만 하지 말고 신장을 보해주어야 할 것이다. 그래야만 그 신체적 결함이 없어진다. 신장을 보하는 약재나 음식으로 체질적 불균형인 신허증상을 치료하거나, 운동 곧 활달한 움직임을 통해 신체를 활성화시키지 않으면 절대로 아랫배는 없어지지 않을 것이다.

소음인은 앞에서도 얘기했지만 다이어트가 생활화되어야 할 사람들이다. 정확하게 이야기해서 소식을 해야만 건강을 유지할 수 있는 사람들이다.

어떤 체질이든 가장 현명한 다이어트는 자신의 진정한 체질을 이해하고 그에 따른 노력을 기울이는 것이다. 순리를 거스르며 무리하게 다이어트를 한다면, 몸에 이상이 생겨서 반드시 그에 따른 대가를 치르고 말 것이다.

다이어트에 관한 잘못된 상식 몇 개를 소개해보자. 많은 여성들이 변비 때문에 고생을 한다. 아랫배가 불쾌하고 방귀가 나오는 등의 증상은 변비가 있으면 당연히 따르는 증상이므로 그것을 우선 치료해야 한다. 그런데도 대부분의 여성들은 변비가 있으면 살이 찐다는 말에 더 신경을 쓴다. 그래서 변비를 치료하여 살을 빼고 예뻐지겠다는 여성들 사이에서 한때 화이바골드류(우리나라 산야에 흔한 질경이의 씨앗, 한방명으로는 차전자의 속껍질)의 제품이 유행하더니, 몇 년 전부터 동규자차가 그 대를 이어 인기를 끌었다. 물론 그런 제품들이 숙변을 제거하여 병을 고치고 미용에 좋다는 것이 전혀 사실무근은 아니다. 그러나 그 근본을 따져보면 그것이 우리 몸에 그리 큰 영향을 주지는 않는다.

우선 변비가 생기는 원인부터 살펴보자. 체질의학에서 볼 때는 변비도 다 같은 변비가 아니다. 변비가 있어도 괜찮은 체질이 있고, 변비가 있으면 그것이 곧 병인 체질이 있다. 태양인은 대장이 가장 긴 체질이라 8~9일간 대변이 불통해도 괜찮고, 태음인 열증다인(간실양인), 소음인 열증다인(비허양인), 소음인 한증다인(신실음인)도 2~3일쯤 변비가 있어도 그리 큰 문제가 되지 않는다. 태음인 한증다인(폐허음인)과 소양인 한증다인(신허음인)은 오히려 설사를 조심해야 하는데, 일단 변비가 생기면 몸에 곧바로 이상이 온다. 소양인 열증다인(비실양인)은 변비 그 자체가 병이다. 이처럼 실제로 변비를 걱정해야 하는 체질은 그렇게 많지 않다. 그런데도 많은 여성들이 변비 때문에 신경을 곤두세우고 있다. 그것은 변비가 모든 병의 근원이라는 잘못된 건강정보 때문이다. 또한 다이어트를 한답시고 영양섭취를 불규칙하게 함으로써 변이 시원치 않은 것을, 그저 변비라고 단정해버리는 것도 원인이다.

변비가 걱정된다면 규칙적인 식생활과 배변습관을 길러야지, 약이나 건강보조식품으로 해결할 성질이 아니다. 앞서 얘기한 화이바골드류의 제품은 소양인의 신허를 치료하는 차전자 씨앗의 속껍질이 주성분인데, 물과 접촉하면 그 수분을 빨아들여 몇 배의 부피로 늘어나서 장을 청소한다는 원리를 이용한 것이다. 그런데 이것은 대장이 약한 소양인에게는 효과가 있을 수도 있으나, 나머지 체질에는 전혀 효과가 없다. 동규자차는 된장국에 넣어 끓이면 그 맛이 일품인 미끌미끌한 아욱의 씨로 만드는데, 이것은 그저 윤활제 역할을 할 뿐 큰 효과를 기대하기는 어렵다.

한편 변비에는 아침에 생수 한 컵을 먹으면 좋다는 말이 있다. 그러나 이것도 체질적인 고려가 따르지 않는다면, 그 물 한 컵으로 인해 평생 고생하는 수도 있으므로 주의해야 한다. 실제로 그 물 한 컵 때문에 병을 얻었던 젊은 여성의 사례가 있다.

이 여성의 체질은 소음인 한증다인(신실음인)이다. 그런데 변비가 있어서 아침마다 공복에 냉수를 한 컵씩 마셨다고 한다. 눈이 자주 충혈되고 허리가 아프고 먹는 게 없는데도 살이 찌는 느낌이 들면서 피부도 좋지 않아 고민하던 차에, 마침 TV에서 변비에 관한 것이 방영되는 것을 우연히 보았단다. 마치 자기가 겪고 있던 몸의 상태를 그대로 얘기하는 것처럼 보였다고 한다. 당시 2~3일 길게는 5~6일까지 변을 보지 못했다고 한다. 그래서 그 변비를 없애려고 아침마다 공복에 물 한 컵씩 마셨단다. 그런데 그렇게 며칠이 지나자 느닷없이 소화 불량 증상이 생기더란다. 가끔 어지럽기도 하고….

소음인 한증다인은 원래 겉열이 있어서 스스로 몸이 덥다고 느끼는 사람들인데, 실제로는 비·위의 기능이 약하고 속이 찬 체질이다. 또한 신에 속하는 대장이 튼튼하여 며칠 동안 변을 보지 않아도 큰 문제가 없는, 아니 오히려 그것이 정상이다. 그런데도 그것을 모르고 찬 비·위에 냉수를 마심으로써 정상이던 배변작용을 억지로 '이상'으로 만들었던 것이다. 그 결과 비·위에 손상이 생겨서 소화불량 증상이 온 것이다. 그 야말로 모르는 게 약이었던 셈이다.

이 방법은 속에 열이 있어서 변비가 생기는 소양인 열증다인(비실양인)과 한증다인(신허음인), 태음인 열증다인(간실양인)에게는 효과가 있을지 모르나, 나머지 체질 사람들은 시도조차 하지 말아야 한다. 가만히 보면 요즘 이러한 엉터리 건강정보가 넘쳐나고 있다. 겉으로 드러나는 증상만 보고 따라하다가는 오히려 몸이 망가지는 수도 있으므로, 반드시 체질적인 고려가 뒤따라야 한다.

한편 무가당쥬스, 무가당껌 등과 같이 '무가당' 곧 설탕을 넣지 않은 식품이 인기를 끌고 있는데, 이것도 여성들의 '다이어트'를 겨냥하여 개발한 것들이다. 마치 설탕을 먹으면 뚱보가 되는 것처럼 떠들어댄다. 그것이 과학적으로 증명되었다고도 한다. 그런데 당분이 다이어트의 가장 큰 적이라는 게 잘못되었다는 과학적 보고도 나왔다. 이 이론에 따르면 칼로리를 따지기보다는 일관된 저지방식으로 당분 위주의 곡류를 섭취해야 한다고 한다. 체질의학에서 볼 때 이것은 다소 미흡하기는 하지만 너무나 당연한 이야기이다.

그러면 설탕에 대해 살펴보기로 하자. 열대지방이 생산지인 설탕은 맛이 달고 성질이 찬 식품이다. 한방에서는 맛이 단 것은 성질이 따뜻하고 비·위의 기능을 돕는다고 한다. 그런데 설탕은 맛은 달지만 성질이 차다. 그렇다면 그 중에서 한 가지라도 걸리는 체질은 복용하지 말아야 한다는 결론이 나온다. 맛이 달기 때문에 소음인의 음식 같지만 성질이 차므로 소음인이 먹어서는 안 되고, 성질이 차기 때문에 소양인의 음식 같지만 비·위기능을 강하게 해주므로 소양인이 먹어서는 안 된다. 그렇다면 설탕을 먹어도 되는 체질은 몸에 열이 있으면서도 소화기능이 약한 태음인과 태양인이고, 그 중에서도 태음인 열증다인(간실양인)에게는 소화제와 다름없는 식품이다.

설탕은 비만의 적이 절대 아니다. 다만 체질에 따라 그 영향이 다를 뿐이다. 피로할 때 약간의 설탕섭취나 음식 맛을 위해 첨가하는 설탕은 전혀 해가 없다. 그러므로 쓸데없는 선입견으로 맛없는 음식을 먹지 말고, 이제부터는 맛있는 식사를 하시라.

그 밖에 일부 사람들이 만병통치약처럼 얘기하는 포도요법도 포도가 몸에 이로운 태양인과 소양인의 경우에만 효과가 있는 것이다. 포도가 몸에 해로운 태음인이나 소음인은 도리어 해를 입을 수도 있으므로 조심해야 한다. 에어로빅도 마찬가지이다. 기관지가 안 좋고 체중이 많이 나가서 잘못하면 하체에 무리가 오는 태음인은 피하는 게 좋다. 수영 역시 겉에 열이 있고 속이 찬 태양인과 소음인에게나 겉을 차게 하는 효과가 있어서 필요한 운동일 뿐, 열이 많아 겉을 차게 해서는 안 되는 태음인과 소양인에게는 좋지 않다.

2) 반지와 건강

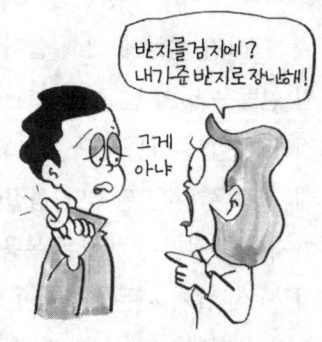

여성들이 좋아하는 장신구, 그 중에서도 반지가 신체에 어떤 영향을 미치는지 살펴보기로 한다. 몇 해 전에 '청와대에 부는 요술반지 바람' 이라 하여 가십거리가 된 적이 있었다. 청와대 에 근무하는 어떤 사람이 반지를 착용함으로써 몸의 이상을 치료하고 그 효과에 놀라 주위 동료들에게 전파했던 모양이 다. 그래서 청와대 안에서 그것이 회자되고 널리 퍼져서 많은 사람들이 반지를 착용하고 다녔다고 한다. 그리하여 장신구를 파는 곳, 금은방, 심지어 노점상에도 건강 반지와 팔지가 진열 되어, 아름다움과 건강을 함께 추구하고자 하는 여성들을 유 혹하였다. 그런데 이것 역시 체질적인 고려가 뒤따르지 않는 다면 전혀 도움이 되지 않고, 심하게는 해만 입을 수도 있다.

사람의 손가락은 신체 내부의 장부를 각각 반영하고 있다. 곧 엄지손가락은 木(간肝 : 간장, 담낭), 둘째손가락은 火(심 心 : 심장), 셋째손가락은 土(비脾 : 비장, 위장), 넷째손가락은 金(폐肺 : 폐, 대장), 다섯째손가락은 水(신腎 : 심장, 방광, 내 분비 계통)가 된다. 그래서 '간이 나쁜 사람은 엄지에 은반지 를 끼면 좋아진다' '심장이 나쁜 사람은 둘째손가락에 은반지 를 끼면 좋다' '소화가 안 되는 사람은 셋째손가락에 은반지를 끼면 좋다' 하는 얘기들을 한다. 과연 그럴까? 물론 일부 체질 사람들에게는 맞을 수 있는 얘기지만, 이 또한 체질을 전혀 고려하지 않은 것이다.

만일 간이 나쁜 사람이 엄지에 은반지를 낄 경우를 살펴보자. 태음인 열증다인(간실양인)은 원래 간이 실하고 폐가 조하며, 병도 간기운이 항진되어 일어난다. 그래서 간기능을 억제하기 위하여 그 기운을 사하는(깎아내리는) 작용을 하는 은반지를 엄지에 낀다. 그런데 간이 약한 태양인 열증다인(간허양인)이 그대로 한다면 어떻게 될까? 간기능이 약해서 생긴 간장병에 그 기능을 사하는 은반지를 낀다면 어떻게 될까? 건강할 때 재미 삼아 한번 해보는 것이 아니고, 진짜 간이 나빠 있는 상태에서 그렇게 한다면 어떻게 될까? 숨 넘어가는 사람의 숨통을 조이는 것과 무엇이 다르랴. 생각만 해도 아찔하다.

금은 보하는 작용을 하고, 은은 사하는 작용을 한다. 그렇다면 간이 나쁘더라도 체질에 따라 반지를 다르게 끼어야 한다는 결론이 나온다. 태음인 열증다인(간실양인)은 간이 나쁘다면 그 기능을 사해야 하므로 간을 상징하는 엄지에 은반지를 껴야 하고, 반대로 그 기능을 보해야 하는 태양인 열증다인(간허양인)은 엄지에 금반지를 껴야 한다. 여기서 간이 나쁜 다른 체질 사람들은 어디에 어떤 반지를 끼어야 하는가 하는 의문이 생길 것이다. 그것은 체질의학을 이해하면 금방 해답이 나온다.

체질별로 실한 장기와 허한 장기가 있어서 그로 인해 병이 발생하고, 다른 병이 있다 해도 체질에 따라 실한 장기와 허한 장기만 잡아주면 된다. 그렇다면 건강을 위한 반지착용법은 매우 간단해진다.

간이 허하고 폐가 실한 태양인은 엄지에 금반지, 넷째손가락에 은반지를 끼고, 간이 실하고 폐가 허한 태음인은 엄지에 은반지, 넷째손가락에 금반지를 끼고, 비·위가 실하고 신이 허한 소양인은 셋째손가락에 은반지, 다섯째손가락에 금반지를 끼며, 비·위가 허하고 신이 실한 소음인은 셋째손가락에 금반지, 다섯째손가락에 은반지를 끼면 신체가 균형을 이룰 수 있다. 또한 체질별로 실한 장기와 허한 장기의 불균형을 균형 있게 잡아주므로 병이 나을 수밖에 없는 것이다. 한 가지 더 각 체질 모두 열다자熱多者는 은반지를, 한다자寒多者는 금반지를 더 중요시해야 한다. 반지 하나도 함부로 껴서는 안 될 일이다. 정확히 체질을 판단한 다음, 거기에 맞춰서 끼어야 할 것이다.

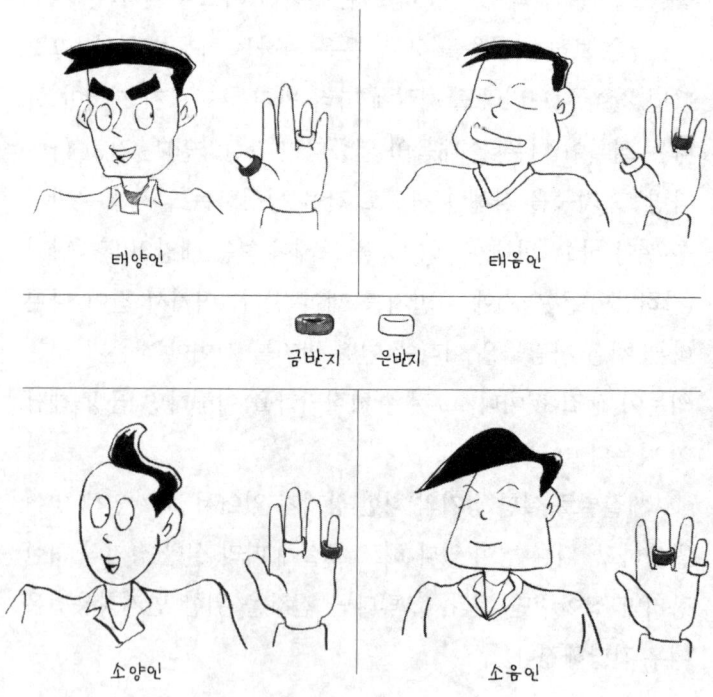

태양인　　　　　　　태음인

금반지　은반지

소양인　　　　　　　소음인

간혹 반지를 꼈을 때 몸이 안 좋은 경우(특히 실한 장기가 나빠졌을 때) 그곳에 낀 은반지의 색이 검게 변한다. 이때 손가락이 붓고 화끈거려서 부작용으로만 알고 반지를 빼는 경우가 있는데, 제대로 체질을 알고 그에 맞춰서 꼈다면 정상적으로 반응한다는 증거이니 계속 끼고 있어야 한다. 반지를 끼면 2~3일 만에 반응이 나타나고 일주일에서 보름 정도면 가라앉는다. 반지는 웬만한 약이나 침보다 효과가 크고 매우 유익한 건강법이므로 한번 제대로 해보기를 권한다.

3) 생리와 출산

여성이 남성과 다른 부분, 곧 생리와 출산에 관하여 살펴보자. 이 경우 대개 문제가 되는 체질은 양인陽人(태양인, 소양인)이다. 소음인 한증다인의 경우에도 문제가 많은 편인데, 이 체질 사람들은 대부분 허리통증과 함께 몸이 안 좋아진다.

이 문제 역시 체질만 판단되면 어렵지 않게 해결할 수 있다. 양인인 경우 체질적인 양생법으로 효과를 볼 것이고, 음인의 경우(특히 신이 열을 받아 병이 발생하는 소음인 한증다인)은 오랫동안 치료를 해야 그 효과를 볼 수 있다.

태양인 여자들은 자궁이 발달해 있지 않아 건강한 사람도 출산을 못하는 경우가 많다고 한다. 치료법은 체질적인 섭생, 곧 성내는 것을 자제하고 기름진 음식을 피하고 간을 이롭게 하는 조개류, 푸른 야채류, 솔잎 등을 생활화하면 된다.

여성들이 아기를 낳고 나서 먹는 음식이 미역국이다. 그런데 미역국이 소양인에게는 산후통을 일으키게 하는 원흉으로 작용한다. 미역이 소양인의 위열을 상승시키는 역할을 하기 때문이다. 따라서 소양인은 미역국 대신에 돼지족발이나 가물치 등으로 몸조리를 해야 한다.

여성문제에 대체로 수월한 편인 태음인에게는 미역국에 소고기를 듬뿍 넣어서 연근, 토란, 당근 같은 것들과 함께 먹는 것이 가장 좋은 산후조리법이다. 틈틈이 배를 한 쪽씩 먹는 것도 좋다.

소음인은 이 문제에서 제일 무난한 체질이다. 그런데도 간혹 몸이 붓는 경우가 있으니 호박을 달여먹거나 닭고기나 염소고기같이 성질이 따뜻한 음식을 먹어 쇠약해지는 것을 방지해야 한다. 이 체질은 비·위가 약하므로 입맛에 맞게 조미료(마늘, 생강, 후추 같은 천연식품)를 듬뿍 넣어서 조리하는 것을 잊지 말아야 한다.

4) 패션과 미용법

개인주의적인 성향이 강하다는 요즈음의 X세대들이 하는 것을 보면 개성하고는 전혀 거리가 멀게 느껴진다. 한 무리의 집단적 개성이 있을 뿐 개개인의 고유한 특성은 무시되고 있는 게 아닌가 한다. 유행하니까 따라하는 것이다. 남들이 하는데 나만 빠지면 촌스러워 보이니까 무작정 따라하고 보는 것이다. 체형이 다르고 개개인의 분위기가 다른데, 그런 것은 고려하지 않은 상태에서 천편일률로 유행을 따라한다고 더 세련되고 예뻐질 수 있을까?

체질의학적인 관점에서 보는 패션과 미용법을 알아보고,

그것을 통해 자신만의 개성과 아름다움을 살릴 수 있는 방법을 살펴보자. 그 사람의 성품과 체형을 고려하여 개인의 이미지를 구축하는 것이 패션이라면, 그 체질의 특성을 살려주는 것이 옷 잘 입는 지름길이 될 터이다.

태양인 양이 강한데, 양인陽人을 동물적으로 표현하면 수컷이라 하겠다. 그래서 비록 여자라 하더라도 체질이 태양인이라면 그 내면에는 남성다운 강인함이나 숫기가 들어있으므로, 자극이 강한 색조로 자신을 표현하는 데 인색하지 말아야 한다. 그리고 이 체질은 간이 약한 관계로 그 보호색인 청색이 가장 잘 어울리며, 가장 강한 장기인 폐의 보호색인 흰색 계통은 피하는 것이 좋다. 특히 머리에 집착하는 사람들이 많다. 길게 길러서 옛날식으로 멋을 낸다는 말인데, 그보다는 짧게 잘라 모양을 내고 모자로 멋을 내는 것이 훨씬 좋을 것이다. 태양인은 머리에 열이 있어서 모자로 그것을 커버해주는 게 건강을 위해서도 좋다. 주의할 것은 멋있고 예쁜 것보다는 반드시 통풍이 잘되는 모자를 써야 한다.

태음인 대체로 피부가 까칠하고 피부색 또한 황·적·흑색인 사람이 많다. 체력도 좋고 추진력도 있으나 게으른 사람이 많기 때문에, 붉은색으로 열정적인 모습을 강조할 필요가 있다. 또한 흰색이 태음인에게 잘 맞는데 흰색은 오행으로 폐에 귀속되어 있는 색이므로, 폐가 약한 태음인의 보호색이 되는 것이다. 또한 이 체질은 어기적거린다는 표현이 맞을 만큼 걸음걸이가 곱지 못한 편이므로, 허리를 곧게 펴고 힘있고 열정적인 모습으로 자신의 아름다운 모습을 지켜야 할 것이다. 주의할 점은 이 체질 사람들이 검은색을 선호하는데(특히 한증다인), 어둡고 침침한 이미지 때문에 전혀 어울리지 않으므로 재고할 필요가 있다. 또한 뚱뚱한 사람들이 꽤 많은데, 그것을 감추려고만 하지 말고 오히려 더욱 풍성하게 함으로써 넉넉하고 푸근한 인상을 주는 것도 좋을 것이다.

소양인 성격이 날카롭고 분명하며 불의를 보면 참지 못하는 정의감이 있어서, 단연 블랙 앤 화이트의 색조가 어울린다. 또한 검은색은 오행에서 신에 귀속되는 색인지라 신이 약한 소양인의 보호색이 되기도 한다. 게다가 소양인은 체형이 대체로 호리호리하고, 여성적인 볼륨이 약하며, 피부색 또한 검거나 흰 경우가 많다. 호리호리한 키에 흰 피부, 거기에 정의감으로 충만된 가슴에서 뿜어나오는 예리하고 날카로운 시선·표정, 흰색의 내리닫이를 입고 소양인 특유의 가뿐한 걸음걸이로 시내를 활보해보라. 한 잎의 벚꽃이 되어 거리에 흩날릴 것이다. 또한 검은색 바지나 치마, 그 위에 검은색 재킷으로 무장하고 소양인 특유의 곧은 자세(가슴에 열이 있어서 먼 곳을 쳐다보며 걷는)로 한번 걸어가보라. 지성미, 감성미, 교양미가 넘쳐흐를 것이다. 그런데 주의해야 할 점이 몇 가지 있다. 소양인은 습관적으로 몸에 꼭 맞는 옷을 선호한다. 그러다보니 신체적으로도 넉넉하지 못한 체형을 가진 소양인으로서는 좀 가볍게 보여 천박한 느낌을 줄 수 있다. 또한 격식(정장)을 갖춰서 옷을 입으려 하기 때문에 단정해 보이기는 하지만, 빈틈이 없고 여유의 멋이 없는 마네킹 같은 느낌을 줄 우려도 있다. 따라서 좀 넉넉하고 여유 있는 옷차림을 하여 상대방이 편안함을 느낄 수 있도록 해야 할 것이다.

소음인　여성적인 볼륨미가 넘쳐흐르는 각선미에 다소곳한 표정까지 여성스럽다는 소리를 많이 듣는 체질이다. 따라서 그에 걸맞게 우중충한 색보다는 밝고 고운 색(특히 노란색 계통)으로 볼륨미와 각선미를 살린다면 지나다니는 뭇 벌과 나비들의 표적이 될 것이다. 노란색은 소음인의 보호색이기도 하다.

　　미용법도 마찬가지이다. 남들이 좋다고 한다 해서 시중에 나와 있는 제품들을 함부로 쓰지 말고 자기 체질에 맞는 것을 골라서 써야 한다. 예를 들어 살구가 좋다고 하나 이것은 태음인에게만 해당하는 말이고, 율무·율피가 좋다고 하나 의이인이라는 태음인의 약재일 뿐이고, 인삼이 들어있는 비누나 소금이 들어있는 제품은 소음인에게만 해당하는 것이며, 천화분이나 금은화가 들어있는 제품은 소양인에게만 약효가 있다. 어떤 것이든지 자기의 체질에 맞게 맞춰서 쓰는 것, 그것이 곧 최상의 모습으로 자신을 표현할 수 있는 지혜일 것이다.

03 자식들을 위하여

백두산 꼭대기에서 돌멩이 하나를 굴렸을 때, 그것이 남쪽으로 떨어지는지 북쪽으로 떨어지는지는 꼭대기에서는 불과 몇 mm 안에서 결정된다. 그러나 그것이 굴러 떨어졌을 때는 한국돌이 되기도 하고 중국돌이 되기도 하여 엄청난 차이가 난다. 자식교육 또한 마찬가지이다. 어릴 때부터 자신의 적성과 재능에 맞게 스스로 만족하고 발전할 수 있는 길을 열어주었는지 아닌지에 따라, 나중에 자랐을 때 엄청난 차이를 보인다. 체질의학은 바로 이러한 적성과 재능을 찾고 그것을 합리적이고 체계적인 방식으로 발전시켜서, 스스로 만족할 수 있는 인생을 살아가게 하는 데도 큰 도움을 준다. 직업이나 사회생활뿐만 아니라, 정신적인 만족감까지 포함하여 공부를 효과적으로 하는 방법에 이르기까지 체질의학에는 모두 숨겨져 있다. 그렇다고 대단한 비법이 있는 것이 아니다. 체질을 감별하고 그 체질에 맞게 교육시킨다면, 부모와 자식 모두 만족할 수 있는 길이 열릴 것이다.

1) 자식들의 체질감별법

체질은 커가면서 만들어지는 게 아니다. 부모의 체질과 그 지방의 기운(산세, 지세 등)의 영향을 받아 태어나는 순간부터 타고나는 것이다. 따라서 어릴 때부터 강한 것은 내려주고 허한 것은 보해주어서, 체질적인 단점을 보완하고 장점은 더욱 살려주어야 할 것이다. 그래야만 한쪽으로 치우침 없이 자신에게 맞고 균형 잡힌 삶을 살아갈 것이다.

그런데 아이들의 체질은 쉽게 알 수 없다. 체질적 특성들이 겉으로 잘 안 나타나고, 자신에 대한 의사표시를 분명하게 하지 못하기 때문이다. 그렇다면 아이들의 체질은 어떻게 구별할 것인가? 그 바로미터는 바로 부모의 체질이다. 그 지방의 기운(산세, 지세)이 체질에 간섭한다고는 하지만 대개는 부모의 체질을 그대로 물려받는 법이다. 그래서 자녀의 체질은 부모만이 정확히 알 수 있다. 그러자면 부모가 먼저 자신의 체질을 알고 있어야 할 뿐만 아니라, 체질의학에 대한 정확한 이해가 있어야 한다. 체질을 잘못 판단하여 그 잘못 판단된 체질대로 아이를 키우다가는 정반대의 결과를 초래할 수도 있기 때문이다. 무척 어렵게 느껴질 터이나 체질을 정확히 이해하고 활용했을 때의 만족도란 상상을 초월하므로, 어렵더라도 한번 실행해볼 만한 일이다. 적당히 남들이 좋다는 것만 따라하는 것은 부모로서의 직무유기이다. 내 아이는 남의 아이와 성정이 다르고 체질적인 장부의 기능이 다르고 재능과 적성이 다르다. 그러니 어떻게 남이 하던 방식대로 키울 수 있겠는가? 내 자식은 내가 책임져야지 어느 누구도 대신해주지 않는다.

　부모의 체질이 자식의 체질을 아는 바로미터라 했는데, 부모와 자식이 붕어빵같이 똑같다는 얘기를 종종 듣는다면, 자신의 체질이 곧 아이의 체질인 셈이다. 이것을 토대로 하여 체질적 특성들을 잘 이해하고 아이들을 지켜보면 부모의 시선에 틀림없이 무언가 잡힐 것이다.

　부모가 체질이 서로 다를 경우 자식들은 부모의 체질 중 한쪽의 체질을 물려받는다. 물론 부모와 전혀 다른 체질을 가진 아이가 있을 수도 있으나, 매우 드문 경우이다. 이 경우에는 전혀 다른 특성으로 인해 쉽게 구별이 된다. 이런 식으로 세심하게 관찰하다 보면 자식의 사상체질은 어느 정도 정확하게 가려낼 수 있을 터이다. 그런데 문제는 열·한을 가리는 8상 체질로 가면 좀 어려워진다는 데 있다. 성격이 같은 것도 같고 아닌 것도 같고 하는 경우가 종종 있는데, 부모와 다른 열·한체질을 갖게 되는 경우이다. 따라서 이때는 열·한이 다르다는 것을 의심하고 좀더 주의 깊게 살펴보아야 한다.

　그렇게 하여 체질이 어느 정도 판명되면 조심스럽게 체질별 건강법을 시행해보아야 한다. 그 결과 체질이 분명하게 드러나면 그때부터는 체질에 맞게 키우면 된다. 그럼으로써 신체를 건강하게 해주고 한쪽으로 치우치지 않는 건전한 사회생활을 할 수 있도록 이끌어주어야 부모의 책임을 다하는 것이라 하겠다.

　참고로 사상인의 생태현상生胎現象(박석언, 『사상인의 생태현상』 참조)을 살펴보자.

부모의 체질		자녀의 체질			
부	모				
태음인	소음인	장녀(소음인)	장남(태음인)	차녀(소음인)	삼녀(소음인)
태음인	소음인	장녀(소음인) 차남(소음인)	장남(소음인)	차녀(소음인)	삼녀(소음인)
소음인	태음인	장남(태음인) 삼녀(소음인)	장녀(소음인) 삼남(소음인)	차녀(태음인)	이남(태음인)
태음인	소양인	장남(소양인) 삼남(소양인)	장녀(태음인)	차남(태음인)	차녀(태음인)
태음인	소양인	장남(소양인) 삼남(소양인)	장녀(소양인)	차녀(소양인)	차남(소양인)
소양인	태음인	장남(소음인) 삼남(소음인)	장녀(태음인)	차남(소음인)	차녀(소음인)
태음인	태음인	장남(소음인)	차남(태음인)	장녀(소음인)	삼남(소음인)
태음인	태음인	장남(태음인)	차남(태음인)	장녀(태음인)	차녀(태음인)
소음인	소음인	장남(소음인) 삼남(소음인)	장녀(소음인)	차남(소음인)	차녀(소음인)
소양인	소양인	장남(소양인) 사남(소양인)	차남(소양인) 오남(소양인)	삼남(소양인)	장녀(소양인)
소양인	소음인	장남(소음인) 사녀(소음인)	차남(소양인) 사남(소음인)	삼남(소음인) 오남(소음인)	장녀(소음인)
소양인	소양인	장남(소양인)	차남(소양인)	삼남(소양인)	사남(소음인)
소음인	태양인	장녀(소음인)	차녀(소음인)		
소음인	소음인	장남(소음인) 사녀(소양인)	차남(소양인)	삼남(태음인)	장녀(태음인)
소양인	태양인	장남(태양인) 오남(태양인)	차남(태양인) 장녀(소양인)	삼남(태양인) 차녀(태양인)	사남(태양인)
태양인	태음인	장녀(태음인)	장남(태음인)	차남(태음인)	
태양인	태음인	장남(태양인)	장녀(태양인)	차녀(태음인)	
태음인	소양인	장녀(태양인)	차녀(태양인)	장남(태양인)	차남(태양인)
소양인	소음인	장남(소음인)	장녀(소음인)	차녀(소음인)	삼남(소음인)

*각각에 해당하는 사례이므로 부모의 체질이 중복되는 경우도 있음.

2) 건강

요즈음은 인스턴트 식품의 시대라 할 만큼 인스턴트 식품을 쉽게 접할 수 있다. 그런데 이런 인스턴트 식품은 간편해서 좋기는 하지만, 영양의 불균형이 초래되고 해로운 첨가물로 인한 피해가 문제다. 선진국이라는 일본에서 쓰레기더미를 파헤치다 보니 10여 년이 지난 소시지가 썩지 않은 상태로 보존되어 있더라는 기사를 본 적이 있다. 이쯤 되면 더 이상의 설명이 필요 없다. 인스턴트 식품을 멀리하고 철저하게 체질에 맞는 자연식만이 건강의 지름길인 것이다. 광고 하나로 식품선택이 달라지고 음식에 대한 선호도가 달라지는 아이들의 입맛은 사랑으로 만든 음식만이 이겨낼 수 있다.

우리 아이는 무얼 잘 먹는다, 무엇을 좋아한다 하여 그것을 사주는 것은 사랑이 아니다. 아이에게 필요한 음식을 찾아 그것을 만들어 먹이는 게 자식을 위하는 진정한 사랑이다. 잘 먹고 좋아한다고 해도 그것이 체질과 맞지 않을 때는 반드시 고쳐주어야 평생 큰 탈없이 건강하게 살 수 있다. 식습관이 잘못되어 있을 때 처음에는 아이들이 거부반응을 보일 수도 있으나, 끈기를 가지고 고쳐주려고 노력하다 보면 자기에게 필요하고 유익한 것이므로 언젠가는 틀림없이 좋아하고 즐겨 먹게 된다.

체질감별을 해주다 보면 건강한 사람들도 많이 만나는데, 그 사람들은 반드시 어릴 때부터 그 체질에 필요한 음식들을 좋아하고 많이 먹었던 사람들이다. 반대로 잘못된 식습관을 가지고 있는 사람들은 거의 대부분 뭔가 좋지 않은 증상들을 반드시 가지고 있다. 체질별로 적합한 식품은 '체질별 음식과 약재'를 참조하여 그대로 응용하면 된다. 여기서는 몇 가지만 간단히 얘기해보자.

먹는 것은 잘 먹는데 도통 살이 찌지 않고 늘 피곤해 하는 아이가 있다. 그런 아이일수록 부모의 관심이 커서 일반적으로 좋다는 음식은 다 먹이게 마련이다. 그러나 그러면 그럴수록 증상만 더 심해지는 경우가 많다. 그런 아이들은 대개 소양인 체질의 아이들이다. 살이 찌지 않는 것은 체질적인 문제라 어쩔 수 없으나(마른 아이라고 건강에 이상이 있는 것은 아니다), 음식을 체질에 맞게 바꾸어주면 피곤해 하는 것은 며칠 안으로 바꿀 수 있다. 몸에 열이 있으니 찬 성질의 음식, 이를테면 돼지고기, 오리고기, 굴, 조개, 고등어, 꽁치, 낙지류, 검은콩, 포도, 참외 등을 아이들의 입맛에 맞게 조리를 해주면 몸에 진액이 보충되어 건강해질 수 있다. 이런 아이들에게 인삼이나 녹용 같은 것을 먹여봐야 헛일이다. 도리어 그 증상들을 악화시킬 뿐이다.

한편 도대체 음식을 입에 대지 않으려 하는 아이들이 있다. 이런 아이들은 대개 소음인의 아이들인데, 안 먹으려고 할 때는 비·위의 기능이 떨어져서 그런 것이다. 무리하게 먹이려고만 하지 말고 소화되기 쉬운 것들('체질별 음식과 약재' 참조)을 좀 자극성 있게 조리해서 조금씩 먹게 해야 한다. 주의할 점은 한꺼번에 많이 먹게 해서는 절대로 안 된다. 먹지 않던 아이가 먹으려 한다고 얼씨구나 하지 말고 오히려 자제시켜야 한다. 이렇게 어려서부터 소식하는 습관을 길러주면 성년이 되어서도 소화 때문에 애먹는 일은 없을 것이다.

또한 그저 먹고 놀면서 편하게 지내려 하는 아이가 있는

데, 그런 아이들은 대개 태음인의 아이들이다. 음식도 안 가리고 어떨 때 보면 오로지 먹기 위해 태어난 아이처럼 식탐도 낸다. 그렇게 먹는데도 소화 안 된다는 얘기도 없다. 그러나 처녀 총각이 되어 살빼기 전쟁을 하는 자식들의 애처로운 모습을 보지 않으려면, 미리미리 절제하는 습관을 길러주어야 한다. 비만해지지 않도록 평소 기름기 적고 담백한 음식, 고기도 소고기, 생선도 조기, 당근과 연근 같은 것으로 건강과 미용에 신경을 써주어야 할 것이다.

만일 고기를 먹이면 알레르기나 소화불량 같은 증상이 나타나고, 아프다고 하지는 않는데도 늘 하체가 약한 듯한 아이가 있으면 태양인일 가능성이 있으므로, 함부로 약을 사 먹이거나 보약을 지어 먹여서는 안 된다. 그런 아이일수록 시간을 갖고 끈기 있게 체질을 알아내서 그에 맞는 섭생을 시켜주어야 한다.

다음은 아이들의 보약에 대해 살펴보기로 하지. '밥 잘 먹는 게 보약이다' 하는 말도 있듯이 가장 중요한 것은 체질식이다. 하지만 여러 가지 이유로 굳이 보약을 써야 할 경우도 생기는데, 그때는 반드시 체질적인 것을 먼저 고려하여 약을 지어야 한다. 아이들 보약의 대명사인 귀룡탕(구룡탕)을 살펴보면, 그 주성분은 당귀와 녹용이다. 그런데 문제는 녹용은 태음인의 약이고 당귀는 소음인의 약이라는 점이다. 따라서 녹용은 소음인 아이한테 큰 보약이 아니고, 당귀는 태음인 아이에게 설사를 유발시킬 수도 있다. 결국 태음인 아이의 약도 아니고 소음인 아이의 약도 아닌 셈이다. 물론 소양인이나 태양인 아이들에게는 전혀 해당사항이 없다.

게다가 녹용을 태음인이 아닌 다른 체질의 아이들이 많이 먹으면 머리가 둔해진다고도 한다. 지금도 시골에 가면 그런 사람들을 가끔 볼 수 있는데, 녹용을 잘못 먹여서 성년이 되어도 제구실을 못하는 사람이다. 그런 경우 집안이 대개 부유한데, 아이가 아프고 밥도 잘 안 먹을 때 아이를 위한답시고 비싼 값에도 불구하고 이것저것 가리지 않고 달여먹인 것이다. 코미디 연기에서 바보연기에 뛰어난 심형래가 바보 노릇을 하고 난 뒤에 으레 하는 말이, "내 상태가 이런 것은 어릴 때 한약을 잘못 먹어서 그런 거야" 하면서 자조 섞인 푸념을 하는데, 체질의학에서 볼 때 일리가 있는 말이다. 흔히 한약은 해가 없다고들 하지만 체질구별 없이 보약을 썼을 때는 이처럼 심각한 역효과가 나타날 수도 있다. 그러니 반드시 아이의 체질과 증상을 구별하여 제대로 약을 써야 한다. 거기에 우리 아이들의 평생 건강이 달려있기 때문이다.

3) 교육

체질의학에서 말하는 교육이란 곧 체질에 따른 성격, 적성, 재능을 고려하여 그것을 극대화시키는 것을 말한다. 우선 정서적으로 특별히 신경 써야 할 부분부터 살펴보자.

결론적으로 말해 소음인은 양심적인 사람으로 키워야 하고, 소양인은 정의감이 투철한 사람으로 키워야 하고, 태음인은 정직한 사람으로 키워야 하고, 태양인은 꿋꿋한 자존심을 가진 사람으로 키워야 한다. 소음인은 가치판단 또는 세상을 보는 안목이 양심이라는 잣대에 의해 이루어지고, 소양인은 정의감에 의해, 태음인은 정직에 의해, 태양인은 자존심에 의해 이루어지기 때문이다. 바꾸어 말하면 소음인은 양심이라는 자기 자신의 잣대가 확립되지 않으면 사회에서는 물론 자기 자신으로부터도 인정받을 수 없고, 소양인은 정의감이, 태음 인은 정직함이, 태양인은 자존심이 확립되어야 스스로 만족하고 사회에서도 인정받을 수 있게 된다.

아이들의 공부하는 방법도 체질을 고려하면 더욱 만족할 만한 성과를 얻을 수 있다.

태양인 아이들은 벼락치기 공부를 하는 경우가 많다. 그러고도 머리가 좋아 성적은 항상 상위권을 유지하므로, 점점 더 꾸준히 공부하는 걸 싫어하게 된다. 만일 그대로 내버려두고 꾸준히 공부할 수 있도록 여건을 만들어서 고쳐주지 않는다면, 나중에 게으름뱅이로 전락하기 십상이다. 그렇게 되면 공부도 상급학교로 올라갈수록 떨어지게 마련이다.

태음인의 경우는 집중적인 공부를 시켜야 효과를 높일 수 있다. 궁금한 게 생기면 그것을 끝까지 물고 늘어져 이해를 시켜서 매듭을 지어준 다음에야 다른 공부를 시켜야 한다. 섣불리 이것저것 마구 시켜서는 곤란하다. 그리고 자꾸 견문을 넓혀주어서 용기를 북돋아주어야 한다.

소양인의 경우는 머리도 좋고 받아들이는 것도 빠른 편이다. 그러나 이 아이들은 쉽게 싫증을 느끼거나 겉도는 경우가 많다는 데 문제가 있다. 물론 이런 것들을 고쳐주는 것이 하나의 방법일 터이다. 하지만 이 아이들에게는 무엇보다도 이들의 장점을 이용하여 짧은 시간에 집중적으로 공부할 수 있도록 도와주는 게 필요하다. 그리고 이 아이들은 태음인과 반대로 한 가지를 계속 시키는 것보다 이것저것 다양한 공부를 시키면, 싫증도 덜 느끼고 공부도 열심히 할 것이다. 한 가지 주의할 것은 이해력이 부족하므로 그럴 때는 우격다짐으로 하지 말고 차분하고 조리 있게 이해할 때까지 몇 번이고 계속해서 설명해주어야 한다.

소음인의 경우는 자신감을 심어주는 것이 제일 큰 과제다. 절대로 매는 들지 말고 사랑으로 감싸주어야 한다. 한번 기분이 상하면 의욕마저 상실해서 밥까지 안 먹으며 속으로 반항할 수 있으므로, 오히려 역효과만 나타난다. 자신감을 갖지 못하면 자꾸 움츠러들면서 가뜩이나 내성적인 성격이 더욱 심화될 것이다. 스스로 자신감이 있어야 어깨도 펴고 밖으로 나설 수도 있는 것이다. 공부할 때는 꾸준히 할 수 있도록 도와주어야 한다.

중점교육가치와 체질

소양인 / 소음인 / 정의감 / 양심 / 정직 / 자존심 / 태양인 / 태음인

체질별 집중적인 학습법

소양인 / 소음인 / 다양한 학습 / 자신감중심 학습 / 집중학습 / 꾸준한 학습 / 태양인 / 태음인

다음은 적성과 진로의 문제이다. 왜 적성이 중요하고 그에 맞는 직업을 가져야 하는가? 그 이유는 간단하다. 스스로의 만족과 발전이다. 일이 자기와 맞아서 즐겁고, 그렇다 보니 자연히 발전하게 돼 있다. 아이가 자신의 재능이나 적성에 맞지 않는 것을 고집할 때, 그것을 제대로 이끌어줘야 하는 것은 부

모의 책임이다. 또 아이가 자신의 재능이나 적성에 맞는 일을 하고자 하는데, 부모가 자기의 욕심으로 다른 것을 강요해서도 안 될 것이다.

지금 간척지에서 생활하면서 힘없고 가난한 사람들의 빛과 소금으로 살고 있는 김진홍 목사님이 어떤 TV 대담프로에서 한 얘기를 하나 소개해보자. 자식 셋 중에 두 아이는 공부도 잘하고 나름대로 꿈도 갖고 부모 말도 잘 따르는데, 유독 셋째만은 공부도 안 하고 말썽만 피웠다고 한다. 그 아이는 하라는 공부는 안 하고 그 정착촌에서 소득증대사업으로 하는 돼지 키우는 일에 관심을 보이고 재미있어 하더라는 것이었다. 그래서 그 아들을 불러서 얘기하기를, "돼지를 열심히 키워서 돼지박사가 되면 다른 사람이 공부해서 얻은 박사와 똑같지 않겠느냐. 그 길(축산)에서 네가 1등이 되면 그게 곧 네 인생에서 일등이 되는 게 아니냐. 그러니 이제부터 돼지 키우는 데 네 온힘을 다해보거라. 너의 능력을 모두 발휘할 수 있도록 네가 하는 일에 대해 열심히 공부하고 연구해서 그 길에서 성공을 하거라" 하였단다. 그 뒤부터 그 아들은 다른 형제들보다 공부 못한다는 죄 아닌 죄로 인해서 생긴 죄책감과 열등의식과 무기력에서 벗어나 활기찬 생활을 하게 되었다고 한다.

하나 더 자칭 타칭 국보 1호라 하는 양주동 선생의 자서전에 나오는 얘기이다. 후배 한 사람이 문학, 그 중에서도 시에 열망이 대단하여 양주동 선생에게 시 공부를 하고자 참으로 열심히 매달렸다고 한다. 그러나 양주동 선생이 본 그 후배는 시에 재능이 없어 보였고, 혈기왕성하던 때의 선생은 그 후배에게 그 느낌을 그대로 전했다고 한다. 시를 수십 편 써들고 찾아와도 한 장 달랑 보고는 "틀렸어, 이게 뭐냐" 하는 식으로 몰아 부쳤다는 것이다. 그래도 끈질기게 몇 달을 좇아다니던 그 후배는 어느 날부터인가 아예 발길조차 끊고 잠적해버렸다고 한다. 그 후 그 열망에 감동했던 양주동 선생은 그 후배를 그리워하며 이런 얘기를 하였다. "그래, 세상에 가치 있고 보람된 일이 어디 문학, 아니 시뿐이랴. 그 열망과 그 끈기와 노력으로 적성과 능력에 맞는 일을 찾아서 한다면, 반드시 너는 이 세상에서 가장 값진 가치를 찾아 삶의 의미를 알게 될 것이다." 체질의학의 관점도 이와 같다.

재미있는 체질의학

01 머피의 법칙을 샐리의 법칙으로

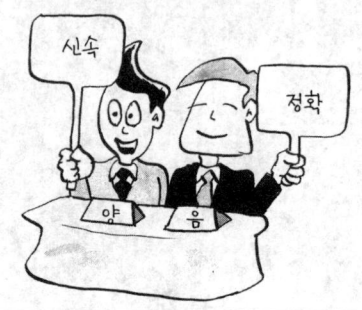

작동하지 않던 가전제품이 수리반만 오면 잘 돌아가고, 큰맘 먹고 물건을 샀는데 이웃가게에 가면 더 좋은 물건이 더 싼 가격에 나와있고, 기다리던 줄에서 다른 줄로 옮기면 그 줄이 빨리 줄어들고…. 세상에 되는 일이 없는 사람이다. 흔히들 이런 경우를 두고 머피의 법칙이라 한다.

　　머피의 법칙은 미국 공군의 에드워드 머피 대위와 관련된 말이다. 그는 1949년 조종사들에게 급감속에 따른 신체상태를 측정하는 실험을 하였는데 어느 날 모두 측정에 실패했다. 각 조종사들에게 쓰인 모든 전극봉들의 한쪽 전극이 잘못 연결되어 있었기 때문이었다. 머피 대위는 그러한 사실을 발견하고는, "어떤 일을 하는 여러 방법 가운데 한 가지 방법이 비참한 결과를 낳는다면, 누군가가 꼭 그 방법을 쓰곤 한다"고 외쳤다. 그 뒤 그런 경우를 가리켜 머피의 법칙이라 했다고 한다. 참 짜증나는 일이다.

　　머피의 법칙과 정반대의 개념으로 샐리의 법칙이 있다. 샐리는 영화 '해리가 샐리를 만났을 때'에서 맥 라이언이 맡은 여주인공의 이름이다. 영화에서 샐리는 엎어지고 넘어지지만 결국에는 해피엔딩으로 나아가는데, 바로 여기서 샐리의 법칙이 나왔다. 곧 우연히 자신에게 유리한 일만 거듭해서 일어나는 경우를 가리킨다. 우리 속담에도 '도랑 치고 가재 잡는다' '마당 쓸고 동전 줍는다' 하는 게 있는데, 아주 기분 좋은 일이다. 일석이조요 금상첨화라 하겠다.

머피의 법칙 중에서도 특히 줄서기는 웬만한 사람들은 한두 번씩은 겪어보았을 터이다. 요즘에야 번호표 뽑기가 일반화되어 그런 불행이 많이 줄었지만, 그래도 여전히 많은 곳에서 그런 사례들이 빈번하게 일어난다. 그럴 때 체질의학을 응용해보라. 불행한 머피의 법칙은 사라지고, 행복한 샐리의 법칙이 눈앞에 펼쳐질 것이다.

먼저 담당자의 체질을 살펴라. 그렇다고 전문가들도 쉽지 않은 사상체질을 가리라는 게 아니다. 음과 양만 가려도 충분하다. 눈이 반짝이는가 아니면 흡수형인가, 체형은 마른 편인가 아니면 좀 뚱뚱한 편인가, 밝은 모습인가 아니면 점잖은 모습인가, 목소리가 카랑카랑한가 아니면 조용하고 차분한가, 사람들과 인사할 때 눈을 마주치는가 아닌가. 전자가 많으면 양인이고, 후자가 많으면 음인이다. 그게 판단되면 줄 서 있는 사람들이 몇 사람 더 있다 해도 양인 담당자의 줄에 서라. 양인들은 일을 처리하는 속도가 빠르기 때문이다.

양인의 속성상 '그렇다' 라는 생각만 하지, '아니다' 라는 생각은 하지 않는다. 다시 한번 생각해보자는 게 없으므로, 그만큼 일을 처리하는 속도가 빠르다. 그와 반대로 음인들은 틀릴지도 모른다는 생각이 많기 때문에, 일을 처리하는 속도가 그만큼 느리다. 따라서 그곳에서 처리할 일이 단순한 것이라면, 그때는 양인 담당자의 줄에 서라. 그러면 이게 샐리의 법칙이구나 하는 느낌이 들 것이다. 그러나 처리할 일이 복잡하거나 정확을 요구하는 것이라면 그 줄에 서면 안 된다. 아무리 빨리 일을 처리한다 해도 정확하게 맞지 않아 다시 해야 한다면 빠르다는 건 아무런 의미가 없다. 그럴 때는 반대의 줄에 서야 나중에 또 와서 시간을 낭비하거나 울화가 치미는 일이 없을 것이다.

머피의 법칙(불행)이건 샐리의 법칙(행복)이건, 운이 나빠서만 그렇게 되는 게 아니다. 자신의 무지無知와 게으름 탓도 있다. 얼마든지 자기 스스로의 노력에 따라 긍정적인 상황으로 바꾸어나갈 수 있다. 근본만 헤아릴 수 있다면….

02 숨어있는 1인치를 찾아라

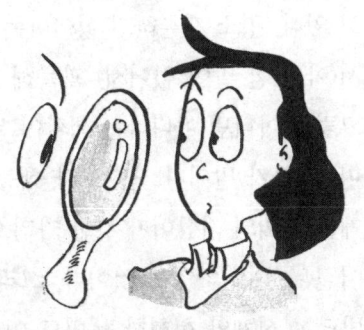

탤런트 최민수, 대단한 터프가이요, 강렬한 눈빛을 가진 연기자이다. 후배 연예인들은 그의 얘기만 나와도 긴장할 정도로 강한 카리스마를 가지고 있다고 한다. 몇 해 전 한 광고에서 유행했던 "잘 자, 내 꿈 꿔"란 대사의 최민수 버전은 "잘 자라, 니 꿈은 내가 꾼다"란다. 이처럼 강한 카리스마는 최민수의 트레이드마크이다.

그런데 그가 가계부를 쓴다고 하니, "사내 대장부가 쩨쩨하게" 하는 사람도 있을 터이다. 그뿐 아니다. 돌아가신 아버지의 공간을 느낄 때마다 마음이 허전해지고, 아버지의 잔상을 지우는 데 꼬박 두 달이 걸렸다고 한다. 최민수의 외면에서 도대체 이런 것을 짐작이나 할 수 있겠는가? 남들의 불쌍한 모습을 보거나 가슴 시린 얘기를 들었을 때 눈물을 쏟아내는 여린 감정이 있다는 것을, 불쌍한 꼴을 보지 못해 입던 옷, 먹던 음식이라도 나눠주어야 속이 편한 여린 마음이 있다는 것을. 겉으로야 이미지 관리를 위해 드러내지 않을 수도 있겠으나, 가슴속에는 틀림없이 그런 감정들이 가득 넘칠 터이다.

그렇다고 최민수가 사내 대장부가 아니라는 게 아니다. 그의 내면세계가 그렇다는 것이다. 여린 마음은 소양인 체질의 전형적인 특성인데, 최민수는 바로 이 소양인의 성향을 가지고 있다. 평소 재론하기 싫어하는 이 체질의 특성상 말이 없어서(아니 할 말이 없어서) 과묵해 보이는 것이고, 또한 그러면 그렇고 아니면 아니라는 색깔이 분명해서 화통해 보이는 것이며, 게다가 말이나 생각보다 행동이 앞서기 때문에 후배들에게는 경외의 대상이자 강한 카리스마를 가진 터프가이로 비추어질 수밖에 없었던 것이다. 그리고 소양인의 신체적 특성인 발달한 상체와 형형한 눈빛도 이러한 이미지를 주는 데 한몫 단단히 하고 있다. 그런데 얼마 전 어떤 신문의 인터뷰 기사를 보니, 그런 그가 느끼해졌다고 사람들이 말하더라는 것이다. 이것 또한 소양인에게는 당연한 모습이다. 소양인은 남에 대한 배려심이 강하고, 그로 인해 자상해지거나 말이 많아질 수도 있다. 이런 모습을 평소의 터프한 모습과 비교해보면 느끼하다고 느끼는 게 어쩌면 당연한 일이다. 이처럼 다소 모순되어 보이는 카리스마나 느끼함은 모두 소양인이 가지고 있는 체질적 특성에서 비롯된 것이지, 최민수의 성격이 변해서 그런 모습을 보이는 게 아니다.

이것이 바로 체질에서 말하는 숨겨져 있는 1인치이다. 숨겨져 있는 1인치는 TV에만 있는 게 아니다. 가려져 있어서 평소에는 보이지 않을 뿐이지 사람도 누구에게나 이 1인치가 있다. 우리는 체질을 통해 그런 것도 볼 수 있다. 따라서 체질을 아는 순간, 무한경쟁의 시대라는 오늘날, 당신은 남이 갖지 못한 또 하나의 강력한 경쟁력을 갖추는 셈이다.

03 왜 노력하지 못하는가?

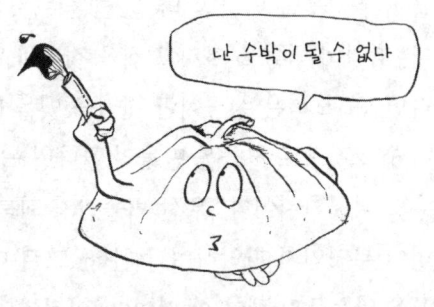

난 수박이 될 수 없나

"천재는 99퍼센트의 땀과 1퍼센트의 영감靈感으로 구성된다" 는 말이 있다. 그런데 세상에 잘살고 싶지 않은 사람, 공부 잘 하고 싶지 않은 사람, 착하게 살고 싶지 않은 사람이 어디에 있겠는가? 모든 게 노력만 하면 된다는데 왜 그렇게들 살지 못하는 것일까? 무엇이 없어서 못하는 것도 아니고 누구나 다 할 수 있는 일인데도 왜 그것을 하지 못해서, 성공한 사람과 성공하지 못한 사람으로 나뉘어져야 하는가? 참 이상한 노릇 이다.

왜 그런가? 한마디로 말해 노력하지 않아서가 아니라, 노 력하지 못해서이다. 좀더 정확히 얘기하면 노력할 수 없었기 때문이다. 쇠를 열심히 갈고 닦으면 거울이 될 수 있지만, 벽 돌은 아무리 열심히 갈고 닦는다 해도 거울이 될 수 없다. 따 라서 거울을 만들려면 쇠붙이를 갈고 닦는 데 노력을 쏟아야 지, 벽돌에다 아무리 노력을 기울인들 아무런 소용이 없다. 노 력하지 못하는 원인은 바로 여기에 있다. 쇠붙이를 갈고 닦아 보니까 반질반질해지는 게 보이고, 그 가능성이 보이니까 계속할 수 있게 되는 것이다. 그러나 벽돌은 아무리 갈고 닦아본들 탁해지기만 하니 무슨 흥으로 그걸 계속 하겠는가?

세상에는 필요한 게 거울만 있는 것이 아니다. 쇠로는 거울이나 그릇을 만들면 되고, 벽돌로는 집과 담장을 만들면 된다. 따라서 벽돌을 가지고 집을 짓거나 담장을 쌓는 데 노력한다면, 그 노력은 성공이란 결실을 맺을 터이다. 그런데도 엉뚱하게 그것으로 거울을 만들려 한다면 될 턱이 없다. 사람의 경우도 마찬가지이다. 우선 벽돌인지 쇠붙이인지, 곧 자신의 특성이 무엇인지 파악하여야 한다. 그런 다음에 집을 짓든지 거울을 만들든지 해야 할 것이다. 이것이 성공의 비결이다.

그렇다면 어떻게 해야 하는가? 자신에게 맞는 체질적 섭생법을 찾아서 실천에 옮겨야 한다. 그럴 때라야 누구나 중도에 포기하지 않고 끝까지 노력할 수 있을 것이고, 모두 다 성공한 사람들로 살 수 있을 것이다.

04 7년 동안 하루 30분만 잠을 잔 대학생

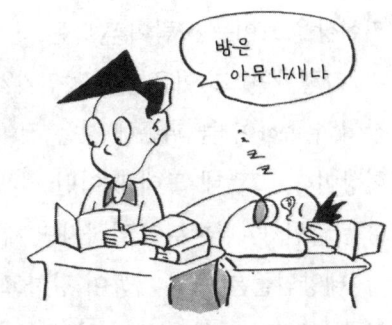

몇 년째 하루 30분만 자고도 끄떡 없이 생활을 하는 희한한 대학생이 있단다. 군복무 기간을 제외하고는 10여 분씩 책상에 엎드려 자는 게 전부였다고 한다. 그것도 잠이 와서 자는 게 아니라 체력을 비축하기 위하여 일부러 잔다는 것이다. 그래도 피로를 느끼거나 수업시간에 졸아본 적이 없다는데, 어찌하여 그런 현상들이 일어난 것일까?

이 친구는 중학교 2학년 때 B형 간염을 앓아 인진쑥, 돌미나리 등 몸에 좋다는 자연식품을 섭취하고 규칙적인 운동과 채식 위주의 식이요법을 해왔다고 한다. 그러나 그 정도로 그런 능력이 생긴다고 할 수는 없다. 자연식을 하는 수많은 사람들이 모두 그런 능력을 가질 수 있어야 하는데 현실적으로 그렇지 못하고, 술과 담배, 커피는 입에도 대지 않는다는데 이것 또한 그 친구만 하는 독특한 방법이 아니다. 뭔가 남들과 다른 체질적 신체적 특성이 있는 게 아닐까?

이 친구를 면담한 정신과 교수는 나폴레옹처럼 짧은 시간에 깊이 자는 단기 수면자의 극단적인 경우로 보인다고 했다는데, 그렇다면 나폴레옹도 그랬다는 얘기다. 이 친구만 세상에서 독특하게 그런 생리현상을 보이는 게 아니라는 얘기이다. 곧 이 친구처럼 극단적인 경우는 아니라 하더라도 그런 생리현상을 보이는 사람이 많다는 것이다.

그렇다면 그 이유는 무엇인가? 8시간, 10시간을 자고도 잠이 부족하여 늘 피곤해 하는 것이 사람들의 대체적인 생리현상이다. 그런데 도대체 어떤 신체적 특성을 가졌기에 그렇다는 말인가? 결론부터 말하자면 체질적인 특성이다.

태양인들은 폐의 기능이 강하고 간의 기능이 약한 사람들이다. 여기서 폐의 기능이 강하다는 것은 산소섭취 능력이 뛰어나다는 말이다. 자동차로 얘기하자면 연비가 뛰어나다는 얘기이다. 그래서 심폐기능이 뛰어난 육상선수들 중에는 이 체질인 경우가 많다. 이들은 몸에 좋은 것을 먹어서가 아니라 타고난 연비가 좋아서 그렇게 된 것이다.

또 소음인 중에 신수열 표열병 증상을 갖는 사람들이 있다. 이 사람들은 신장의 기능이 제일 강하다는 사람들인데, 신장의 해독기능이 뛰어나기 때문에 몸이 피로할 시간을 별로 주지 않는다. 그래서 이 체질 사람들도 몇 시간 자지 않고도 피곤해 할 줄 모르는 경우가 많다. 그러나 태양인과 달리 이 체질 사람들은 때때로 깊은 잠을 자야 하는 게 좀 다르다.

물론 이 체질(태양인과 소음인) 사람들이 모두 그렇다는 것은 아니다. 다만 그런 능력이 발현되느냐 안 되느냐의 차이일 뿐이다. 이 친구의 경우는 소음인이 아니라 태양인으로 추정되는데, 아침저녁 하루 2시간 가량의 조깅과 농구를 즐기고 특이하게 물을 하루 7~8ℓ 정도 마신다고 한다. 모두 태양인의 건강을 지키기 위한 행위들이다. 태양인은 물을 많이 마셔야 하고 소변을 볼 때도 많은 양을 자주 보아야 건강하기 때문이다. 소음인의 경우 운동을 그렇게 할 수는 있으나, 물을 그렇게 마신다면 반드시 탈이 나게 되어있다.

이런 식으로 미루어 보면 잠을 적게 자는 것은 신비한 현상이 아니라, 체질인 특성에서 비롯된 것이다.

05 결혼반지, 함부로 끼지 말자

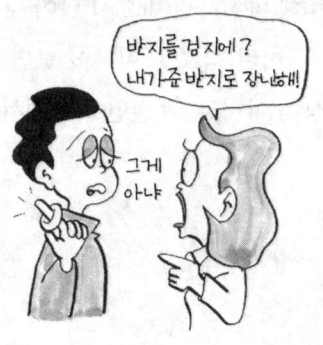

반지를 검지에?
내가준 반지로 잠나했네!

그게
아냐

결혼반지는 대개 금으로 만들어 약지(넷째손가락)에 끼우는 게 관례다. 그리고 보석 반지도 대개는 금에 붙여서 만든다. 그런데 왜 금일까? 금은 항상 금이란 얘기가 있다. 금의 성분은 어떠한 환경에서도 변하지가 않기 때문이란다. 그래서 금의 성분처럼 어떠한 경우라도 평생 변하지 말고 사랑하면서 행복하게 살자는 뜻이란다. 결혼반지는 약지에 끼우게 되어 있는데, 체질의학으로 따져보면 좀 문제가 있다고 하겠다. 더구나 남성의 입장에서는 경우에 따라 분통터지는 일이 될 수도 있는 노릇이다.

손가락은 각각 나름대로 오장육부의 기능을 반영하는 곳인지라, 사람의 내부상태를 손의 상태로 알 수 있고 그것을 조정시킴으로써 내부장기의 기능을 조절할 수도 있다. 엄지는 간, 둘째는 심장, 셋째는 비·위, 넷째는 폐와 대장, 다섯째는 신장을 나타내는데, 그것을 체질에다 맞춰 보사법(금은 보, 은은 사)을 적용하여 내부장기를 건강하게 조절시키려면 간이 적고 폐가 큰 태양인은 첫째에 금반지를 넷째에 은반지를 끼어야 하고, 간이 크고 폐가 작은 태음인은 첫째에 은반지를 넷째에 금반지를 끼어야 한다. 그런데 결혼반지는 무조건 넷째 손가락에 금을 끼우게 되어있다. 곧 태음인들에게는 몸의 상태가 좋아지게 되어있으나, 태양인들에게는 몸의 상태가 나빠질 수밖에 없다.

외국 사람들의 체질적 성향은 태양인 기질이 많은 편인데 (원래 태양인은 바람기가 다분한 체질), 그 사람들한테 결혼반지는 엄중한 경고이면서 족쇄이다. 곧 정력(몸의 상태가 좋은 것)을 감퇴시켜 한 사람에게만 쓰라는 것이다. 물론 부인만을 사랑하고자 하는 남성에게는 지혜의 산물이 되겠지만, 그렇지 않은 사람들에게는 분통 터지는 일이 아닐 수 없다.

어쨌거나 건강을 지키려면 반지 하나라도 체질에 맞게 제대로 끼어야 할 것이다.

06 여비와 울트라맨이야

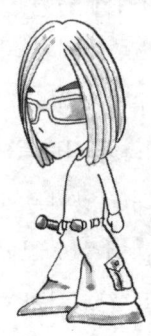

1999년 한국신기록을 세우며 홈런왕을 차지한 이승엽, 구단에서는 그에게 팀의 상징인 새끼사자 한 마리와 자매결연을 맺어주었는데, 그 사자의 이름을 '여비'로 지었다고 한다. 그 얘기를 듣는 순간, 나는 '아!' 하고 탄성을 지를 수밖에 없었다. 평소 매스컴을 통해 본 그의 체질이 확연해졌음은 물론, 체질의학의 확실성이 더욱 분명해졌기 때문이다.

여비란 이승엽의 끝자 '엽이'에서 따온 것이다. 불완전한 엽이를 그 뜻 그대로 하면서 완전한 하나의 고유명사가 되게 하였음은 물론, 장비나 여포 같은 장사 이미지까지 가미시켰으니 얼마나 기막힌 창의력인가. 한 것(거창한 이미지를 붙이려는 작업)은 별로 없는 것 같은데, 이룬 것(세련되고 참된 이미지)은 대단히 크다. 무릇 발명, 곧 창의성이 요구되는 것들이란 이렇듯 아주 간단한 듯하지만, 그 파급효과는 엄청난 것이어야 하는 법이다. 여비는 그 조건을 다 갖춘 셈이다.

한편 엽이와 여비만 대단한 줄 알았는데, 느닷없이 몇 년간 침묵하던 대중음악의 대통령 서태지가 한술 더 떠서 일상에 찌들어 지루하게 살던 나의 뇌리에 신선함을 던졌으니, 다름 아닌 '울트라맨이야'라는 노래제목이다. 제목만을 놓고 보자면 '여비'이상의 창의성이 돋보이는 이른바 작품인 것이다.

울트라ultra의 뜻이 '극단적인, 과격한, 또는 그걸 신봉하는 사람'인데 거기에다 '맨이야'를 붙인 것이다. 맨이야는 사람이야라 할 수 있을 것이다. 정식용어는 아니고 영어의 '맨man'과 우리말 '이야'의 합성어로 된 속어이다. 따라서 '울트라맨이야'는 '과격한 사람이야' 하는 말이다. 그것뿐이 아니다. 주지하다시피 맨이야를 소리 나는 대로 적으면 매니야, 곧 mania(한 가지 일에 골몰하여 열중하는 사람 또는 그 일, 열광자)가 된다. 단순한 울트라맨(과격한 사람)을 넘어서 그것에 열광하고 즐기는 울트라매니야가 되는 것이다. 하나 가지고 두 개로 만들어 팔아먹는 셈이다. 그것도 하나일 때의 값 이상을 받고 파는 격이니, 그야말로 '도랑 치고 가재 잡는다' '마당 쓸고 동전 줍는다'는 속담 그대로이다.

여기에서 가장 중요한 것은 그토록 독창적이고 뛰어난 이름인데도, 순간적으로 쉽게 나왔다는 점이다. 그들이 몇날 며칠 궁리를 거듭한 끝에 나온 게 아니라, 그런 상황에 직면하자(이승엽에게 사자를 주고 이름을 붙이라니까, 또 서태지가 어느 날 우연히 노래를 생각하다가) 순간적으로 쉽게 만들어낸 것이다. 마치 사과가 떨어지는 것을 보고 만유인력을 발견한 것처럼, 그저 자연스러운 상태에서 아주 쉽게 찾아낸 것이다. 이것이 바로 체질의학에서 얘기하는 태양인의 창의성이다.

이승엽을, 서태지를 그냥 좋아만 하지 말고 그들의 체질적 특성을 알고 좋아하면 한결 더 색다른 느낌을 받을 것이다.

07 왜 하필 우리엄마죠?

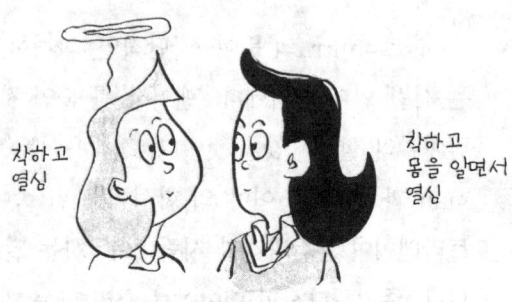

착하고
열심

착하고
몸을 알면서
열심

"호강만 하는 사람들, 제멋대로 사는 사람들, 죄를 짓는 사람들이 숱한데, 우리 엄마가 뭘 잘못했다고, 무슨 죄를 졌다고, 입을 거 못 입고, 먹을 거 못 먹으면서 뼈 빠지게 일만 하고 고생만 한 우리 엄마가 왜 죽어야 합니까? 정말 억울합니다. 그게 신의 섭리라면 그 따위 섭리는 정말이지 따르고 싶지 않습니다."

어떤 TV 드라마에서 젊은 엄마가 암에 걸려 죽게 되었을 때, 아들이 억울하다며 절규하면서 내뱉은 말이다. 누구라도 충분히 공감이 가는 말이다. 죄를 짓기는커녕 죄를 짓는 생각만 들어도 죄스러운 삶, 오로지 부모와 남편과 자식들을 뒷바라지하느라 그 흔한 온천관광 한번 못 가보고 헌신에 헌신을 하는 삶, 그런 삶을 산 사람이 무엇 때문에 벌을 받아서 일찍 죽는단 말인가? 정말로 억울한 죽음이 아닐 수 없다.

그러나 건강이란 건 착하게 산 것과는 아무런 관련이 없다. 물론 정신적 안정(편안한 마음)이 건강을 지켜주는 매우 중요한 요소임에는 틀림없다. 그러나 건강을 해친 경우, 굳이 그 죄를 물으라면 몰랐다는 게 가장 큰 죄이다. 어떻게 해야 건강을 지킬 수 있는지, 모른다기보다는 차라리 관심조차 없는 사람들이 많다. 그러니 병마가 닥쳐올 수밖에 없는 것이다.

사람이란 어떤 역경에 부딪쳐도 그것을 개척해 나가고자 하는 의지력과 적응력이 대단하다. 그런데 이런 의지와 적응에는 반드시 긴장이 뒤따르며, 일단 긴장하기 시작하면 웬만한 질병이나 고통은 느끼지 못하고 그 일에만 몰두할 수 있게 된다. 그렇지만 몸에 가해지는 무리한 힘들(적절한 휴식과 영양상태를 유지하지 못해서 생기는 몸의 불균형)까지 없어지지는 않는다. 자신도 모르는 사이에 속으로 계속 쌓인다. 그러다가 더 이상 버틸 수 없는 상황에 직면하면, 그것이 질병이란 이름으로 밖으로 나타나는 것이다. 비근한 예로 암 덩어리가 1cm 자라는 데 10년이 걸리지만, 그 뒤 말기까지 가는 데는 6개월도 채 안 걸린다고 한다.

모르는 죄 가운데 그것보다 더 큰 죄는 없다. 내 몸의 특성을 모르고 그저 열심히 사는 것과 내 몸의 특성을 알고 열심히 산 것과의 차이는 하늘과 땅 차이다. 아흔 살 백 살 먹은 부모가 돌아가셨을 때 자손들은 그 죽음에 그다지 애달파하지 않는다. "살 만큼 사셨으니까." 주위 사람들도 호상이라 하여 심하게는 잔칫집 분위기를 내려 하기도 한다. 그래도 큰 흠이 되지 않는다.

당부하건대 부디 노력하여 모르는 죄로부터 벗어나 제삿날이 잔칫날이 되었으면 한다.

08 야구선수 심정수의 스테미너 식품은 계란

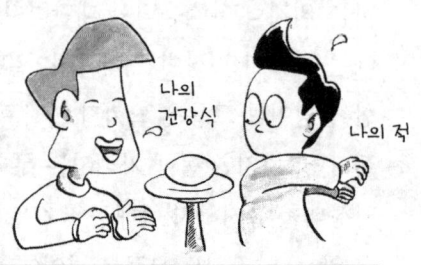

계란은 콜레스테롤 함량이 매우 높아 계란 1개가 소고기의 6〜7배와 맞먹을 정도이며, 음용하면 빈혈·피로·담석·기억력감퇴·식욕저하 등의 반응이 두드러지게 나타나므로, 평소 건강이 안 좋은 사람이나 피로가 많은 사람은 먹지 않는 것이 좋다는 견해가 있다.

그런데 헤라클레스라고 불리는 야구선수 심정수의 홈런포의 비밀은 삶은 달걀이라 한다. 아침마다 달걀 20개씩을 삶아 달라고 해서 먹는다고 한다. 그렇다면 앞의 견해가 틀렸다는 말인가? 그렇지는 않다. 심정수 선수에게 효력이 있었던 이유는 달걀의 노른자위는 먹지 않고 흰자위만 먹었기 때문이다. 달걀의 노른자는 소양인에게, 흰자위는 소음인에게 맞는 음식이다. 여기에서 맞는다는 말은 그 체질을 가진 사람의 신체적 특성에 부합되는 성분과 성질이 들어 있어서 신체적 기능의 향상을 가져온다는 뜻이다. 따라서 소음인으로 추정되는 심정수 선수에게 달걀의 흰자위가 신체적 기능의 향상을 가져왔던 것이다.

특히 40~50대 사람들의 건강상태를 보면 대개 본인의 체질에 맞는 음식을 좋아하는 사람들은 대부분 건강하고, 그렇지 않은 사람은 대부분 여러 가지 신체적 결함으로 고생하고 있다. 이렇듯 체질식은 중요하다. 달걀에 아무리 안 좋은 성분이 들어있다 하더라도 인위적으로 만든 독이 아닌 이상, 체질에 따라 유해할 수도 있고 유익할 수도 있다. 누구에게나 똑같이 좋거나 똑같이 나쁘거나 하는 것은 없다.

심정수 선수가 알고 먹었건 모르고 먹었건 매우 지혜로운 처사였다고 하겠다.

09 가슴이 지나치게 큰 여성은
어깨나 허리가 아프다

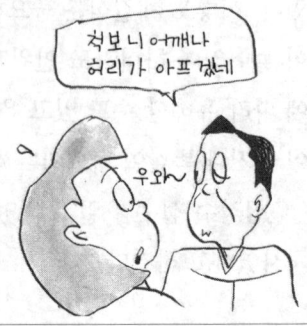

서울의 어느 성형외과 원장의 기고문에 따르면, 가슴이 지나치게 큰 여성의 상당수가 어깨·목·허리에 통증을 느끼고 두통과 만성피로를 호소한다고 한다. 유방의 무게 때문에 초래되는 거대유방증이다. 이것을 해결하기 위해 정형외과나 신경외과, 한의원 등에서 물리치료를 받아보아야 효과가 제한적이기 때문에, 근원적으로 해소하는 길은 유방축소 수술뿐이라고 한다.

가슴이 지나치게 큰 여성, 물론 수유나 자극으로 커진 것이 아니고 애초부터 가슴이 큰 여성들은 왜 그런 것일까? 이것 역시 체질적 이유 때문이다. 이런 여성의 경우 대개 소양인의 특성을 갖는다. 일반적으로 소양인은 양의 기운이 많아서 음의 기운이자 여성의 상징인 유방이 발달할 것 같지 않다고 생각하기 쉬운데, 사실은 전혀 그렇지 않다. 물론 가슴이 매우 작은 경우도 상당수 있다. 그러나 상체(가슴 부위)가 발달하는 소양인의 체질적 특성 때문에, 유방이 비정상적으로 커지는 증상이 나타나게 되는 것이다.

    그런데 그런 사람들은 상체가 발달할 뿐만 아니라, 또 다른 특성 곧 신장기능(하체)이 약한 증상들도 함께 가지고 있다. 위에 있는 기운(심장, 火의 기운)이 아래로 내려가고, 아래에 있는 기운(신장, 水의 기운)은 위로 올라와 상호보완 작용을 해야 건강하다. 그런데 하체는 약한데 상체는 강하니, 위로만 치솟는 화의 특성상 심장의 열이 그대로 위로 치솟아 어깨와 목에 영향을 주고 허리가 아프게 되는 것이다. 이런 사람들은 50대가 되어야 온다는 오십견이 20~30대부터 있을 수 있고, 변비와 두통에다 심하면 소화불량 증세까지 따라다닌다.

    따라서 이러한 증상을 치료하기 위해서는 강한 상체(비·위)의 기능을 조절해주고, 약한 상체(신장)의 기능을 보해주어야 한다.

10 이열치열, 이냉치냉

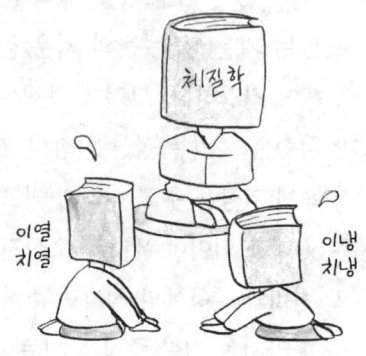

조개는 성질이 차다고 한다. 그래서 조갯국을 뜨거운 상태에서 먹어도 시원한 느낌을 받는다. 오이나 보리도 마찬가지다. 여름철 오이냉국의 시원함은 천하가 다 아는 사실이고, 같은 온도의 물이라도 보리차가 훨씬 시원하게 느껴진다.

그러나 이러한 것들만 시원한 게 아니다. 감기 걸렸을 때 콩나물국에 고춧가루를 타서 먹으면 답답한 기분마저 상쾌해질 정도로 시원한 느낌을 받는다. 대파를 굵직굵직하게 썰어 넣은 북어국은 또 어떠한가. 매운 청향고추를 썰어 넣고 끓인 된장국은 또 어떠한가. 그렇다면 콩나물국, 북어국, 된장국들도 그 성질이 차다고 해야 할 텐데, 유감스럽게도 찬 것과는 거리가 있는 것들이다. 최소한 따뜻하거나 더운(열) 음식들이다. 특히 대파나 청향고추는 매우 뜨거운 성질의 음식이다.

어찌하여 그런 현상들이 벌어질까? 혹자는 이열치열이라는 말을 빌어서 몸에 열이 있을 때 뜨거운 것이 들어가면 오히려 시원해진다는 이치로 그 시원함을 설명하기도 한다. 그러나 그것만으로는 부족한 대답일 뿐만 아니라, 먹는 사람마다 그 느낌이 다르다는 것까지 감안하면 전혀 엉뚱한 대답이 되는 것이다. 곧 시원한 것이 들어가 시원하게 하므로 오히려 뜨거워지고(이냉치냉), 뜨거운 것이 들어가 뜨겁게 하므로 오히려 시원해진다(이열치열)는 뜻일 터이나, 말의 이치는 맞을지라도 그것이 체질에 따라 다르게 느껴진다는 것을 간과하고 있는 것이다.

열이 있는 소양인한테 뜨거운 성질의 음식을 먹게 하면 이열치열의 원리대로 열이 잡혀 편해지는 게 아니라 도리어 그 열로 인해 고생을 해야 하고, 몸이 찬 소음인한테 찬 성질의 음식을 먹게 해도 이냉치냉의 원리대로 몸의 균형이 맞춰져 편안해지는 게 아니라 도리어 그 찬 기운으로 인해 설사까지 감수해야 한다. 따라서 이열치열, 이냉치냉이라는 원리는 체질학적으로 분석하면 전혀 맞지 않는 방법이라 하겠다.

11 '2인자'는 골프도 '세컨드샷 맨'

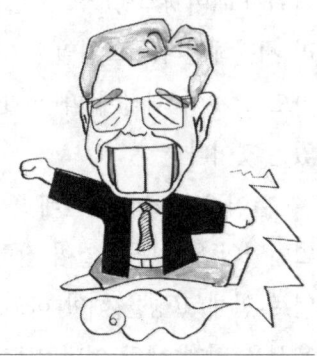

어떤 신문의 '정치판의 작은 휴머니즘'이라는 부정기시리즈의 한 제목이다. 국회의원 김종필 씨는 '만년 2인자'(세컨드맨)라는 이미지가 굳어져 있는 사람인데, 재미있는 것은 정치뿐만 아니라 그가 좋아한다는 골프에서도 세컨드맨이라는 소리를 듣는다고 한다. 드라이버샷(길게 쳐야 하는 첫번째 샷)은 전혀 좋지 않은데, 세컨드샷(거리가 멀지 않고 정확도가 요구되는 두번째 샷)은 누구도 따라올 수 없는 수준급이란다. 그림 같은 세컨드샷을 구사한다는 것이다.

왜 그럴까? 잘하려면 다 잘해야지 왜 세컨드샷만 잘할까? 김종필 씨는 평소 무슨 말을 하고자 하면 그냥 직설적으로 하는 법이 없다. 엉뚱한 얘기로 시작하여 엉뚱한 얘기로 결말을 짓거나, 이런저런 비유를 들어 우회적으로 자기의 주장을 전달하려 한다. 또한 10%에도 못 미치는 지지세를 가지고도 끈질기게 살아남아 정치판을 좌지우지해왔다. 꺼질 듯이 위태로운 지경에 이른 것도 여러 차례인데, 그때마다 특유의 융통성과 무리수를 두지 않는 조심성, 그리고 고비 때마다 온몸을 던지는 승부수로 생명을 이어왔던 것이다. 전형적인 태음인 열 중다인의 특성이다.

이 체질 사람들은 유난히 상체(팔힘)가 약한 사람이 많다. 당연히 멀리 보내야 하는 드라이버샷은 좀 과장되게 표현하면 고통일 수밖에 없다. 그래서 김종필 씨는 거리가 짧은 골프장을 유난히 좋아한다고 한다. 문제는 두번째 샷인데 이 샷은 멀리 보내야 하는 강한 팔힘이 필요한 게 아니고 정확도가 필요하다.

또한 이 체질 사람들은 어기적거리며 걷는 폼하며, 상하일체 아니 배가 불룩 튀어나온 몸매하며, 오로지 기거나 구르는 굼벵이 같은 재주밖에 없을 것 같이 보인다. 그러나 사실은 전혀 그렇지 않다. 순발력이 매우 뛰어나다. 그래서 행동할 때 보면 전혀 다른 모습이 나타난다. 게다가 약한 것은 항상 예민한 법이다. 여기서 예민하다는 말은 할 수 있는 범위 안에서는 정확하게 하고 싶은 대로 할 수 있다는 뜻이다. 그래서 세컨드샷에 유달리 장점을 보이는 것이다.

골프의 세컨드샷은 정치판의 세컨드맨과 전혀 상관이 없는 그저 신체적 특성일 뿐인 것이다. 골프선수 김미현도 세컨드샷이 정확하다는데, 체질의 특성을 잘 이용하면 훨씬 더 나은 게임들을 할 수 있지 않을까 한다.

12 머릿결은 전지현이 최고

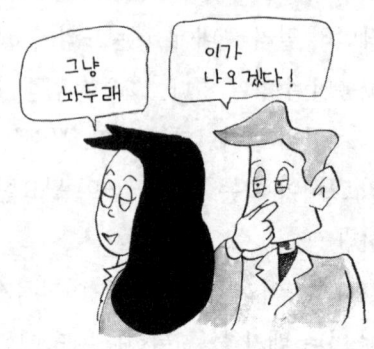

부분모델로 가장 성공할 것 같은 남녀 연예인으로 전지현이 뽑혔단다. 특히 머릿결이 최고란다. 닮은 곳을 찾다찾다 못 찾자 발가락을 들이대며 이게 나와 닮았다고 한 '발가락이 닮았다' 라는 소설처럼, 이쁜 곳을 찾다찾다 못 찾자 머릿결을 찾아낸 것일까. 아니다. 예쁘고 춤도 잘 추고 늘씬하고 미인의 조건을 다 갖춘 아주 건강한 전지현이다. 그런데 왜 하필 머릿결인가? 이유가 있다. 전체적으로 건강한 전지현이지만 최고라는 머릿결만은 실제로는 아이러니컬하게도 건강하지 못한 체질이다. 여기서 건강하지 못하다는 것은 신체가 건강하냐 못하냐의 문제가 아니라, 그것의 기능이 약하다는 뜻이다.

체질학적으로 보면 모발의 근원도 체질마다 다른데, 태양인과 태음인은 폐의 기능이 근원이고, 소양인과 소음인은 신장의 기능이 근원이다. 전지현은 소양인의 특성을 가진 것으로 추정되므로, 신장기운이 모발에 영향을 미친다고 볼 수 있다. 그리고 소양인은 신장의 기운이 약한 체질이기 때문에 모발의 기능이 당연히 떨어지게 되어있다. 그로 인해 머리에 신경을 쓰면 쓸수록 머릿결은 더욱 더 나빠질 수밖에 없을 터이다. 머리도 자주 감으면 푸석푸석해지고 갈라지고 윤기도 없게 될 것이다. 따라서 윤기가 살아나고 멋있는 머릿결을 유지하려면, 지나치게 신경 쓰지 말고 자연 그대로 내버려두어야 할 것이다.

약한 장기(신장)는 예민하고, 그 영향으로 모발은 원하는 대로 모양을 낼 수 있게 된다. 전지현이 최고의 머릿결을 유지할 수 있었던 비결은 바로 여기에 있다. 전지현이 이런 소리를 오래도록 듣고자 한다면 신장의 기능을 항상 보살펴야 할 것이다.

13 비타민 C가 만병통치약이라는데

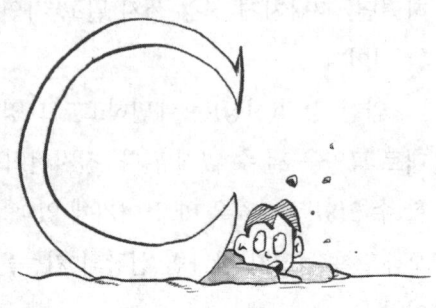

약국에 재고가 바닥나고, 공장은 예약주문에 전면가동이며, 사람들은 약국 앞에 장사진을 쳤다. 무슨 전염병이 발생하거나 전쟁이 발발한 상황의 얘기가 아니다. 몇 년 전에 한 의대교수가 TV에 나와서 자신의 경험담과 함께 비타민 C가 만병통치약이라고 얘기한 뒤에 생겨난 우리 사회의 기이한 현상이다. 얼마간의 시간이 지나 비타민 C가 만병통치약이라는 얘기는 설득력이 없다는 반론이 제기된 뒤에야 간신히 진정이 되었다. 물론 약국 앞도 다시 조용해졌다.

그러면 어쩌란 말인가? 어느 주장이 옳단 말인가? 건강이 인생에서 가장 중요하다는 것은 누구도 부정할 수 없을 터이다. 그 건강을 지키고 회복하기 위해서는 무엇이라도 할 텐데, 구하기 어려운 것도 아니고 먹기 어려운 것도 아닌 비타민 C가 만병통치약이라니 약국 앞이 아니라 청와대 앞이라도 줄을 서지 않겠는가. 더구나 의대교수가 먹고 나았다고 하지 않는가. 그런데 그게 전혀 근거 없는 얘기라니, 어찌 된 노릇인가? 이제는 게으름 때문에 사 먹지 못한 것이 천행이라는 생각이

들 정도이니, 도대체 어느 장단에 맞추어야 한단 말인가?

어디 비타민 C뿐이랴. 한때는 메추리알이 그랬고, 비타민 E가 그랬고, 야채식이 그랬고, 누에가 그랬고, 매실이 그랬다. 이런 사례는 수도 없이 많다. 주의 깊게 살펴보면 먹는 것이 전부 그렇다는 것을 알 수 있다. 심장병에는 짜게 먹으면 안 된다기에 몇 년 동안을 지겨운 맨밥만 먹고 버텼는데, 느닷없이 심장병과 소금은 전혀 관계가 없고 오히려 짜게 먹어야 좋다는 연구결과가 발표되었단다. 참으로 환장할 노릇이다.

이 모든 얘기들은 체질의학의 입장에서 보면, '이건 옳고 저건 틀리다'고 단정할 수 없다. 모두 다 맞는 얘기이기 때문이다. 비타민 C가 비록 만병통치약은 아니라 하더라도 체질에 따라 상당한 효과를 본 사람들이 있고, 이와 달리 효과는커녕 해만 입은 사람도 있다. 다른 것도 마찬가지이다. 메추리알, 비타민 E, 야채, 누에, 매실 등 모든 먹을거리들이 그렇다. 그 이유는 다른 데 있는 게 아니라 체질이 다르기 때문이다. 체질에 따라 이롭고 해로운 음식(약재)이 다르기 때문이다. 그래서 음식(약재)은 가려먹어야 하는 것이다.

이런 논란의 과정에서 어떤 것이 약도 되고 독도 된다는 주장이 제기되었는데, 그 기준을 좀더 분명히 해야 할 필요가 있다. 약과 독이 되는 기준을 설명하지 못한다면 아무런 의미가 없기 때문이다. 그 기준은 당연히 체질이다. 어떤 것이든 한 사람에게 약도 되고 독도 되는 게 아니라, 이 사람에게는 약이 되는 것이 체질이 다른 저 사람에게는 독이 될 수도 있다고 해야 정확한 표현이다. 이렇듯 체질의학은 누구에게나똑같이 적용되는 게 아니라 나에게만 적용되는 맞춤의학이다.

14 체질에 맞는 노래 구별법

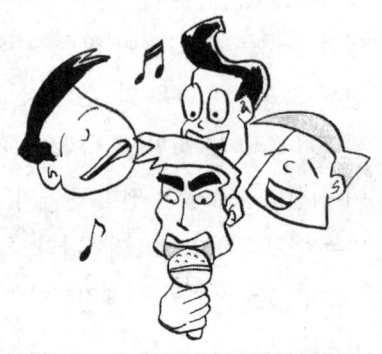

태양인

태양인은 폐가 좋다. 따라서 성량이 풍부하므로 어렵다고 생각되는 노래(창이나 가곡)를 골라서 부르면 된다. 특히 현란한 반주가 필요한 좀 시끄러운 노래가 잘 맞는다. 또한 우수에 젖은 노래들도 체질적 성향에 잘 맞는다. 김수희나 이미자 같은 가수의 노래들이 그런 예이다. 이들의 노래는 듣기에 좋고 쉽게 따라할 수도 있을 듯하나 막상 불러보면 매우 어렵다. 그렇지만 이 체질 사람들은 이런 것을 잘 소화해낼 수 있다. 영화 보디가드의 주제곡 같은 것은 다른 체질 사람들이 쉽게 흉내 낼 수 없고 흉내를 낸다 하더라도 그 멋이 살아나지 않는데, 이 체질 사람들은 그것 또한 훌륭하게 감당할 수 있다.

　다만 주의할 것은 바이브레이션 같은 기교가 필요한 노래는 처음부터 포기하는 게 좋다. 장검長劍으로는 파나 무를 썰지 않는 법이다. 썰려고 한들 잘 썰어지지도 않는다. '폐가 강하다', '성량이 풍부하다' 하는 것은 칼에 비유하면 장검에 해당한다. 반대로 많은 기교가 필요한 노래는 무 하나를 가지고도 열두 가지로 모양을 낼 수 있는 주방용 칼에 비유할 수 있을 터이다.

태양인에게 맞는 노래로는, 고래사냥(송창식), 멍에(김수희), 친구여(조용필), 하여가(서태지), 기러기아빠(이미자), 바보처럼 살았군요(김도향), 향수(박인수·이동원), 비목(가곡), 애모의 노래(한상일) 등이 있는데, 요즘 나오는 노래는 이것을 기준으로 하면 적절한 노래를 가려낼 수 있을 것이다. 다른 체질의 경우도 마찬가지이다.

태음인

태음인은 태양인과 달리 폐가 약한 체질이다. 그래도 주부가 요열창 입상자들을 보면 이 체질 사람들이 많은데, 그 이유는 바로 이 체질 사람들의 폐가 주방용 칼에 해당하여 열두 가지로 모양을 낼 줄 알기 때문이다. 그리고 이 체질 사람들은 배로 노래한다는 표현이 어울릴 정도로 저음에서 고음까지 모두 배에 힘이 들어가고, 성대는 그저 그 힘을 받아 열두 가지 모양으로 변화만 시켜주는 역할을 할 뿐이다. 나훈아, 최진희, 현철, 주현미 등의 노래들이 바로 그러한데, 노래에 많은 기교가 들어있다.

주의할 점은 밋밋한 노래나 깊은 맛이 없는 노래, 또는 빠르거나 가벼운 노래는 부르지 않는 게 좋다. 높낮이도 적당히 있고 감정이 풍부한 노래를 선택하면 틀림없이 주변 사람들의 환호를 받을 것이다.

태음인에게 맞는 노래로는, 그리움만 쌓이네(노영심), 날개(허영란), 영영(나훈아), 만남(노사연), 사랑의 미로(최진희), 빗물(채은옥), 안녕(배호), 잊으리(이승연), 칠갑산(주병선), 흙에 살리라(홍세민) 등이 있다.

소양인

요즘에야 가수 하면 너나 없이 춤추고 뛰는 줄로 알지만, 예전에는 이런 댄스가수들이 많지 않았다. 현숙이나 바니걸스 같은 가수들의 경우, 그나마 뛰면서 노래하고 부지런히 무대를 주름잡았는데, 이 가수들의 노래에는 깊은 맛이나 풍부한 감정은 별로 없고 흥겨운 리듬과 율동으로 만들어지는 즐거움으로 가득 차 있다. 행동이 민첩하고 가무에 능한 체질적 소인이 그렇게 만든 것이다. 설운도의 노래는 그야말로 그걸 보는 모든 이들의 엉덩이까지 들썩이게 만드는데, 그것을 상하가 하나인 체형의 사람이 부른다고 가정해보자. 참으로 가관일 터이다.

그러므로 이 체질 사람들은 밝고 빠르고 뛰는 것이 가미되어 있는 노래를 선택해야 할 것이다. 느낌이 좋다고 무거운 곡이나 감정이 풍부한 곡을 선택했다가는 '땡' 하기 십상이다.

소양인에게 맞는 노래로는, 개똥벌레(신형원), 쌈바의 여인(설운도), 찬찬찬(편승엽), 춤을 추어라(장은숙), 옥경이(태진아), 꿍따리 샤바라(클론), 노래하며 춤추며(계은숙) 등이 있다.

소음인

앞에서 동무 이제마 선생은 체질을 구별하는 게 어려워지면 헛간의 장작을 나르게 하였다고 했다. 이때 자기 힘닿는 데까지 한아름씩 나르는 사람이 바로 태음인의 성격을 가진 사람이라 했는데, 이와 반대로 세월아 네월아 하며 하나씩 하나씩 옮기는 사람은 소음인으로 판정했다고 한다. 이것을 다른 시각으로 보면 반응이 느리고 차분하다는 뜻이 될 터이다. 노래도 그에 걸맞게 시작도 없고 위도 없고 아래도 없는 밋밋한 노래를 잘 부른다. 이문세(이문세의 별명이 말이라 하는데 말상은 소음인의 대표적인 얼굴형)의 노래가 그러하다.

이 체질 사람들은 원래 집에서는 혼자 잘하다가도 멍석을 깔아놓으면 하지 않는다. 다시 말해 대중 앞에 나서기를 꺼리는 체질적 성향 때문에 쉽게 무대에 나갈 엄두를 내지 않지만, 만약 그래야 할 상황이 닥쳐서 준비해야 한다면 차분하고 높낮이가 적은 곡을 선택하라. 그러면 무대에 올랐을 때 쿵쾅쿵쾅 뛰는 가슴까지 안정시키는 효과도 얻을 터이다. 경쾌한 댄스곡은 아무리 좋아도 혼자만 음미하는 게 좋겠다. 무리하게 그것을 시도하다가 심장병이 생길 우려도 있으니….

소음인에게 맞는 노래로는, 동행(최성수), 아내에게 바치는 노래(하수영), 야화(사랑의 하모니), 못다핀 꽃한송이(김수철), 인생은 미완성(이진관), 이별노래(이동원), 애심(전영록), 행복한 사람(조동진) 등이 있다.

15 유명인들의 체질적 특성

체질구별은 어찌 보면 간단할 수도 있으나, 또 어찌 보면 난해하기 이를 데 없다. 이 어려움을 푸는 데 조금이라도 도움이 될까 하여 유명한 사람들(특히 연예인)을 중심으로 하여 체질의 특성을 설명해보기로 하겠다. 시작하기 전에 미리 알아두어야 할 것은 여기에 거론된 사람들의 체질이 실제 그들의 체질과 다를 수도 있다는 점이다. 정확한 체질을 알려면 그들의 실제 모습을 살펴보아야 하는데, 단지 TV에 비친 모습이나 그들이 그동안 보여준 행태, 에피소드 등을 통해 추정한 것에 불과하기 때문이다.

태양인 열증다인(간허양인)
채시라, 최지우, 최진실, 김지미, 이 네 사람을 자세히 관찰해보면 공통점이 있다. 이마가 시원스럽게 잘 생겼고, 광대뼈가 나와 있고, 코의 선이 매끄러우며, 특히 귀가 바르게 잘 생겼다. 또한 태양인의 특성 가운데 하나인, 전진만 알고 후퇴를 모르는 강한 양(남성)의 기운은 어디에서도 전혀 찾아볼 수 없다. 오히려 뭇 남성들의 보호본능을 강하게 불러일으키는 가녀린 모습까지 보여준다. 그럼에도 불구하고 이들이 보여주는 행태를 보면, 이 체질의 성향을 가지고 있다는 것을 알 수 있다. 음(여성)의 기운이 가장 많은 소음인 열중다인(비허양인)의 남자가 오히려 남성적인 면모를 많이 보이듯이, 양(남성)의 기운이 가장 강한 이 체질 여자들도 여성적인 면모를 많이 보이는 것이다.

최지우의 경우 영화를 찍을 때 귀신소동이 일어났다고 하는데, 그것은 그녀가 아니면 생기지 않을 일이다. 직관력과 더불어 미래를 예측하는 능력까지 갖춘 이 체질 사람들의 특이한 능력에 의해 일어난 소동일 가능성이 높다.

역술가 심진송의 예측능력도 바로 이 체질의 특이성에 의한 산물로 보인다. 심진송은 예측능력이 생기기 시작했을 때, 이웃집 아저씨가 바람 피우는 것을 예측하여 그 부인한테 얘기를 해주었다는데, 그때는 오히려 무슨 소리냐며 봉변을 당했다고 한다. 물론 시간이 지난 뒤에는 그 얘기가 맞았다고 판명되었지만…. 그런데 문제는 주변 사람들의 부정적인 시각은 아랑곳하지 않고 그런 예측이 생기면 자기도 모르게 좇아가서 그 내용을 얘기해주었다는 데 있다. 전진할 줄만 알고 후퇴할 줄은 모르며 절대 후회하지 않는 이 체질 특유의 성격 때문일 터이다. 이 사람 역시 이마가 시원스러우며 귀가 바르게 잘 생겼다.

그리고 가수 김수희가 심령학자의 도움으로 유방암을 치료했다는 얘기가 있는데, 이 또한 이 체질 사람들의 특이성에서 비롯된 것으로 보인다. 이 체질 여자들의 생리통은 유난히 가슴 쪽으로 오는데 멍울이 생기기도 하고 극심한 통증을 유발하기도 한다. 혹시 이것을 유방암으로 오인한 건 아닌지 모르겠다. 그녀도 이마가 시원스럽고 코가 바르게 잘 생겼다.

가수이자 사회자인 이택림은 의자에 앉은 모습만 보면 체구가 건장한 것처럼 보인다. 그런데 가만히 들여다보고 있으면 얼굴도 역삼각형이고, 몸도 역삼각형 구조로 되어있음을 알 수 있다. 얼굴은 이마가 크고 광대뼈가 나왔고 귀는 바르게 생겼으며 보조개까지 있다. 특히 양복을 입고 있는 모습만 보았을 때는 건장한 체격의 소유자처럼 보이지만, 실제로는 체중도 많이 나가지 않고 살집도 별로 없는 체형일 터이다. 앉아 있는 모습을 보면 다른 사람들과 달리 상체만 덩그렇게 보이기 때문이다. 재치 있고 다소 가벼운 모습이 있어서 소양인으로 오인할 수도 있으나, 그것은 태양인 열중다인의 또 다른 모습일 뿐이다. 특히 얘기 중간 중간에 나타나는 얼굴의 우울한 표정은 전형적인 태양인 열중다인의 모습이다.

연극인 윤석화의 경우 여성잡지를 보니 연극을 그만둔 이유가 인공수정을 통한 아이 갖기라고 한다. 그녀 역시 이마가 시원스럽고 귀가 바르게 잘 생겨서 이 체질의 성향을 가지고 있다고 추정되는데, 이 체질 여성들은 강한 양의 기질 탓에 신체가 건강해도 자식을 잘 낳지 못하는 체질이다. 그래서 임신이 수월치 못했던 것이 아닌가 한다. 국내에서 안 되는 것을 해외에서라고 가능할 리 없을 터이다. 이 경우 체질적인 방법을 이용해보면 어떨까 하는 아쉬움이 있다. 설사 인공수정으로 아이가 착상된다 해도 그것을 키워낼 자궁이 원래 약한 것이 또한 이 체질의 문제이다. 고정관념을 깰 필요가 있겠다. 이 체질의 특성인 강한 양의 기운과 간기능의 허약을 개선하는 데 매달려야 승산이 있을 것이다.

영화배우 김지미를 두고 소음인의 성향을 가졌다고 하는
사람들이 있는데, 이 사람 역시 이마가 시원하고 코가 매끄럽
고 광대뼈가 나왔으며 귀가 바르게 잘 생겼다. 또한 남성편력
이나 영화사업, 사회사업 등의 수완을 놓고 볼 때 소음인보다
는 이 체질의 성향이 강하다고 보인다. 그녀가 게장을 좋아한
다고 하는데, 그녀의 미용법과 건강법이 여기에 있지 않나 한
다. 게는 태양인 음식이기 때문이다. 요즘 보면 목소리가 자꾸
탁해지는 듯한데, 피부도 따라서 안 좋아졌을 것이고 건강에
무리가 생길 수도 있으므로 주의해야 할 것이다. 생선회나 게
장을 더 많이 먹어서 아름다움을 지켜야 할 것이다.

그 밖에도 강수연, 권해효, 사미자, 신동엽, 심은하, 심혜
진, 원미경, 이순재, 이휘재, 홍경민 등이 있다.

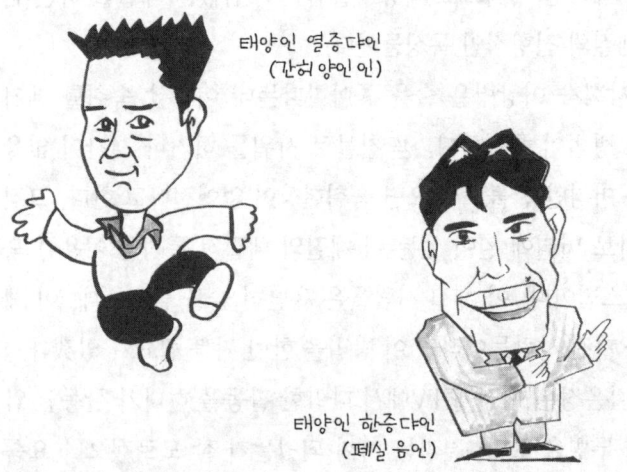

태양인 열증다인
(간허양인인)

태양인 한증다인
(폐실음인)

태양인 한증다인(폐실음인)
김수한 추기경, 박태준(정치인), 조순형(정치인), 최종원, 임용
식, 유인촌, 이상벽, 임창정, 신문선, 이 사람들의 얼굴을 보면
별로 큰 특색은 없으나, 유난히 인중이 길고 발달해 있다는 것

을 알 수 있다. 체구도 상체가 발달되어 있거나 하체가 약하거나 하지 않고, 오히려 아담하고 그리 크지 않은 체구를 가지고 있다.

이들에게는 인중이 길다는 것 외엔 별다른 특징이 없어 보이지만, 이들이 하는 것을 가만히 관찰해보면 태양인 한중다인의 특성이 잘 나타난다. 이들은 대부분 목소리가 우렁차거나 쇳소리가 섞여있으며, 행동이 무례하다 싶을 정도로 용감하고 거침이 없다. 정치인들은 그렇다 치고, 최종원이나 임용식을 비롯한 연예인들은 잘 살펴보면 체구가 작고 이마가 벗겨졌으며, 물론 인중도 길고 TV 토크쇼 같은 곳에 나오면 용감해지는 특성이 있다. 임창정의 여드름은 거의 종기에 가깝고(폐가 강한 특성으로 피부가 안 좋은 것), 축구해설가 신문선은 해박한 지식으로 좌충우돌하는 거침없는 해설을 하는데, 이 체질의 전형적인 특성들이다.

사회자 이상벽은 술을 좋아한다는데 이튿날 숙취를 제거하는 방법이 특이하다. 곧 찬물로 샤워를 하거나 시간이 없을 때는 머리만 찬물로 감으면 숙취현상이 없어진다고 한다. 그것은 바로 머리에 열이 있는 이 체질의 체질적 특성을 이용한 숙취해소법이다. 이 체질 사람들은 유난히 술을 즐기는데, 이 체질을 가진 사람들이라면 이 방법을 한번 써볼 필요가 있겠다.

길은정은 예전에 TV에서 다양한 활동을 하다가 한동안 암으로 투병을 했다. 결과는 어찌 되었는지 잘 모르겠으나 요즘은 수술 뒤 새 앨범도 내고 분주히 활동하고 있는 모양인데, 그녀의 경우도 이 체질의 성향을 가진 것으로 추정된다. 암도 다른 것이 아닌 대장암이라 하니 이 체질의 강한 장기가 병으로 발전한 것으로 보인다. 대단히 고생했을 터이다. 특히 체질식을 한번 권해보고 싶은데, 체질식을 통해 예전의 밝은 모습 그대로 건강하게 오래도록 활동했으면 하는 바람이다.

연극배우 방은진과 탤런트 김민자도 이 체질의 성향을 가진 것으로 추정되는데, 외모도 외모지만 이들은 목소리가 특이하다. 김민자의 경우 목소리가 거의 굴러가는 듯하다. 가수 이미자도 뛰어난 가창력과 변하지 않는 고운 목소리로 미루어볼 때 이 체질의 성향을 가지고 있는 것으로 추정된다.

밥 퍼주는 사랑으로 유명한 최일도 목사 내외가 TV 대담 프로에 나온 적이 있었다. 언젠가 최 목사가 자신의 성격을 이기지 못하고 부인에게 화를 내고 밖으로 나간 적이 있었단다. 좀 시간이 지나 다시 돌아와보니 부인은 설움을 홀로 달래고 있었더란다. 그래서 달랜답시고 "그래도 나는 뒤끝은 없잖아" 하자, 그 부인이 "그 성격에 뒤끝까지 있으면 그게 사람이냐" 고 했단다. 시원시원한 생김새 하며 말솜씨, 게다가 불쌍한 이들을 사랑으로 보살피는 박애정신까지 태양인의 전형적인 특성이라 아니할 수 없다. 그런데 이 체질의 특성 중 하나가 화를 자주 낸다는 것이다. 그렇다고 화를 낼 만큼 큰일이 있어서가 아니다. 다른 사람 같으면 좀 불쾌하다는 느낌만 가지고 그냥 지나쳐버릴 수도 있는 일을 가지고도 벼락치듯 화를 내는 것이다. 그러니 당연히 쉽게 사그라질 수밖에 없다. 처음부터 화를 낸 게 아니고 그저 자신의 의사표시를 그렇게 좀 강하게 한 것에 지나지 않는다. 아무리 화를 크게 낸다고 할지라도 그 순간일 뿐 큰 의미는 없다. 아마 부인이 이 점을 일찍 파악하였더라면 마음 고생을 좀 덜 하였을 터이다.

그 밖에도 김보성, 송혜교, 유인촌, 이나영, 이혁재, 전광렬, 정영숙, 차태현 등이 있다.

태음인 열증다인(간실양인)

정치인 중에 정말로 끈질긴 사람이 한 사람 있는데 다름 아닌 김종필 씨이다. 그동안 10%에도 못 미치는 지지세를 가지고 끈질기게 살아남아 정치판을 좌지우지해왔다. 그 원동력은 특유의 융통성과 조심성, 그리고 고비 때마다 던지는 승부수에 있었다. 김영삼 대통령을 만들고 잘못되자 그걸 역이용하고 뛰쳐나와 자신의 지지세를 넓히더니, 급기야 김대중 대통령을 만들고 자신은 장기간 총리로 지냈다. 그가 바로 이 체질의 성향을 가진 것으로 추정되는데, 그는 무슨 말을 하든지 직설적으로 하지 않고 항상 우회적으로 돌려서 한다. 이처럼 선문답 같은 인상을 주어 도무지 무슨 뜻인지 모를 소리도 알고 보면 태음인 열증다인 특유의 겁심에서 나오는 완벽주의의 산물이라 하겠다. 자기는 할 욕 다하면서도 욕먹은 상대에게는 그렇지 않은 듯이 표현을 하는 것이다.

야구선수 선동렬의 손가락이 조금만 더 길었어도 메이저리그에서 무적이었을 거라는 얘기가 있는데, 이 체질 사람들은 체격이 커도 손발이 작은 사람들이 많다. 폐가 좋지 않아 얼굴에 덕지덕지 난 여드름(피하지방층), 선수시절 동료들과의 생활상, 일본에 진출하려고 은퇴라는 배수진을 쳐서 목적을 달성했던 돌파력, 음식점이나 화장실도 가던 곳에 가야 수월하고, 또한 거처에 능한 이 체질의 특성대로 일본에 간 첫해는 부진하더니 그 다음해부터는 제 실력을 다 발휘한 점, 모두가 전형적인 이 체질의 특성에 해당한다.

씨름선수 이만기가 부인과 함께 TV 대담프로에 나온 적이 있었는데, 부인이 운전교습을 받지 못하게 한다는 것이다. 그것은 이 체질 특유의 조심성 때문인데, 혹시 부인이 운전을 교습해주는 사람한테 손이라도 잡힐까 싫고, 그런 곳에서 가끔 좋지 않은 일들이 벌어진다는 것이 많이 알려져서 혹시라도 하는 의심이 들기도 했던 것이다. 부인을 못 믿는 것이 아니고 그 상황을 못 믿는 것이다. 조심성은 곧 완벽성을 의미하고 완벽성은 또한 의심을 낳게 하는 법이다. 남자들의 경우 이런 사례가 많은데 그 근본을 잘 이해하고서 여성들이 적절히 대처해야 할 것이다.

여자 연예인 중에는 엄앵란과 모래시계의 고현정 등이 있다. 그리고 주부가요열창에서 좀 뚱뚱해 보이면서 노래를 잘 부르는 사람들은 대개 이 체질의 성향을 가지고 있다고 보면 된다.

그 밖에도 유동근, 이금희, 이승연, 이태란, 하희라, 황수정 등이 있다.

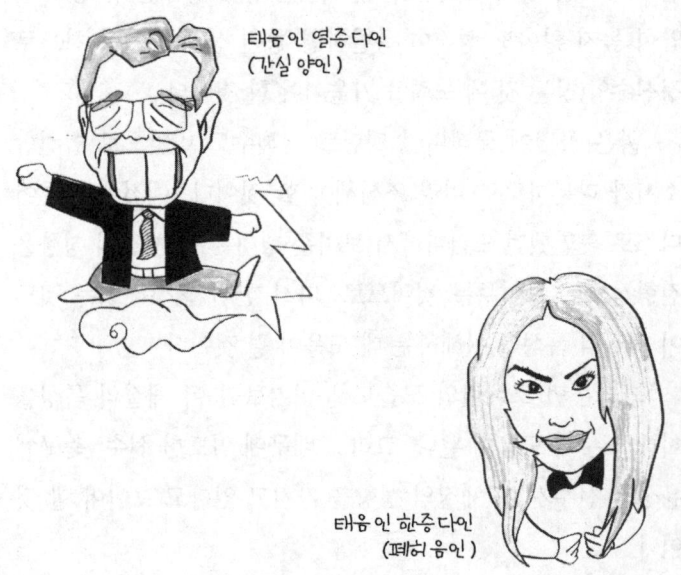

태음인 열증다인
(간실 양인)

태음인 한증다인
(폐허 음인)

태음인 한증다인(폐허음인)

TV에서 사회를 보는 아나운서 정은아는 사회를 볼 때는 차분하고 예의바르며 점잖은 모습을 보이는데, 쇼프로그램에 나와서는 사뭇 다른 모습을 보여준다. 쇼프로그램 진행자가 "정은아 씨는 거의 제정신이 아닙니다" 할 정도로 활발한 모습을 보여주는데, 웃어도 그냥 웃는 게 아니고 포복절도하며, 퀴즈게임 하나에도 목숨을 거는 듯한 단순함과 과격함을 보인다. 평소 조용하고 의젓하다가도 한번 터지기 시작하면 과격해지는 이 체질의 전형적인 특성이다.

개그맨 이영자와 이용식은 우스갯소리를 잘하는 이 체질의 특성을 잘 살려서 성공한 사람들이다. 이들은 두툼한 입술에, 견실하지 못하고 습이 많은 비만체형을 하고 있는데, 이 체질 사람들은 특히 혈압을 조심해야 한다. 들리는 바에 의하면 이용식은 이미 고질인 혈압에 한번 당했다고 한다. 평소 혈압이 높지 않아도 성격이 폭발하면 병원 신세를 져야 하므로 정신수양(참는 것)에 노력을 기울여야 할 것이다.

굵은 골격에 글래머인 탤런트 김혜수도 비만으로 발전할 소지가 다분하므로 미리 조심해야 할 것이다. 예전에 스튜어디스로 출연했던 드라마에서 보여준 행태는 이 체질의 성향을 전형적으로 보여주는 것이므로, 다시 한번 회상해보는 것도 이 체질의 특성을 이해하는 데 도움이 될 것이다.

개그우먼 조혜련의 모습도 눈여겨보면 이 체질의 특성을 이해하는 데 도움이 된다. 그리고 배구에 임도헌 선수, 축구에 유상철 선수가 이 체질의 성향을 가지고 있다고 보아야 할 것이다.

소양인 열증다인(비실양인)

몇 해 전에 백범 김구 선생을 암살한 안두희를 '정의'라는 구실로 살해한 사람이 있었는데, 이 체질 사람들이 가지고 있는 정의감의 실체를 잘 보여준 사건이라 하겠다. 이 체질 사람들은 정의감이 투철하여 아무리 작은 일이라도 시비를 분명히 하고, 스스로 옳다고 판단하면 옳지 못한 것을 거침없이 응징하는 성향을 가지고 있다. 바로 이런 체질적 특성이 행동으로 나타났던 것이다.

혀가 짧아 발음이 시원치 않다고 놀림을 받는 개그맨 김국진, 그러나 진짜 혀가 짧은 사람은 김형곤이다. 김국진의 경우는 급한 성격, 즉 머릿속에 있는 생각을 빨리 내보내려다 보니 혀가 제대로 따라주지 못하는 것이다.

이 체질의 성향을 가진 사람으로 빼놓을 수 없는 사람은 바로 정덕희 교수다. 유명세가 덜 했을 때의 얘기라는데, 강의하러 가는 도중에 어떤 아저씨가 그녀를 아줌마라 불렀다고 한다. 그래서 강의하러 들어가서는 사람들 앞에 그 아저씨를 불러내어 기어이 사과를 받아내고서야 강의를 시작했다고 한다. 강의를 재미있게 하기도 하지만 재빠르게 제스처를 바꿔가며 강의하는 모습은, 도무지 다른 체질 사람들은 엄두도 못 낼 일이다.

그리고 아나운서 오영실의 경우이다. 그녀는 뉴스나 사회를 볼 때의 선입견이 사람들의 뇌리에 깊이 남아 있는데, 코미디언 뺨치는 재치가 있는가 하면 춤을 출 때 보면 무인지경, 거의 광란에 가까운 광기를 보인다. 이처럼 무대체질이 아나운서라는 근엄한 모습을 보여야 하니 병나지 않은 것만도 다행이라 하겠다. 또한 다른 체질 사람들 같았으면 그런 행동(광란의 춤)을 한 뒤에 무척 어색해 하거나 수줍어 할 텐데 도무지 그런 기미가 없다. 그러다가도 뉴스시간이 되면 다시 근엄한 모습을 되찾는다.

탤런트 박정수, 언제 봐도 머리카락 한 올 흐트러져 있는 모습을 볼 수 없다. 그게 무슨 내용의 드라마건 상관없이 항상 단정한 모습으로 나오는 것으로 보아 아마도 실제의 모습도 그럴 듯싶다. 그것은 겉을 중시하는 이 체질의 특성 때문이다.

탤런트 윤여정이 드라마에 나오면 유난히 덥다는 소리를 많이 한다. 덥다 더워 하면서 두 손으로 가슴과 얼굴을 향해 손부채질을 한다. 그 손부채질로 더위가 가실 턱이 없겠지만 본인으로서는 워낙 열이 나니까, 그렇게라도 해야 좀 견딜 수 있겠는 것이다. 스트레스를 받으면 가슴에 열이 나서 못 견디는 이 체질의 특성을 연기에서 그대로 보여주는 것이다. 이런 사람들에게는 반드시 변비가 따라다니게 마련이므로, 덥다 더워 하지 말고 찬 음식을 섭취하여 몸의 열을 발산시키도록 해야 할 것이다. 그래야 변비도 해소된다.

명랑소녀 장나라, 어떤 TV 토크쇼에 출연하여 자기는 허리가 가는 편인데, 가슴이 빈약해서 허리가 굵어 보인다고 했다. 화장을 지우면 눈썹도 없단다. 음인들이 듣기엔 푼수끼가 있어 보인다고 할 정도로 솔직담백한 성격이 자신의 신체적 결함까지도 거리낌없이 얘기할 수 있게 하였던 것이다. 또 어떤 신문기사를 보니 "한국 여성의 고질이 다 나아서 너무 기쁘다" 하는 말도 했다. 자기의 변비를 두고 한국 여성의 고질이라 한 것이다. 내가 그러면 다른 사람들도 다 그런 줄로만 아는 단순함이 엿보이는 표현이다. 한국 여성이 다 변비로 고생하는 게 아니다. 이 체질의 경우 변비는 신경을 쓰거나 몸이 피로하면 늘 따라오는, 말 그대로 고질이다. 항상 체질을 염두에 두고서 지혜롭게 생각하고 처신한다면, 그 밝은 미소를 언제까지나 팬들에게 선사할 수 있을 것이다.

　그 밖에도 김현주, 송채환, 유호정, 이본, 장동건, 전인화, 정보석, 진미령, 태진아 등이 있다.

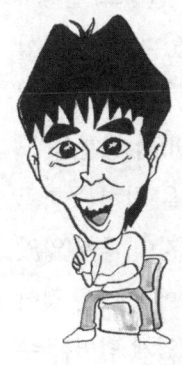

소양인 열증다인
(비실양인)

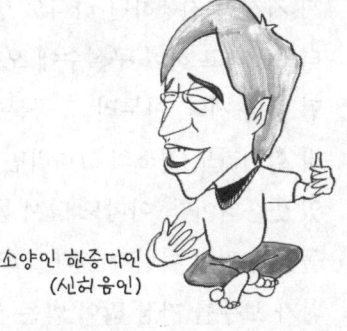

소양인 한증다인
(신허음인)

소양인 한증다인(신허음인)

언젠가 시청자들이 뽑은 최고의 며느리 감으로 탤런트 김지호가 뽑혔다. 소양인답지 않은 글래머에다 귀엽고 붙임성까지 있어서 그랬던 모양이다. 그녀가 바로 이 체질의 성향을 가진 인물로 추정되는데, 시원스런 눈매와 도톰한 입술, 그리고 웃을 때 보이는 시원스러운(그녀가 웃을 때는 다른 여자들과 달리 손으로 입을 잘 가리지 않는다) 외모 말고도, 수줍어하는 것 같은데도 활발하고 머뭇거리는 것 같은데도 재빨리 나서는 성격 등에서 이 체질의 성향을 찾을 수 있다. 속마음이야 들어본 일이 없으니 모르지만, 이 체질의 특성상 동정심이 많아 남이 불쌍한 것을 보지 못할 것이고, 바쁜 일이 많을 때는 뭔가 잊어버리는 일이 종종 있을 것이며, 아무리 몸이 아파도 방송 펑크 내는 일이 거의 없을 것이다.

방송인 허수경, 결혼식을 특이하게 했다고 한다. 반대하는 결혼인지라 말 그대로 냉수를 떠놓고 둘이 맞절하는 식의 결혼식을 올렸다는데, 그 뜨거운 사랑의 근본은 열정도 열정이지만 편사지심에 있다고 보는 게 더 설득력이 있다. 또한 유학을 가기 전에 방송사고를 낸 적이 있다. 다름 아닌 권력자의 권력행사(어떤 정당의 대표 수행원들과의 시비)에 공분을 느껴 자신이 진행하던 라디오 방송에서 그 울분을 참지 못하고 터뜨렸다고 하여 구설수에 오른 적이 있다. 건강이 좋지 않았던 탓일 게다. 아무리 그 공분이 체질적인 특성에서 나온 것이라 할지라도 평소의 그녀라면 그 정도는 재치 있게 넘어갈 수 있었을 터이다. 아마도 당시 몸의 건강이 마음의 폭을 좁게 만들었던 것이 아닌가 한다. 그리고 한때는 방송국에서 제일 잘나가 보수를 가장 많이 받는 사람에 들 정도로 많은 프로그램에서 활동을 했다. 그러던 어느 날 어떤 토크쇼에 나온 모습을 보니 몸에 붓기가 있고 얼굴에 검은빛이 도는 것을 감지할 수 있어서 무리하고 있구나 했는데, 과연 불과 며칠 지나지 않아 건강상의 이유로 대부분의 프로그램에서 손을 떼고 한두 개로 줄였다는 얘기가 흘러나왔다. 그 뒤로 TV에서는 모습을 볼 수 없었고 라디오에서나 가끔 만날 수 있었는데, 결국은 해외유학이라는 것으로 그마저 없애버렸다. 전형적인 신허증상의 소유자로 추정되며 적절한 조치가 이루어져야 할 것이다.

전원일기에 나오는 일용 엄니(김수미)는 소양인 한증다인(신허음인)의 표본이라 할 정도로 이 체질의 특성을 잘 보여준다. 그녀는 드라마에 나오는 행태 말고도 또 한 가지 특성이 있으니 엄청 먹는다는 것이다. 도대체 화장실을 하루에 몇 번이나 가느냐고 궁금해서 물어볼 정도란다. 그러나 이 체질 사람들은 그렇게 먹고도 화장실은 하루에 한 번 가야 건강하고, 못 가거나 여러 번 가면 병인 것이다. 살도 안 찐다. 신진대사가 빠르고 활동량이 많아 바로바로 에너지를 소비하기 때문이다. 그러나 아무거나 잘 먹는 습성을 고치지 못하면, 늙어서 고생할 수 있으므로 주의해야 한다.

개그맨보다 더 웃기는 탤런트들도 이 체질의 성향을 가진 것으로 추정되는데, 예전에는 근엄하고 엄숙한 모습을 보였던 탤런트 김용건이 코미디하는 걸 보면 그야말로 천직이 따로 없다. 코미디언의 대부분이 이 체질의 성향을 가지고 있다고 보면 된다. 이 체질 사람들은 코미디언이 아닌 일반 사람들도 이런 능력을 가지고 있다. 정치인 쪽에서는 김영삼, 이철, 황명수 같은 사람들이 이 체질의 성향을 가지고 있다.

그 밖에도 고소영, 김남주, 김민종, 김진수, 박경림, 박미선, 박수홍, 소유진, 안성기, 유재석, 윤정수, 이봉원, 이응경, 조성모, 홍록기 등이 있다.

소음인 열증다인(비허양인)

탤런트 최수종(최수종이 왜 소음인인지는 '배역 캐스팅도 사상의학 처방'을 참조)은 TV 토크쇼 등에서 신변잡기적인 얘기를 하고 나면, 으레 입을 크게 벌렸다가 다무는 버릇이 있다. 하긴 했는데 뭔가 쑥스럽다는 뜻이다. 이 체질은 체질별 특성에서 밝혔듯이 몸이 가장 차고 음의 기운이 가장 강한 체질이다. 몸이 차다는 것은 비활동적이라 할 수 있고, 음의 기운이 가장 강하다는 것은 가장 여성스런 특성을 가지고 있다고 할 수 있다. 그가 하는 모양을 보자. 부인 생일날 부인의 친구들을 불러놓고는 화장하고 장모님 옷 빌려 입고서 골탕을 먹이질 않나(여성의 특성을 가지고 있어서 여자가 되고 싶어 그랬는지는 모르지만), 부인이 친구들과 놀러 간다니까 미리 테이프에 자기가 직접 그 자리에서 사회를 보는 양 이것저것 녹음해놓고 끝에 팁까지 요구하는 장난을 치질 않나, 토크쇼에 나오면 여성스러움은 고사하고 양인인 사회자가 질릴 정도로 너스레를 떨지 않나, 하여간 대단한 사람이다. 극과 극이 통한다는 게 바로 이런 경우를 두고 하는 말인 것이다. 만일 여기에 놀부심보까지 가세하면 정말이지 큰 인물이 될 것이다. 그런데 그게 전부가 아니다. 그런 행동을 하고 나면 으레 입을 쫙 벌렸다가 다무는데, 그것은 쑥스러움을 속으로 삼키는 것이다.

텔런트 이덕화는 낚시할 때 바위에 자일로 몸을 묶고 매달려서 한다고 한다. 웬만한 것에는 꿈쩍도 않는 냉정함이 엿보인다. 이 체질의 특성상 머리가 일찍 희어지는 사람이 많은데, 이덕화는 그 진행속도가 좀 빨라 다른 형태로 나타난 것이다.

영화배우 한석규는 남자답지 않게 몸에서 풍기는 체취에 여성스런 자태가 줄줄 흐른다. 그런데 주먹을 써야 하는 긴장된 연기를 보면 얼굴이 하얗게 질려있다. 극과 극이 통하는 순간, 세상 그 어떤 것도 그 앞에서는 힘을 잃게 되는 것이다.

텔런트 이정섭, 목소리부터 시작해서 음식 만드는 것까지 겉만 남자일 뿐 온통 여자이다. 한국의 10대 불가사의 중 첫번째로 이정섭이 남자라는 것을 꼽아야 한다는 것이 그의 주장이라는데, 원래 이 체질의 성향을 가진 남자들은 차분하고 손재주가 있어서 여성이 하는 일을 잘하는 편이이다. 따라서 그는 그 정도가 조금 지나친 것뿐이지 극과 극이 통해서 생긴 진짜 남성스러움까지 없어진 것은 아니다.

　　전원일기의 일용이도 일용엄니와 달리 이 체질의 성향을 가지고 있고, 송승헌이나 박중훈 등도 이 체질의 성향을 가지고 있다고 보아야 할 것이다.

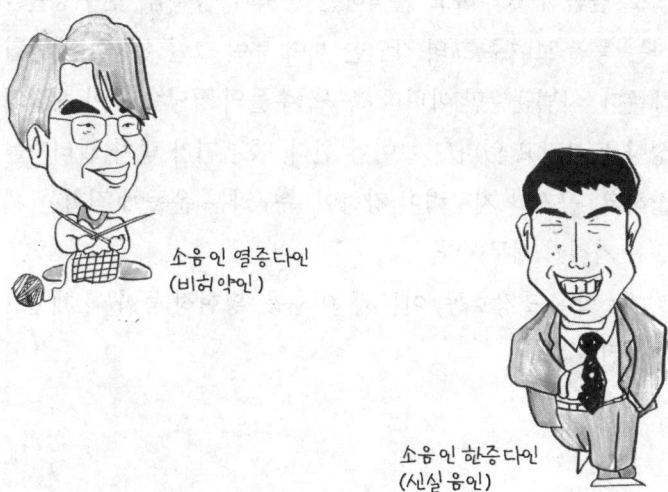

소음인 열증다인
(비허약인)

소음인 한증다인
(신실음인)

소음인 한증다인(신실음인)

'왜소단구矮小短軀한 사람이 소음인에 많으나 신장이 제일 큰 사람 또한 소음인이다' 하는 얘기가 있는데, 농구선수 서장훈이 그 한 예가 될 것이다. 한번은 서장훈이 아시아 농구대회에서 당초 기대와는 달리 균형감각에 이상이 생겨 게걸음만 하다가 그냥 돌아왔다고 하는데, 그 이유가 바로 신장기능의 항진 때문이 아닌가 한다. 신장은 귀와 연결되어 있고 귀에는 몸의 평형감각을 유지하는 기관들이 들어있다. 신장이 열을 받아 그 기능이 흔들렸던 게 아닌가 싶다. 평형감각에 이상이 생겠을 뿐 아니라, 식욕부진, 요통, 소변불리 등의 증상들이 같이 있었을 것이라는 추측도 가능하다. 워낙 농구를 잘하니까 상대 성수들에게 밀착 마크를 당하는데, 그 한계를 넘어 화를 내는 모습을 보면 얼굴이 붉어지면서 눈에 보이는 게 없을 정도로 격해진다. 이 또한 이 체질의 특성이다.

차범근도 이 체질의 성향을 가진 것으로 추정된다. 노트북으로 꼼꼼히 정리하고 분석하는 능력과 성실함, 선수생활을 하는 동안 보여준 그의 강인한 체력 등이 그런 성향을 뒷받침해준다. 차범근뿐만 아니라 축구선수들의 상당수가 이 체질의 성향을 가지고 있다고 보아야 한다. 호흡기가 좋아 달리기를 잘하고, 끈기와 지구력이 강하여 축구라는 운동에 적합한 체질을 가졌기 때문이다.

그 밖에도 강호동, 이문세, 이재룡, 황현정 등이 이 체질로 추정된다.

16 네 체질을 다 가진 핑클

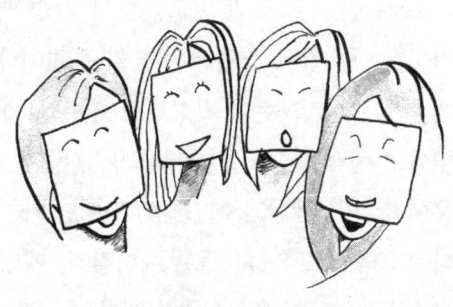

예로부터 '음양화평지인陰陽和平之人' 이라 하여, 음양의 조화를 이룬 평온한 사람을 덕인德人으로 삼았다. 곧 최고의 인격자요, 자신을 이겨낸 매우 훌륭한 사람으로 여겼던 것이다. 이것은 체질의학이 추구하는 궁극적인 목표이기도 하다.

요즘 인기 그룹 중에 음양뿐만 아니라 태소음양을 골고루 갖춘 그룹이 있다. 바로 핑클이다. 물론 개개인을 놓고 볼 때는 그렇지 않지만, 멤버 4명이 각각 네 가지 체질을 모두 가지고 있다. 겉으로 볼 때는 완벽한 조화라 하겠다. 모든 면에서 서로 조화를 이룰 수 있고, 더 나아가 새로운 세계를 창조할 수 있는 기운이 서려있는 모양새이다. 이효리는 태양인, 옥주현은 태음인, 성유리는 소양인, 이진은 소음인이다.

이효리. 넓은 이마, 오똑한 콧날, 발달한 목덜미, 넓은 가슴 등이 그것을 증명해준다. 넓은 이마는 두정엽이 발달해 있는 체질적 특성에서 비롯된 것이고, 말할 때 여성임에도 불구하고 혈관과 힘줄이 튀는 것으로 보아 목덜미가 발달해 있는 것을 알 수 있다. 그리고 가슴이 패인 옷차림을 하고 있으면 노출된 정도가 상체의 반에 가까울 정도인데, 그것은 가슴이 처져서 그런 게 아니라 폐가 발달했기 때문이다. 폐가 강한 태양인의 특성이다.

옥주현. 이효리와 비교했을 때 가슴 패인 옷차림으로 있더라도 상대적으로 노출부위가 짧은 편이다. 폐가 약한 태음인의 특성이다. 그런데 가창력이 좋다는 세평과 언뜻 모순되어 있다고 생각할 수도 있으나 그렇지 않다. 오히려 약한 폐의 기운이 갖는 섬세함과 예민함이 뛰어난 가창력으로 나타난 것이다. 그 밖에도 유들유들한 유머감각, 예의를 갖추려 노력하는 모습 등, 모두 태음인의 특성이다.

성유리. 네 사람 중에 가장 많은 남성 팬을 확보하고 있다고 한다. 일반적으로는 소양인이 좀 거칠고 무뚝뚝할 거라고 생각하는데, 그것은 잘못된 생각이다. 물론 그런 모습이 전혀 없는 것은 아니지만, 여성의 경우에는 여성스러운 모습이 더 많이 나타난다. 보호해주어야 할 것 같은 연약함이 남성들의 보호하고자 하는 욕망에 불을 지피고, 그에 화답이라도 하듯이 예쁜 짓을 많이 하는 것이다. 크고 맑은 눈, 맑고 깨끗한 성격 등, 모두 소양인의 특성이다.

이진. 어떤 TV 드라마를 보니 먹을 것만 보면 사족을 못쓰는 역할로 나오는데, 실제로 소음인은 소화기능이 약하기는 하지만 무엇이든 잘 먹고 소화도 잘 시킨다. 그렇다고 살도 잘 찌지 않는다. 상하의 균형이 잘 잡힌 몸매, 흡수형의 눈매, 튀지 않는 차분한 행동(물론 때로는 과격하고 급하다) 등, 모두 소음인의 특성이다.

이들이 요즘에는 서로 각자의 길을 가고 있다고 하는데, 내 생각으로는 어떻게든 관계를 계속 유지하는 게 서로의 발전과 팬들의 욕구충족을 위해 필요리라 생각한다. 분담할 때는 서로 분담하고, 보완할 때는 서로 보완하고, 의지할 때는 서로 의지하면서…. 새로운 노래나 새로운 장르 개척에 대한 판단은 체질적으로 창의성과 앞을 내다볼 줄 아는 효리가, 그것을 가다듬어 응용하고 만들어 상품화시키는 일은 주현이, 그것을 밖으로 알리는 일은 체질적으로 대인관계가 좋고 순간 판단력이 좋은 유리가, 모든 것들을 관리하는 일은 체질적으로 조직력과 관리능력이 뛰어난 진이 한다면 완벽한 팀이 될 것이다. 물론 이러한 일들이 모두 실제로는 메니저나 기획사의 몫일 터이나, 하나의 상징적인 의미로나마 이들의 구성은 매우 조화롭다고 하겠다.

17 배역 캐스팅도 사상의학 처방

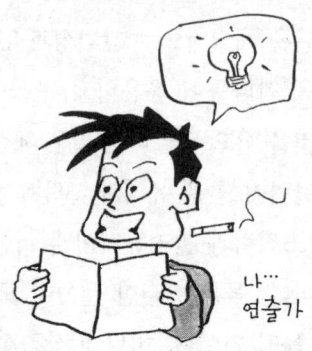

나…
연출가

한 신문을 보니 사상의학을 본격적으로 다룬 드라마 '태양인 이제마'에서 체질별로 출연진들의 배역을 맡겨서 화제란다. 체질을 연구하는 입장에서 무척 반가운 일이 아닐 수 없다. 그러면 그들의 체질구별을 어떻게 했으며, 체질구별이 제대로 이루어졌는지 한번 살펴보기로 하자.

특정인의 체질을 구별할 때는 근본이 같은 한 가지의 행태를 가지고도 보는 사람에 따라 다르게 해석할 수 있다. 그 때문에 전혀 다른 체질로 판별할 가능성이 얼마든지 있으므로 주의하지 않으면 안 된다. 특히 TV에 모습이 자주 비치는 대중스타들의 체질을 구별할 때는 더욱 신중을 기해야 한다. 왜냐하면 그 스타가 곧 그 체질의 표준으로 인식될 수도 있기 때문이다. 그래서 한 스타의 체질이 잘못 판단되면 그 체질 전체가 잘못될 수 있는 아주 위험천만한 일이고, 일반인 한두 사람의 체질을 잘못 판단한 것에 비해 그 폐단이 대단히 클 수밖에 없다.

얼마 전 한 토크쇼에서도 비슷한 이야기가 나왔는데 함께 생각해보기로 하자. 이제마 역할을 맡은 최수종은 언론매체에 소개되기를 모두 소양인이라 했고, 본인도 자기의 체질을 이미 소양인으로 알고 있었던 것 같다. 그 근거로 봉사정신이 뛰어나고 외향적이며 성격이 급하기 때문이라 했다. 그런데 그 관점을 조금만 달리하면 다른 체질로 볼 수 있는 소지가 얼마든지 있고, 내가 보기에는 오히려 소음인으로 보인다.

먼저 봉사정신이 뛰어나다. 소양인의 봉사정신은 선천적이다. 봉사해야 할 것이 보이는 순간 이미 행동으로 옮겨지고 그래야 마음이 편해진다. 즉 하고자 해서 생기는 게 아니란 말이다. 그러나 소음인의 봉사정신은 가녀리고 거절하지 못하는 마음에서 도와줘야 한다는 생각이 들기 때문에 나오는 것이다. 곧 인위적으로 만들어진 생각이 행동으로 옮겨지는 데서 나온다. 최수종의 경우는 후자의 경우에 해당하는 것으로 보인다.

다음으로 외향적이다. 소음인이 모두 내성적인 것은 아니다. 앞에서도 여러 차례 언급했듯이 극과 극은 서로 통하므로, 양(남성)의 성향이 강한 태양인이 내성적으로 보일 수도 있고, 반대로 음(여성)의 성향이 강한 소음인이 외향적으로 보일 수도 있는 법이다.

마지막으로 성격이 급하다. 할말을 해야 할 때 참지 못하고 해야 한단다. 그래서 의사표시를 잘 못하는 소음인이 아니고 소양인이라 한다. 이것 또한 소음인의 성격적 특성을 제대로 이해하지 못하고 하는 말이다. 소음인에게는 비논리적이거나 비합리적인 말에 대해서는 그 자리가 어떤 자리이든 자신이 하고 싶은 말을 하고야 마는 성격적 특성이 있다. 따라서 그런 상황에 맞닥뜨리면 소음인은 누가 뭐라 해도 자기의 생각대로 말을 하고야 만다.

그 밖에도 의리가 있다느니 부지런하다느니 하며 몇 가지 얘기를 했는데, 그런 성향들 모두 소음인이 가지고 있는 다른 모습들이지 소양인으로 볼 수 있는 근거가 될 수는 없다.

또한 배역을 정할 때 태양인 탤런트가 거의 없어서 소양인으로 대체했다고 한다. 그러나 그것은 잘못된 생각이다. 흔히 태양인과 소양인이 비슷하다고 생각하기 쉬우나 사실은 전혀 그렇지 않다. 오히려 태양인과 소음인이 비슷한 경우가 더 많다. 극과 극은 서로 통하기 때문이다. 비록 잘못된 생각에서 배역을 정하기는 했지만, 결과적으로는 잘되었다고 할 수 있겠다. 내가 볼 때 소음인인 최수종이 그 역을 잘 소화해낼 수 있으리라 생각한다.

그런데 여기서 태양인이 거의 없다는 얘기는 좀 재고해보아야 할 것이다. 앞에서도 언급했듯이 태양인은 실제로 많다. 특히 연예계에는 권해효, 유인촌, 이순재, 전광렬, 최종원, 그리고 드라마에서 이제마의 스승 역할로 나오는 이정길 등이 태양인에 해당한다.

다음으로 주요 등장인물의 체질도 함께 살펴보자. 먼저 이제마를 위해 희생하면서 평생을 살아가는 여인 설이 역을 맡은 김유미이다. 차분하고 내성적이고 수줍음을 많이 타며 자기 주장을 잘 내세우지 못하는 성격이라 했다. 그리고 상체보다 하체가 발달한 편이지만 대체로 골격이 고르고 얼굴이 갸름한 미인형이 많은 소음인으로 분류된다고 했다. 이것을 다르게 생각해보자. 일반적으로 소양인은 활달하고 자기 조절이 잘 안 되는 푼수쯤으로 생각하는 경향이 많은 듯하다. 말이나 생각보다 행동이 앞서서 그런 느낌을 주는 사람들이 많기는 하다. 그러나 실제로는 여성들의 경우 의외로 청순가련형들이 많다. 차분하고 내성적이고 자기 주장을 잘 내세우지 못하는 것은 물론이고, 결정적으로 'NO'라는 얘기를 못하는 소극적인 성격을 가진 사람이 또한 소양인이다. 차분하고 말이 없는 것은 재론하기 싫어하는 성격 때문이고, 자기 주장을 잘 내세우지 못하는 것은 나의 주장 때문에 그 사람이 난처해지지나 않을까 염려하는 배려심에서 나온 것이며, 내성적인 것은 스스로의 세계에 도취되는 편사지심이 다른 모습으로 발현된 것이다. 그리고 하체가 발달했다고는 하나 옆으로 조금 퍼져있을 뿐 살이 없어서 빈약한 편이며, 가슴이 약한 것은 양의 기운과 신장기운의 영향으로 발달하지 못한 것일 뿐이지 실제로 약한 것은 아니다. 따라서 소음인이 아니라 소양인으로 보아야 하는 것이다.

다음으로 이제마를 의술의 길로 이끌고 적극적으로 다가가 결혼까지 하는 운영 역을 맡은 유호정은 소음인이 아니라 소양인이다. 능동적으로 바깥일에 치중하는 성격이라면서도 정작 자신은 왜 소음인이라고 생각해야 했을까? 바로 김유미의 예에서 그 해답을 찾아야 할 것이다. 그러면 왜 유호정이 생각했던 대로 소음인이 아니고 소양인인지 알 수 있다.

이제마와 한 스승 밑에서 의학을 갈고 닦으면서 의술과 운영을 두고 경쟁관계에 놓이는 한상욱은 몸집이 비대하고 속을 알 수 없는 태음인에 해당하는 역할이다. 그런데 태음인도 연기자 중에는 드물어 소양인인 오대규가 맡았단다. 맞는 얘기다. 태음인 연기자가 여자들 중에는 많이 있으나 남자들 중에는 매우 드물다. 체형부터 시작하여 탤런트 쪽과는 거리가 있는 체질이기 때문이다.

18 체질로 보는 월드컵 스타

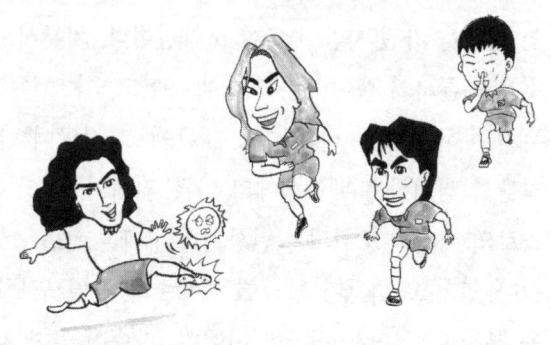

"대~한민국! 짝짝 짝짝짝…" 2002년 여름, 온 국민은 마법의 주문 같은 이 구호를 외치며 축구에 열광했고, 우리 월드컵 선수들은 젖 먹던 힘까지 다해 열심히 뛰었다. 그렇게 온 국민을 열광의 도가니로 몰아갔던 월드컵 스타들, 이들의 체질은 과연 어떨까? 그들의 체질을 알고 그들을 다시 보면 아주 색다른 느낌이 들 것이다. 체질적 특성이 잘 드러나는 선수들을 중심으로 살펴보기로 하자.

먼저 월드컵 최고의 영웅 히딩크 감독이다. 한국인의 정서대로 체질을 구별한다는 게 좀 무리이기는 하지만, 굳이 체질을 구별하자면 태양인으로 보아야 할 것이다. 선수들을 휘어잡는 강한 카리스마, 누가 뭐래도 굽힐 줄 모르는 소신(고집), 지능적으로 벌이는 쇼맨십, 독설, 상대를 읽는 탁월한 전술, 선수들과 격이 없는 행동…. 이러한 것은 선수 개개인간의 관계에서도 그렇게 하기를 종용했다고 하는데, 교우와 소통에 장점이 있는 태양인 체질의 특성이다. 그는 우리에게 경기에서는 꼭 이겨야 한다는 결과론을 가르쳐주고 떠났다. 그러자면 힘(강한 체력과 정신력)이 필요하고, 그것을 바탕으로 어떻게 해서든 이겨야지, 지고 나서는 아무런 소용이 없다는 결과론을…. 어쨌건 그는 패배주의와 비관론에 젖어있었던 많은 사람들에게 자신감과 자부심을 안겨주었다.

태양인은 황선홍, 안정환

황선홍은 일본의 J리그에서 사실상의 선수생활 해고통지서인 코치 제의를 받자, 그것을 과감히 뿌리치고 다른 곳으로 가서 선수생활을 계속하겠다고 했다. 좋아서 하는 운동이기 때문이다. 밥 먹고 살기 위해, 배운 게 도둑질이라서 하는 게 아니라 정말 재미있고 좋아서 그렇게 하는 것인데, 체질의 관점에서 보아도 그것은 당연하다. 이 체질에게 운동은 일이 아니라 오락과도 같은 것이기 때문이다. 강한 폐의 기능을 운동이라는 일을 통해 조절하는 것이다.

안정환은 축구선수가 아니라 마치 배우가 축구연기를 하는 것 같은 인상을 줄 때가 많다. 미국전에서의 쇼트트렉 세레모니, 그 결정적이고 흥분된 순간에 그걸 생각해냈다는 게, 미리 준비했다고 하더라도 행동으로 옮기는 게 쉬운 일이 아닐 텐데도, 망설임 없이 그는 그것을 했다. 자신의 표현과 행동에 거침이 없는 이 체질 특유의 성격이 나타난 것이다.

이 두 선수는 모두 공격수이다. 태양인의 직관력에서 나오는 올바른 위치선정과 골결정력, 전진할 줄만 알고 후퇴할 줄은 모르는 공격성이 잘 드러나는 선수들이다.

태음인은 유상철, 이운재

유상철이 중원을 휘어잡는 집념과 체력, 그것은 아무나 쉽게 흉내낼 수 있는 일이 아니다. 그는 마치 성난 들소가 초원을 헤집듯이 이 체질 특유의 성실성과 인내심을 바탕으로 하여 그라운드를 부지런히 뛰어다녔다.

이운재가 스페인과의 승부차기에서 보여준 미소는 사람들의 뇌리에 두고두고 남아있을 것이다. 해냈다는 자신감에서 나오는 그 미소. 원래 태음인들이 좀 굼뜨다고 하지만 이들은 순발력이 매우 좋다. 그래서 빠르게 날아오는 공을 막아낼 수 있는 것이다.

이처럼 유상철과 이운재는 모두 스피드의 약점을 강인한 체력과 빠른 순발력으로 커버하고 있는 것이다.

소양인은 홍명보, 김병지, 김남일, 이영표

홍명보는 수비수이다. 막는다는 것은 음陰적인 요소이므로, 당연히 음인이 잘할 수 있는 일이다. 역대 수비수들 중에도 그런 사람들이 많다. 그런데 홍명보는 소양인임에도 불구하고 세계 최고의 수비수로 평가받았다. 음인의 끈끈한 지구력과 빈틈없는 조심성이 아닌, 순간판단력과 위치선정능력 등이 그것을 가능하게 한 것이다. 그러나 그 근본은 어쩔 수 없는 법. 경기 도중 홍명보는 외도를 잘한다. 하프라인을 넘어 골에리어 근처까지 치고 들어가 공격수 역할도 자주 한다. 물론 작전상 그럴 수도 있지만 적어도 홍명보는 아니다. 그게 충족되지 않으면 그의 수비는 엉망이 될 수도 있다.

김병지는 홍명보보다 한 술 더 뜬다. 골기퍼가 골대를 비우고 자꾸 공격에 가담하려 든다. 뛰어난 선수임에도 불구하고 골키퍼가 그 모양이니 코치나 감독들이 그냥 넘어갈 리가 없다. 다시는 골문을 비우지 않겠다는 각서를 쓰기도 하고, 대표팀에서 버림받기도 했다. 하마터면 월드컵 대표에서 탈락할 뻔하기도 했다. 왜 그러는 것일까? 성격 탓이다. 활달하고 분주한 소양인의 성격 탓에, 음적 요소인 막는 일이나 가만히 있는 것에 만족할 수가 없었던 것이다. 자꾸 앞으로 뛰쳐나가고픈 욕망이 끓어오르는 것이다.

김남일은 별명이 진공청소기란다. 수비할 때 상대의 공을 모두 빨아들여 막아내기 때문이란다. 월드컵 이후 최고의 인기를 누리고 있는 선수이다. 그런데 그의 인기는 실력도 실력이지만, 무엇보다도 반항아적 기질 때문이라고 한다. 그의 형형한 눈빛을 보라. 그러나 강한 것은 항상 휘어지지 않고 부러지는 법, 때로는 여유를 가지고 휘어지는 것도 필요할 터이다.

이영표가 드리블해서 들어가는 모습을 보면, 마치 무슨 춤을 추기라도 하는 듯이 경쾌하여 보는 이의 마음까지 시원하게 해준다. 게다가 이 체질의 특성에서 나오는 빠른 돌파력과 성실한 자세를 가진 대단한 선수다.

소음인은 박지성, 송종국, 차두리

박지성이 포르투갈 전에서 넣은 골은 정말 멋진 골이었다. 가슴으로 받아 한쪽 발로 살짝 튕겨서 그대로 강슛. 어린 선수임에도 무척이나 침착하게 골로 연결시켰다. 침착함은 소음인의 성격적 특성인데, 순간판단력이 빠른 다른 선수들과 대조되는 모습이기도 하다. 그리고 감독의 품으로 뛰어드는 여린 모습, 그라운드에서 보여주는 끈기와 지구력. 태양인이 많은 공격수에서 그의 가치는 더욱 빛난다고 하겠다.

송종국은 이번 월드컵에서 가장 오래 뛴 선수라고 한다. 이 체질의 특성인 지구력이 무척 강한 것이다. 『동의수세보원」에 "소음인은 비록 어리석더라도 그의 본성이 넓고 평탄하여 사람들을 달래며 따르도록 한다"는 말이 있는데, 이것은 바로 송종국에게 들어맞는 말이다. 어떤 자리든 가리지 않고 흡수하여 소화해내며 조화를 이루는 것이다. 침착하면서도 넓게….

차두리는 아버지 차범근의 강인한 체력과 성실성을 그대로 물려받은 선수이다. 호흡기가 좋아서 달리기를 잘하고, 끈기와 지구력이 강한 소음인의 특성이 그에게서도 그대로 나타나고 있다.

19 용기 있는 사람들을 위하여

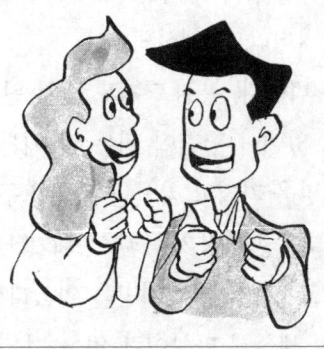

공부를 한 사람하고 공부를 하지 못한 사람하고의 차이란 백지 한 장 차이일 뿐이다. 그 차이란 것도 다름 아닌 '하려고 하지 않는다'는 것에 불과하다. 괜한 두려움으로 시도도 하지 않고 그저 무지하다고 생각하여 도전할 엄두도 내지 않음으로써 그런 차이가 생겨난 것이다.

한약이란 게 별것인가. 산에 들에 나는 우리가 먹는 음식물과 조금도 다를 게 없다. 다만 그 기가 세어, 다시 말해 특정한 성분의 농도가 세어 그 작용이 좀 크다는 것뿐이다. 그런데도 그걸 학문이라고 생각해버리니까 어렵게만 느껴져 엄두도 내지 못하는 것이다.

우리가 일상생활에서 흔히 먹는 것들도 알고 보면 모두 한약의 재료들이다. '길경桔梗' 하니 대단한 약재인 것 같지만 우리가 흔히 먹는 도라지를 썰어 말린 것일 뿐이요, '해송자海松子' 하니 희귀한 약재인 것 같지만 가을에 우리가 밤, 대추, 호두 등과 함께 먹는 잣을 가리킨다. 여성들의 미용을 위한 차라는 동규자차도 알고 보면 아욱의 씨를 일컫는다. 이처럼 한 약재의 대부분은 우리의 일상생활에서 친숙하게 접할 수 있는 것들이다.

'구하라 그러면 너희에게 주실 것이요' 하는 성경 말씀이 아니더라도, 세상의 모든 일은 구하고자 하는 자에게 주어지는 법이다. 복권 당첨도 몇천 원을 투자해서 한 장이라도 가지고 있어야 당첨이 되든 안 되든 할 것이다. 그러므로 용기와 희망을 가지고 최선을 다하여 구해볼 일이다.

그렇게 용기를 내어 내가 나의 체질을 알고 나의 상태를 알고 그에 대한 처방을 알았다면 가까운 약재상으로 달려가라. 세상에 타살이란 없는 법, 세상이 고달파 스스로 목숨을 끊는 것은 물론이고, 늙어 죽거나 병들어 죽거나 불의의 사고로 죽거나, 심지어 말 그대로 옆에 있는 사람한테 맞아 죽어도 모두 자살이라는데, 내가 나를 지키지 못한다면 누가 보호해 주겠는가? 의학박사든 한의학의 대가든 그 사람들은 그 사람들이 할 수 있는 선에서 일을 끝내면 그만이지 끝까지 책임지지 않는다. 다시 말해 그 사람들은 그 사람들의 지식이나 의료 수준으로 해결할 수 있는 것만 해결하려 할 뿐이지 그 이상은 책임지지 않는다. 또한 그 이상을 요구하는 것 자체가 무리이다. 물론 이 말은 그 사람들이 무능하다거나 최선을 다하지 않는다는 얘기는 아니다. 내 몸에 대한 최후의 책임은 나에게 있다는 것을 강조하기 위해서 한 말이다.

옛날에 효자 한 사람이 부모님이 허약해 하시는 것 같아 보약 한 제 해 드리고 싶은 마음이 간절했으나, 주머니 사정이 여의치 않아 고심 끝에 한지에 '녹용대보탕' 하고 써서 그걸 약탕기에 넣고 정성껏 달여 드렸다 한다. 그런데 그것을 드신 부모님은 "진짜 약을 내 아들에게 얻어먹었구나" 하며 장수였다고 한다. 정성이 중요하다는 이야기이다. 한약은 '짓는 정성, 달이는 정성, 복용하는 정성'이 있어야 효력을 발휘한다는 말이 있다. 용하다는 한의원에서 비싼 돈을 주고 보약 한 제해 드리는 걸로 부모님을 위하는 사랑을 끝내지 말고, 이제는 부모님의 체질을 정확히 파악하여 제대로 된 보약을 온 정성을 다해 지어 드리자. 가격은 가격대로, 약효는 약효대로, 거기에 정성까지 더해진다면 10년은 더 장수하실 터이다. 그리고 아내나 남편, 그리고 아이들의 건강과 올바른 정신, 더 나아가 좀더 나은 삶의 질을 위해서도 정성을 들이자. 그것이 그들에 대한 나의 도리요 의무가 아니겠는가.

　『동의수세보원』에 "만 가구가 있는 고을에 그릇 만드는 사람이 한 사람뿐이면 그릇이 부족할 것이고, 백 가구의 촌락에 의사가 한 사람뿐이면 사람 살리는 데 지장이 있을 것이다. 그러니 반드시 의학을 장려해서 사람마다 병의 이치를 알 수 있게 하고 집집마다 의학을 알 수 있도록 한 연후에야, 병으로부터 벗어나 수명대로 오래 살 수(壽世保元) 있게 할 것이다" 하고 말했다. 이것은 어디까지나 용기 있는 사람들만이 가질 수 있는 특권이다. 내가 이 책을 쓰게 된 계기 또한 모든 사람들이 수세보원, 곧 제 수명대로 오래도록 건강하게 살 수 있었으면 하는 바람 때문이었다.

부록

체질별 처방전

01 태양인의 병에 쓰는 2가지 처방

01 오가피장척탕 五加皮壯脊湯

처방 오가피 16g, 목과·청송절 각 8g, 포도근·노근·앵도육 각 4g, 교맥미 반 숟갈. 청송절은 귀한 약재이므로 솔잎을 대용해도 된다.

적용 태양인 열증다인(간허음인)의 모든 병.

02 미후도등식장탕 獼猴桃藤植腸湯

처방 미후도 16g, 목과·포도근 각 8g, 노근·앵도육·오가피·송화 각 4g, 오두강 반 숟갈. 미후도는 덩굴을 대용해도 된다.

적용 태양인 한증다인(간실음인)의 모든 병.

02 태음인의 병에 쓰는 24가지 처방

01 태음조위탕 太陰調胃湯

처방 의이인 · 건율 각 12g, 나복자 8g, 오미자 · 맥문동 · 석창포 · 길경 · 마황 각 4g

적용 식체비만(배가 더부룩한 것) · 복통 · 설사 · 퇴각무력(하체무기력) · 황달 · 천식 · 부인대하 · 하혈下血. 그 밖에도 광범위하게 응용할 수 있으며, 특히 허증虛症을 다스린다. 폐의 애력哀力(약한 것)를 키우는 처방으로 백납병까지 치료되는 처방이다.

02 갈근해기탕 葛根解肌湯

처방 갈근 12g, 황금 · 고본 각 6g, 길경 · 승마 · 백지 각 4g

적용 삼양병三陽病이 합병되어 일어나는 두통 · 발열 · 심번心煩(가슴 두근거림) · 불면 · 비조鼻燥(코감기) · 인건咽乾(목구멍 건조) · 이롱(귀에서 소리 나는 것) · 오한惡汗(식은 땀) · 무한無汗(땀이 없는 것) 등을 치료한다. 열독으로 얼굴이 붉고 피부에 반점이 생긴 것과 신열身熱 · 섬어譫語(헛소리) · 발광증發狂症을 치료한다. 폐의 부위인 입, 혀, 목구멍이 메마르는 것을 치료하는 명처방이다.

03 조위승청탕 調胃升淸湯

처방 의이인 · 건율 각 12g, 나복자 6g, 마황 · 길경 · 맥문동 · 오미자 · 석창포 · 원지 · 천문동 · 산조인(초) · 용안육 각 4g

적용 식후비만, 당뇨병, 퇴각무력, 중풍, 구안와사(입 돌아가는 것). 대개 허증에 많이 쓴다. 심장의 애력을 키우는 명처방이다.

04 청심연자탕 淸心蓮子湯

처방 연자육 · 산약 각 8g, 천문동 · 맥문동 · 원지 · 석창포 · 산조인(초) · 용안육 · 백자인 · 황금 · 나복자 각 4g, 감국화 2g

적용 심장병 · 신경성 질환, 정충증, 건망증, 허로虛勞, 몽설夢泄(몽정), 유정遺精(저절로 정액이 나오는 것), 고혈압, 중풍, 심장판막증, 심장기능저하, 심혈부족에 특별한 처방이다.

05 마황정천탕 麻黃定喘湯

처방 마황 12g, 행인 6g, 황금 · 나복자 · 상백피 · 길경 · 맥문동 · 관동화 각4g, 백과 21개

적용 기관지염, 해수 · 천식.

06 마황정통탕 麻黃定痛湯

처방 의이인 12g, 마황·나복자 각 8g, 행인·석창포·길경·맥문
동·오미자·사군자·용안육·백자인 각 4g, 건율 7개

적용 흉비증, 이는 협심증·식도 경련 같은 증세를 말한다. 음
양 교차가 잘 안 되어 담이 흉격에 울체되었을 때 생기는
흉복통에 신효한 처방이다. 흉복통, 대장염이나 암, 직장
암 등에 특효한 처방이며 담석 동통에도 신효하다.

07 열다한소탕 熱多寒少湯

처방 갈근 16g, 황금·고본 각 8g, 나복자·길경·승마·백지 각 4g

적용 간염, 담낭염, 황달, 견배肩背(어깨) 신경통, 유행성 감기,
두통, 비건鼻乾, 인통咽痛(인후 통증), 목적目赤(눈 충혈),
이롱증, 축농증, 허로, 몽설, 간염, 고혈압, 인슐린 비의
존성 당뇨, 장티푸스 등에 성약 처방이다.

08 한다열소탕 寒多熱少湯

처방 의이인 12g, 나복자 8g, 맥문동·길경·황금·행인·마황 각
4g, 건율 7개

적용 한궐증寒厥症(몹시 추워 떠는 것)에 쓴다. 열병熱病이
4~5일 지났는데도 땀이 없고 오한이 심할 때 쓴다. 장티
푸스, 유행성 감기에 성약 처방이다.

09 갈근승기탕 葛根承氣湯

처방 갈근 16g, 황금·대황 각 8g, 승마·길경·백지 각 4g

적용 온역瘟疫(유행성 열병)에 열로 인하여 몸이 까실까실하고 머리·얼굴·볼 등에 열독熱毒이 생긴 데 쓴다. 또한 이열裏熱이 성하여 전혀 음식을 먹지 못하고, 헛소리를 하고, 심하면 발광증과 풍이 동하고, 손발이 차고, 무릎을 굴신하지 못하며, 대변이 불통하는 데 쓴다. 변비, 장음 티푸스, 간열의 처방이다.

10 조리폐원탕 調理肺元湯

처방 맥문동·길경·의이인 각 8g, 황금·나복자 각 4g

적용 중병을 앓고 난 뒤에 조리를 목적으로 쓴다.

11 마황발표탕 麻黃發表湯

처방 길경 12g, 마황 6g, 맥문동·황금·행인 각 4g

적용 유행성 감기에 땀이 나지 않고 기침이 심할 때 쓴다. 기관지염이나 감기의 대표적 처방이다.

12 보폐원탕 補肺元湯

처방 맥문동 12g, 길경 8g, 오미자 4g

적용 어린아이가 오래 설사를 하여 만경풍으로 발전하였을 때 쓰고, 또 폐결핵 · 기관지염에도 쓰며, 각혈咯血 · 토혈吐血 · 뉵혈衄血(코피)에 신효하다. 이 처방에 산약 · 의이인 · 나복자를 각 3.75g씩 가하면 더욱 효능이 좋다.

13 녹용대보탕 鹿茸大補湯

처방 녹용 8g~12g~16g, 맥문동 · 의이인 각 6g, 산약 · 천문동 · 오미자 · 행인 · 마황 각 4g

적용 모든 허약한 사람의 보혈제로 쓰며, 태음인 표한증에 허로虛勞 · 소기少氣한 사람에게 특효약이다. 또한 녹용은 자음滋陰 · 생정生精 · 양혈養血하므로 모든 부인병에도 매우 좋다. 태음인의 전형적인 보원기약이다.

14 공신흑원단 拱辰黑元丹

처방 녹용 160g~200g~240g, 산약 · 천문동 각 160g, 제조 40g ~80g, 사향 20g. 오매육을 고아서 고약을 만들어 환을 오자 크기로 하여 온수로 50~70환씩 먹거나 혹은 소주로 먹는다. 속이 차고 허약한 사람에게 마땅히 써야 한다.

적용 수승화강水昇火降(신장의 찬 기운이 위로 올라가고 심장의 뜨거운 기운이 내려와 조화를 이루는 것)하므로 온갖 병이 생기지 않는다고 하였다. 태음인 가운데 허약한 사람에게 쓴다. 특히 이증裏症(속병)에 간이 실實한 사람의 특효약이다.

15 조각대황탕 皂角大黃湯

처방 승마 · 갈근 각 12g, 대황 · 조각 각 4g

적용 고열이 있고 추우며, 머리 · 얼굴 · 목 · 볼이 벌겋게 붓는
데 효과가 있다. 이 약은 3~4첩 이상은 쓸 수 없고, 특히
승마 12g 이상과 대황 · 조각은 모두 관부官部의 약이므
로 약효가 매우 강하다.

16 갈근부평탕 葛根浮萍湯

처방 갈근 12g, 나복자 · 황금 각 8g, 자배부평 · 대황 각 4g, 제조
10개

적용 부종浮腫의 이병裏病(속병)을 다스리는데, 열이 많은 사
람에게 쓴다.

17 건율제조탕 乾栗蠐螬湯

처방 건율 100개, 제조 10개를 끓여서 복용. 혹은 황률을 구워서 복
용하거나, 제조 10개를 가루로 만들어 별도로 황률 달인 물에
복용한다.

적용 부종浮腫의 표증表症을 다스리는데, 한기寒氣가 많은 사
람에게 쓴다.

18 건율저근피탕 乾栗樗根皮湯

처방 건율 40g, 저근백피 12g~16g~20g

적용 이질을 다스린다. 탕을 하거나 환을 만들어서 먹는다. 환을 복용하는 사람은 단방單方(한 가지 처방)으로 저근백피 24g을 복용한다.

19 과체산 瓜蔕散

처방 참외꼭지를 약간 노랗게 초炒를 하고 가루를 만들어서 2g~3g 정도 따뜻한 물에 복용한다. 혹 마른 참외꼭지 4g을 급히 달여 먹기도 한다.

적용 졸중풍卒中風을 다스린다. 가슴에서 "꺽꺽" 하고 막히는 소리가 나거나 눈을 똑바로 못 뜨는 사람에게는 반드시 써야 한다. 이 약은 이 병과 증세에만 써야지 다른 병이나 증세에는 절대로 써서는 안 된다. 흉복통(협심증 같은 것)이나 한해천寒咳喘(찬 기운으로 생긴 해수 · 천식)에는 더욱 써서는 안 된다. 비록 음식물에 체했더라도 이 약을 써서는 안 되고 다른 약을 써야 한다. 얼굴빛이 푸르고 희면서 본래 표증표허表證表虛한 사람이 졸중풍이 되었으면 웅담산 · 우황청심원 · 석창포원지산을 써야 하고 과체산을 써서는 안 된다.

20 웅담산 熊膽散

처방 웅담 1.2g~2g을 온수에 복용한다.

적용 열병熱病이 5~6일이 되어도 땀이 없고 한궐증(추워 떠는 것)이 심하면, 매우 위험한 증세이며, 이런 경우에 웅담을 쓴다. 졸중풍 · 인사불성에도 쓴다.

21 사향산 麝香散

처방 1.2g~2g을 쓸 수 있다. 1.5g 정도 쓰면 된다. 사향 1.2g~2g 을 따뜻한 물에 복용하거나 따뜻한 술로 복용한다.

적용 식중독으로 복통·설사·구토가 심할 때, 또는 졸중풍으 로 혼수상태가 되었을 때 쓴다.

22 석창포원지산 石菖蒲遠志散

처방 원지·석창포 각 4g, 저아 조각 가루 2g

적용 졸중풍으로 아관긴급牙關緊急(이를 악무는 것)이 되었 을 때와 수족경련과 눈동자가 움직이지 않을 때 쓴다. 뇌 의 신경을 각성시키는 약이다.

23 맥문동원지산 麥門冬遠志散

처방 맥문동 12g, 원지·석창포 각 4g, 오미자 2g

적용 오래 복용하면 눈과 귀가 밝아진다. 태음인의 기본적인 심폐를 보하는 처방이다.

24 우황청심원 牛黃淸心元

처방 산약 26g, 포황(초) 9.3g, 서각 7.5g, 대두황권(초) 6.3g, 맥문 동·황금 각 5.6g, 길경·행인 각 4.8g, 우황 4.5g, 영양각·용 뇌·사향 각 3.75g, 백검 2.6g, 금박 70박, 금박 20박으로는 옷을 입히고 오매 20개를 찧어서 살을 벗기고 찌어 고약같이 만들어서 환약을 만들고, 매 37.5g으로 환 20개를 만들어 금박으로 옷을 입혀서 1개씩을 온수에 먹는다.

적용 뇌일혈로 혼수상태가 되어 목에서 가래가 끓을 때나, 정신이 혼미하고 말소리가 얼얼하거나, 반신불수, 구안와사 등에 효과가 있다. 중풍전조증, 즉 고혈압에도 특효가 있다.

이상 태음인의 모든 약 중에 행인은 쌍으로 된 것과 껍질과 꼭지를 없애고, 맥문동·원지는 속심을 없애고, 백과(은행)·황률은 껍질을 없애고, 대황은 술에 찌거나 그대로 쓰고, 녹용·조각자는 젖에 구워서 쓴다. 산조인·행인·백과는 볶아서 쓴다.

03 소양인의 병에 쓰는 17가지 처방

01 형방패독산 荊防敗毒散

처방 강활 · 독활 · 시호 · 전호 · 형개 · 방풍 · 적복령 · 생지황 · 지골
피 · 차전자 각 4g

적용 소양증으로 머리가 아프고, 목 안이 마르고, 눈알이 쑤시
고, 콧속이 마르고, 가슴과 옆구리가 답답하며, 귀가 멍
멍한 데 쓴다. 추었다 더웠다 하는 증세에 특효가 있으
며, 그밖에 두통, 볼거리, 치통, 편도선염, 종기 등 그 용
도가 매우 광범위하다. 소양인의 몸살, 감기, 학질에 대
표적인 처방이다.

02 형방도적산 荊防導赤散

처방 생지황 12g, 목통 8g, 현삼 · 과루인 각 6g, 전호 · 강활 · 독
활 · 형개 · 방풍 각 4g

적용 머리가 아프고 가슴이 뜨거운 데 쓴다. 감기 몸살이 오래
되어 약간 한열寒熱이 있다 없다 하며 번조증煩燥症이

있을 때 쓴다.

03 형방사백산 荊防瀉白散

처방 생지황 12g, 복령·택사 각 8g, 석고·지모·강활·독활·형
개·방풍 각 4g

적용 외감증外感症으로 한열이 왕래하고, 두통·번조하고, 볼
두덩 위가 뻐근하며, 소변이 적삽赤澁(붉고 탁함)한 데,
또는 망음증亡陰證 설사에 쓴다.

04 저령차전자탕 猪苓車前子湯

처방 택사·복령 각 8g, 저령·차전자 각 6g, 지모·석고·강활·독
활·형개·방풍 각 4g

적용 두통이 있고 배가 아프며 신열이 나면서 설사를 하는 데
신효하다. 택사·복령·저령·차전자·지모·석고·강
활·독활로 신·방광·간경의 열기를 사하여 방광수를
보하고, 더욱 더 약력을 강화하기 위해서 형개·방풍·
석고로 폐경의 풍열을 없애는 처방이므로 삼양합병증에
최고의 처방이다. 열기로 인한 감기, 설사 등에 특효약
이다.

05 활석고삼탕 滑石苦蔘湯

처방 택사 · 복령 · 활석 · 고삼 각 8g, 천황련 · 황백 · 강활 · 독활 · 형개 · 방풍 각 4g

적용 설사는 없고 배만 아픈 데 쓴다. 하루에 4~5차례 간헐적으로 복통을 일으키고 이것이 여러 날 지속될 때 유효하다.

06 독활지황탕 獨活地黃湯

처방 숙지황 16g, 산수유 8g, 복령 · 택사 각 6g, 목단피 · 방풍 · 독활 각 4g

적용 음식이 체하여 속이 가득하거나 음허陰虛하여 오후에 미열이 오르며 중풍 · 고혈압 · 당뇨병 · 폐결핵 · 구안와사 · 학질 · 퇴각무력 · 야뇨증 · 유정 · 신장질환 등 소양인 음허증에서 오는 일체의 병에 쓰는 대표적 처방이다. 식체비만 · 구토 · 중풍 등에 쓰는 소양인 신허자腎虛者의 명약이다.

07 형방지황탕 荊防地黃湯

처방 숙지황 · 산수유 · 복령 · 택사 각 8g, 차전자 · 강활 · 독활 · 형개 · 방풍 각 4g

적용 해수에는 전호를 가하고, 혈증血症(각혈, 토혈, 코피 등)에는 현삼과 목단피를 가하고, 열이 있는 사람은 석고를 가하고, 두통 · 번열과 혈증이 있는 사람은 생지황을 가하며, 석고를 가미할 때는 산수유를 빼야 한다. 무릇 두통·복통·식체비만·설사를 막론하고 허약한 사람에게 수백 첩을 써준다면 반드시 효력이 있을 것이다. 이는 여러 번 시험하여 효험을 본 일이 있다.

08 십이미지황탕 十二味地黃湯

처방 숙지황16g, 산수유 8g, 백복령·택사 각 6g, 목단피·지골피·현삼·구기자·복분자·차전자·형개·방풍 각 4g

적용 폐나 기관지에서 나오는 각혈 또는 위출혈, 비鼻출혈에도 쓴다. 형방지황탕을 쓰는 병증과 같으며, 혈증에는 매우 신효하다. 신장수기를 완전히 보하기 위해서 상초에 떠있는 열을 제거하는 명처방이다. 요통, 결핵, 디스크, 토혈증 등 실로 보신수의 완벽한 처방이다.

09 지황백호탕 地黃白虎湯

처방 석고 20g, 혹은 40g, 생지황 16g, 지모 8g, 방풍·독활 각 4g

적용 높은 열이 오르고 가슴이 뜨거워지며 헛소리를 하거나 대변이 불통한 데 쓴다. 또한 열성병熱性病에 번조증이 생겨서 손발을 내던지고 물을 찾고 때로는 발광증을 일으킬 때 쓰며, 혀가 말리고 전신경련을 일으킬 경우에 급히 쓰는 약이다. 오한은 없고 복만腹滿(헛배 부르는 것)·한출汗出(비 오듯 나는 땀)·구갈口渴(입이 마르고 쓴 것)·섬어譫語(헛소리)·발광·대갈인음大渴引飮(갈증 나서 물을 많이 마심)에 쓴다.

10 양독백호탕 陽毒白虎湯

처방 석고 20g 혹은 40g, 생지황 16g, 지모 8g, 형개 · 방풍 · 우방
자 각 4g

적용 지황백호탕의 용도와 거의 같으며, 특히 유행성 질환에
열독으로 말미암아 발반發斑 · 발진發疹이 될 경우에는
매우 신효하다. 소양인의 인후병, 디프테리아, 순종脣腫
(입술 주위의 종기), 면종面腫(얼굴의 종기) 등은 매우
위급한 병이므로 반드시 본방을 써야 한다. 주약主藥은
석고이며 청열淸熱 · 강화降火하는 작용을 하고, 발반
發斑 · 발진發疹에는 없어서는 안 될 약이다. 지호백호탕
보다 위경 · 폐경의 풍열을 더욱 더 없애는 처방으로 양
독발반증을 없애는 처방이다.

11 양격산화탕 凉膈散火湯

처방 생지황 · 인동등 · 연교 각 8g, 산치자 · 박하 · 지모 · 석고 · 방
풍 · 형개 각 4g

적용 당뇨병 초기에 쓰고, 디프테리아 · 순종 등 초증에 쓴다.
상초 · 심 · 폐 · 열이 있어 얼굴이 붉고 두통 · 구갈 ·
설태舌苔가 있을 때 쓴다. 실열實熱이 있고 심화心火가
상성上盛하거나 중초에 조실燥實하여 다갈多渴(갈증이
많음) · 두혼頭昏(어지러움) · 목적目赤(눈 충혈) · 면발
독성面發毒熱(얼굴에 붉은 반점이 생김) · 설종舌腫(혀
의 종기) · 후폐喉閉(기도가 막힘) · 토혈 · 뉵혈(코피) ·
대소변비 · 발반 · 섬어 · 발광 등에 쓴다. 당뇨 초기,

혈압, 발열, 식욕부진, 식체 등에 놀라운 효과가 있는 처방이다.

12 인동등지골피탕 忍冬藤地骨皮湯

처방 인동등 16g, 산수유 · 지골피 각 8g, 천황련 · 황백 · 현삼 · 고삼 · 생지황 · 지모 · 산치자 · 구기자 · 복분자 · 형개 · 방풍 · 금은화 각 4g

적용 소갈증消渴症 중기에 쓴다. 중소증中消症은 아무리 먹어도 시장기가 드는 것을 말한다. 오줌빛이 붉고, 구갈口渴 또한 심하다. 이 처방은 비단 소갈뿐만 아니라, 대인이나 소아를 막론하고 식사는 많이 하나 몸이 마르는 데도 쓴다.

13 숙지황고삼탕 熟地黃苦蔘湯

처방 숙지황 16g, 산수유 8g, 백복령 · 택사 각 6g, 지모 · 황백 · 고삼 각 4g

적용 소갈증 말기에 쓴다. 하소증下消症은 색욕이 과도하여 위로 심장과 아래로 신장의 기가 승강 작용을 하지 못하므로, 심화心火가 상담上淡하고 신허수학腎虛水涸하여 이 병이 생긴다고 하였다. 또 태반이 나오지 않는 데도 쓴다.

14 목통대안탕 木通大安湯

처방 목통 · 생지황 각 20g, 적복령 8g, 택사 · 차전자 · 천황련 · 강
활 · 방풍 · 형개 각 4g

적용 이 처방은 소양인의 부종을 다스리는 데 가장 유효한 처
방이다. 소양인의 부종은 본래가 음증이기 때문에 처음
부터 나중까지 적어도 백 첩은 써야 한다. 천황련은 비싼
약재이기 때문에 빼고 써도 좋다.

15 황련청장탕 黃連淸腸湯

처방 생지황 16g, 목통 · 복령 · 택사 각 8g, 저령 · 차전자 · 천황련 ·
강활 · 방풍 각 4g

적용 이 처방은 이질에 신효하다. 여기서 목통을 빼고 형개
4g을 가하면 임질에도 쓸 수 있다.

16 주사익원산 朱砂益元散

처방 활석 8g, 택사 4g, 감수 2g, 주사 0.375g

적용 여름철에 더위를 씻는 매우 좋은 약이다. 더위를 먹고 토
사(토하고 설사하는 것)를 하는 데 쓰며, 모든 약독藥毒
과 주독酒毒 또는 식중독에도 매우 좋다.

17 감수천일환 甘遂天一丸

처방 감수 가루 3.75g, 경분 가루 0.375g

적용 이 두 가지 약을 풀로 환을 짓되 열 개로 만들고 주사로 겉을 입힌다. 만일 만들어둔 것이 오래되어 딱딱하면 종이로 두세 겹을 싸고 방망이로 빻아서 거칠게 덩어리로 만들어 입에 넣고 정화수로 넘긴다. 그후 3~4시간 기다려서 설사를 하지 않으면 다시 두 알을 더 쓴다. 설사를 3~4차례 하면 알맞고 5~6차례 하면 지나치게 되니, 미리 미음을 끓여두었다가 2~3차례 설사를 하거든 이내 미음을 먹인다. 그렇지 않으면 기운이 빠져서 견디기 어렵다.

이상 소양인의 약은 모두 포炮, 구灸, 초炒, 외煨를 해서는 안 된다.

04 소음인의 병에 쓰는 24가지 처방

01 황기계지부자탕 黃芪桂枝附子湯

처방 계지·황기 각 12g, 백작약 8g, 당귀·구감초 각 4g, 부자포
4~8g, 생강 3편, 대추 2개

02 인삼계지부자탕 人蔘桂枝附子湯

처방 인삼 16g, 계지 12g, 백작약·황기 각 8g, 당귀·구감초 각
4g, 부자포 4~8g, 생강 3편, 대추 2개

03 승양익기부자탕 升陽益氣附子湯

처방 인삼·계지·백작약·황기 각 8g, 백하수오·관계·당귀·구감
초 각 4g, 부자포 4~8g, 생강 3편, 대추 2개

04 인삼관계부자탕 人蔘官桂附子湯

처방 인삼 20~40g, 관계·황기 각 3g, 백작약 8g, 당귀·구감초
각 4g, 부자포 8~10g, 생강 3편, 대추 2개

적용 이상의 네 처방은 모두 망양증亡陽症(땀이 그치지 않고
나는 것)이 되어 병이 위험할 때 쓰는 약이다. 망양증에
걸린 사람이 오줌빛이 맑고 양이 많으면 위험해도 아직
여지가 있는 것이니 부자를 4g 넣어서 하루에 두 첩씩
쓸 것이요, 오줌빛이 붉고 양이 적으며 병이 위험하여 여
지가 없을 때는 부자를 8g 가하여 하루에 두세 첩씩 써야
한다. 병이 위험하다고 생각되면 부자를 4g 쓸 것이요,
위험을 면하였더라도 마찬가지로 써야 한다. 또한 병을
조리할 때도 4g 넣어서 하루에 두 첩씩 써야 한다.

05 승양익기탕 升陽益氣湯

처방 인삼·계지·황기·백작약 각 8g, 백하수오·관계·당귀·구감
초 각 4g, 생강 3편 대추 2개

적용 태양병太陽病에 발한發汗이 심하여 망양증이 될 우려가
있을 때와 위장의 진액이 말라서 대변 불통이 되어 발광
을 할 지경에 이르렀을 때 쓴다.

06 보중익기탕 補中益氣湯

처방 인삼 · 황지 각 12g, 백출 · 당귀 · 진피 · 감초 각 4g, 소엽 · 곽향 각 1.2~1.9g, 생강 3편, 대추 2개

적용 태양병 한다망양병汗多亡陽病이 될 우려가 있을 때 쓰고, 원기가 허약할 때 쓴다. 내상內傷 · 노권상勞倦傷(피로) · 음허증 · 발열 · 두통 · 구갈口渴(갈증) · 표열表熱 (겉열) · 자한自汗 · 오한惡汗 · 식소食少 · 무미無味(입맛 없음) · 심번心煩 · 허로虛勞 · 유정遺精 · 유뇨遺尿(요실금) · 교장交腸 · 비위허약 · 원기부족 등 광범위하게 사용한다.

07 황기계지탕 黃芪桂枝湯

처방 계지 12g, 백작약 · 황기 각 8g, 백하수오 · 당귀 · 구감초 각4g, 생강 3편, 대추 2개

적용 한다망양증 초증에 쓴다. 보통 감기 · 독감 등에 소음인 으로서 오한 · 발열이 있으면서 땀이 있으면 이 처방을 써야 한다. 그렇기 때문에 소음인의 열성 질환에는 절대 발한을 시켜서는 안 된다는 것이 원칙으로 되어있다.

08 천궁계지탕 川芎桂枝湯

처방 계지 12g, 백작약 8g, 천궁 · 창출 · 진피 · 구감초 각 4g, 생강 3편, 대추 2개

적용 감기 몸살에 오한 · 발열이 있고 지절통肢節痛이 있는데

땀기가 없을 때 쓴다. 학질이나 가벼운 중이염 · 결막염
에도 매우 잘 듣는다. 만일 이마나 몸 전체에 약간이라도
땀기가 보이면 망양증 초증으로 보고 가급적이면 황기계
지탕 · 황기계지부자탕을 써서 원기의 저항력을 도와야
한다.

09 궁귀향소산 芎歸香蘇散

처방 향부자 8g, 자소엽 · 천궁 · 당귀 · 창출 · 진피 · 구감초 각 4g,
총백 5경, 생강 3편, 대추 2개

적용 상한傷寒, 상풍傷風, 상습傷濕으로 생긴 시행성時行性 온
역瘟疫에 쓴다. 임산부姙産婦 상한으로 오는 오한 · 두통
에도 쓴다.

10 곽향정기산 藿香正氣散

처방 곽향 6g, 자소엽 4g, 창출 · 백출 · 반하 · 진피 · 청피 · 대복피 ·
계피 · 건강 · 익지인 · 구감초 각 3g, 생강 3편, 대추 2개

적용 외감外感과 내상內傷을 겸하여 치료한다. 외감 · 풍한
風寒으로 생긴 병이나 음식으로 인한 내상, 오한이 심하
고 높은 열이 오르며 두통 · 구역嘔逆 · 담수痰嗽 · 토
사 · 곽란 등에도 널리 쓰인다.

11 팔물군자탕 八物君子湯

처방 인삼 8g, 황기·백출·백작약·당귀·천궁·진피·구감초 각 4g, 생강 3편, 대추 2개

적용 양명증陽明症에 망양亡陽·울광증鬱狂症과 위가실胃家實에 쓴다고 하였으나, 사실 이 처방과 같이 소음인에게 많이 쓰이는 약은 없다. 여기서 인삼을 빼고 백하수오로 바꾸면 백하오군자탕이 되고, 또 인삼·황기를 각 4g으로 하고 백하수오·관계 각 4g을 가하면 십전대보탕이 되며, 또 이 처방에 인삼과 황기 각 4g을 가하면 독삼팔물탕이 된다. 팔물군자탕과 십전대보탕은 그 용도가 비슷하며 다 같이 음양을 고르게 하고 허약을 보한다. 모든 허손虛損을 치료하고 두통·현훈(어지러움)·구설창생口舌瘡生(입이나 혀에 종기가 생김)·치통·빈혈·천수(천식과 해수)·몽설·빈혈·퇴각무력·한열 등에 적용한다. 모든 부인병에도 가장 많이 쓴다.

12 향부자팔물탕 香附子八物湯

처방 향부자·당귀·백작약 각 8g, 백출·백하수오·천궁·진피·구감초 각 4g, 생강 3편, 대추 2개

적용 부인들이 노심초사를 많이 하여 비장의 기운을 상하면 목구멍이 마르고 혀가 마르며 은은하게 머리가 아플 때 신효하다고 하였다. 다시 말하면 신경성으로 온 두통·현훈(어지러움) 또는 심장질환에 효과가 있으며, 모든 부인병에도 매우 좋다.

13 계지반하생강탕 桂枝半夏生薑湯

처방 생강 12g, 계지 · 반하 각 8g, 백작약 · 백출 · 진피 · 감초구 각 4g

적용 비 · 위가 허한虛寒하여 구토가 날 때 쓴다. 생강 · 계지 · 반하로 비 · 위의 습을 없애고 지절의 한사寒邪를 발산시키고, 생강 · 백출 역시 비 · 위의 습한을 발산시키고, 생강 · 진피 · 구감초로 간장의 한습을 발산시켜서 모든 습한 기운을 몰아내서 몸을 가볍게 하는 약이다. 습성 질환 · 독감 · 사지 관절통(염)을 없애는 명처방이다.

14 향사양위탕 香砂養胃湯

처방 인삼 · 백출 · 백작약 · 구감초 · 반하 · 향부자 · 진피 · 건강 · 산사육 · 사인 · 백두구 각 4g, 생강 3편, 대추 2개

적용 비 · 위가 허약하여 소화가 안 될 때 쓰는 대표적인 처방이다. 급 · 만성 위염, 만성 대장염, 위무력, 위산과다, 위궤양, 구미가 없을 때와 폐결핵 초기에도 좋다. 또 천수(해수 · 천식)에도 쓰며, 상한 · 양명증에 장액腸液 분비가 안 되어 대변을 보지 못하는 데도 효과가 있다. 소음인 위장병의 대표적 처방이며 여기에 가미하여 광범위하게 활용한다.

15 적백하오관중탕 赤白何烏寬中湯

처방 백하수오 · 적하수오 · 양강 · 건강 · 청피 · 진피 · 향부자 · 익지
인 각 4g, 대추 2개

적용 사지가 노곤하고, 소변이 불쾌하며, 양기가 없고, 장차
부종이 생길 우려가 있을 때 쓴다. 소음인 체질에는 유일
무이한 처방이니, 가령 흉막염 · 간장염 · 복막염 · 맹장
염과 같은 염증성 질환에는 더욱 좋고, 한편 신경성 질환
에도 널리 이용된다.

16 산밀탕 蒜蜜湯

처방 백하수오 · 백출 · 백작약 · 계지 · 인진 · 익모초 · 적석지 · 앵속
각 각 4g, 생강 3편, 대추 2개, 대산 5뿌리 · 청밀 반 숟갈

적용 세균성 및 아메바성을 막론하고 이질(적리赤痢, 백리白
痢)의 명약이다. 불과 2~3첩에 신효가 있다.

17 계삼고 鷄蔘膏

처방 인삼 40g, 계피 4g, 닭 1마리를 함께 달여서 먹는데, 맛을 돋구
기 위하여 후추와 꿀을 타서 먹어도 좋다.

적용 옛날부터 전해오던 것인데 학질과 이질에 신효하다. 일
찍이 오래된 학질을 치료하였는데, 먼저 파두로 대변을
통하게 한 뒤에 계삼고를 3일 동안 계속 사용했더니 쾌
차하였다. 계피를 계심으로 바꾸기도 한다.

18 파두단 巴豆丹

처방 파두 한 알.

껍질을 까서 알맹이를 따뜻한 물로 한 개 또는 반 개씩 먹고,
이내 탕약을 달인다. 약을 달이는 동안에 파두는 위장 안에서
작용하게 되며, 거의 약력이 쓰여진 뒤에 탕약을 먹으면 파두와
함께 동행할 수 있어서 위장 안의 내용물을 시원하게 통하게
하고 기를 끌어올리게 한다. 다시 약을 달여서 대변이 통한 뒤
에 복용하여야 한다. 파두의 온 알은 통변시키고 반 알은 적積
을 풀어준다고 했는데, 본래 파두는 소음인의 병에 절대 필요한
약이다. 성분이 매우 열하고, 이것의 기름에는 독이 대단히 많
기 때문에 반 알만 먹어도 파적破積한다고 함은 온 알보다 기
름기가 많기 때문이다.

적용 본초에는 통궁通竅 · 도기導氣 · 파적破積 · 배농排膿 ·
살충 · 통리通利 등으로 나와있다. 음독증에는 파두 열
알 정도를 찧어서 밀가루로 반죽하여 떡을 만들어 배꼽
위에 놓고 뜸을 뜬다. 구안와사에는 파두를 찧어서 삐뚤
어진 쪽 얼굴 위에 놓고 더운 물수건으로 찜질을 한다.
악성 피부병에는 파두유를 탈지면에 찍어서 조금씩 바르
면 신효하다.

19 인삼진피탕 人蔘陳皮湯

처방 인삼 40g, 생강 · 사인 · 진피 각 4g, 대조 2개

적용 본방에서 생강을 포건강으로 바꾸고 계피 4g을 가미하
면 위를 덥게 하고 냉冷을 쫓아내는 힘이 강하다. 일찍이
돌이 안 된 아기가 만경풍慢驚風이 된 것을 이 약을 여러

날 동안 썼더니 완전히 나았다. 그러나 병이 나은 뒤에 더 계속하지 않았더니 재발되어 치료할 수 없었다.

20 인삼오수유탕 人蔘吳茱萸湯

처방 인삼 40g, 오수유 · 생강 · 각 12g, 백작약 · 당귀 · 관계 각 4g

적용 태음증에 설사를 심하게 하고, 소음증 · 궐음증으로 전변되어 탈수증이 심할 때 쓴다.

21 관계부자이중탕 官桂附子理中湯

처방 인삼 12g, 백출 · 건강포 · 관계 각 8g, 백작약 · 진피 · 구감초 각 4g, 부자포 4~8g

적용 인삼오수유탕 이하의 네 처방은 모두 상한 음증에 쓰는 처방이다. 병의 경중에 따라 선택할 것이며, 때로는 가감하거나 변방해도 된다. 소음인의 음실증, 즉 사지가 역냉하거나 온몸이 차며 만성 대장염, 상한, 음독증, 대음병, 소음병의 위급할 때 쓴다.

22 오수유부자이중탕 吳茱萸附子理中湯

처방 인삼 · 백출 · 건강포 · 관계 각 8g, 백작약 · 진피 · 구감초 · 소회향 · 보골지 각 4g, 부자포 4~8g

적용 관계부자이중탕과 거의 같다.

23 백하수오부자이중탕 白何首烏附子理中湯

처방 백하수오 · 백출(초) · 백작약(미초) · 계지 · 건강 각 8g, 진피 · 구감초 · 부자포 각 4g

적용 태음증이나 설사에 배가 아픈 데 쓰며, 위경련에도 매우 좋다. 뱃속이 차고 횟배가 아플 때나 무릎이 시리고 아플 때도 좋다.

24 백하수오이중탕 白何首烏理中湯

처방 백하수오 · 백출 · 백작약 · 계지 · 포건강 8g, 진피 구감초 4g

적용 복통 · 설사 · 복냉腹冷 · 소화불량에 신효하다.

　　이상 소음인의 여러 가지 약재 중에서 부자는 포炮를 해서 써야 하고, 감초는 구炙를 해야 하고, 건강은 포炮를 하거나 생生으로 써야 하며, 황기는 구炙하거나 생生으로 써야 한다.

참고문헌

8체질의학회, 『8체질 건강법』, 고려원 미디어, 1996.

김재길, 『임상 한방약물요법』, 남산당, 1987.

노정우, 『백만인의 한의학』, 행림출판, 1971.

박석언 편역, 『동의사상대전』, 의도한국사, 1977.

박진수, 『간 치료의 길이 보인다』, 공간, 1993.

배원식, 『최신 한방임상학 – 동서의학비교』, 남산당, 1981.

염태환, 『동의사상처방집』, 행림출판, 1991.

유성훈, 『체질을 알면 사람이 보인다』, 고려원 미디어, 1996.

이명복, 『체질을 알면 건강이 보인다』, 대광출판사, 1993.

이제마 저 · 오병호 편역, 『사상체질의학 창시자』, 서원당, 1994.

이제마 저 · 홍순용 외 편술, 『사상의학원론』, 행림출판, 1973.

이태호, 『동의사상진료의전』, 1978.

황도연 저 · 이태호 편저, 『방약합편』, 행림출판, 1997.